全国中医药行业高等职业教育"十三五"规划教材

康复护理

（第二版）

（供护理、康复治疗技术专业用）

主 编◎沈 珆

中国中医药出版社

·北 京·

图书在版编目（CIP）数据

康复护理/沈珣主编 . —2 版 . —北京：中国中医药出版社，2018.6（2020.9重印）

全国中医药行业高等职业教育"十三五"规划教材

ISBN 978-7-5132-4848-8

Ⅰ . ①康… Ⅱ . ①沈… Ⅲ . ①康复医学-护理学-高等职业教育-教材 Ⅳ . ①R47

中国版本图书馆 CIP 数据核字（2018）第 062697 号

中国中医药出版社出版

北京经济技术开发区科创十三街31号院二区8号楼

邮政编码　100176

传真　010-64405750

保定市西城胶印有限公司印刷

各地新华书店经销

开本 787×1092　1/16　印张 15.25　字数 314 千字

2018 年 6 月第 2 版　2020 年 9 月第 2 次印刷

书号　ISBN 978-7-5132-4848-8

定价　46.00 元

网址　www. cptcm. com

社 长 热 线　010-64405720

购 书 热 线　010-89535836

维 权 打 假　010-64405753

微信服务号　zgzyycbs

微商城网址　https：//kdt. im/LIdUGr

官 方 微 博　http：//e. weibo. com/cptcm

天猫旗舰店网址　https：//zgzyycbs. tmall. com

如有印装质量问题请与本社出版部联系（010-64405510）

中医药职业教育是我国现代职业教育体系的重要组成部分，肩负着培养新时代中医药行业多样化人才、传承中医药技术技能、促进中医药服务健康中国建设的重要职责。为贯彻落实《国务院关于加快发展现代职业教育的决定》（国发〔2014〕19号）、《中医药健康服务发展规划（2015—2020年）》（国办发〔2015〕32号）和《中医药发展战略规划纲要（2016—2030年）》（国发〔2016〕15号）（简称《纲要》）等文件精神，尤其是实现《纲要》中"到2030年，基本形成一支由百名国医大师、万名中医名师、百万中医师、千万职业技能人员组成的中医药人才队伍"的发展目标，提升中医药职业教育对全民健康和地方经济的贡献度，提高职业技术院校学生的实际操作能力，实现职业教育与产业需求、岗位胜任能力严密对接，突出新时代中医药职业教育的特色，国家中医药管理局教材建设工作委员会办公室（以下简称"教材办"）、中国中医药出版社在国家中医药管理局领导下，在全国中医药职业教育教学指导委员会指导下，总结"全国中医药行业高等职业教育'十二五'规划教材"建设的经验，组织完成了"全国中医药行业高等职业教育'十三五'规划教材"建设工作。

中国中医药出版社是全国中医药行业规划教材唯一出版基地，为国家中医中西医结合执业（助理）医师资格考试大纲和细则、实践技能指导用书、全国中医药专业技术资格考试大纲和细则唯一授权出版单位，与国家中医药管理局中医师资格认证中心建立了良好的战略伙伴关系。

本套教材规划过程中，教材办认真听取了全国中医药职业教育教学指导委员会相关专家的意见，结合职业教育教学一线教师的反馈意见，加强顶层设计和组织管理，是全国唯一的中医药行业高等职业教育规划教材，于2016年启动了教材建设工作。通过广泛调研、全国范围遴选主编，又先后经过主编会议、编写会议、定稿会议等环节的质量管理和控制，在千余位编者的共同努力下，历时1年多时间，完成了83种规划教材的编写工作。

本套教材由50余所开展中医药高等职业教育院校的专家及相关医院、医药企业等单位联合编写，中国中医药出版社出版，供高等职业教育院校中医学、针灸推拿、中医骨伤、中药学、康复治疗技术、护理6个专业使用。

本套教材具有以下特点：

1. 以教学指导意见为纲领，贴近新时代实际

注重体现新时代中医药高等职业教育的特点，以教育部新的教学指导意见为纲领，注重针对性、适用性以及实用性，贴近学生、贴近岗位、贴近社会，符合中医药高等职业教育教学实际。

2. 突出质量意识、精品意识，满足中医药人才培养的需求

注重强化质量意识、精品意识，从教材内容结构设计、知识点、规范化、标准化、编写技巧、语言文字等方面加以改革，具备"精品教材"特质，满足中医药事业发展对于技术技能型、应用型中医药人才的需求。

3. 以学生为中心，以促进就业为导向

坚持以学生为中心，强调以就业为导向、以能力为本位、以岗位需求为标准的原则，按照技术技能型、应用型中医药人才的培养目标进行编写，教材内容涵盖资格考试全部内容及所有考试要求的知识点，满足学生获得"双证书"及相关工作岗位需求，有利于促进学生就业。

4. 注重数字化融合创新，力求呈现形式多样化

努力按照融合教材编写的思路和要求，创新教材呈现形式，版式设计突出结构模块化，新颖、活泼，图文并茂，并注重配套多种数字化素材，以期在全国中医药行业院校教育平台"医开讲 - 医教在线"数字化平台上获取多种数字化教学资源，符合职业院校学生认知规律及特点，以利于增强学生的学习兴趣。

本套教材的建设，得到国家中医药管理局领导的指导与大力支持，凝聚了全国中医药行业职业教育工作者的集体智慧，体现了全国中医药行业齐心协力、求真务实的工作作风，代表了全国中医药行业为"十三五"期间中医药事业发展和人才培养所做的共同努力，谨此向有关单位和个人致以衷心的感谢！希望本套教材的出版，能够对全国中医药行业职业教育教学的发展和中医药人才的培养产生积极的推动作用。需要说明的是，尽管所有组织者与编写者竭尽心智，精益求精，本套教材仍有一定的提升空间，敬请各教学单位、教学人员及广大学生多提宝贵意见和建议，以便今后修订和提高。

国家中医药管理局教材建设工作委员会办公室

全国中医药职业教育教学指导委员会

2018 年 1 月

随着人民生活水平不断提高，对于残疾患者、慢性疾病患者和老年患者来说不仅局限于生存，如何高质量地生存，给康复医学及康复护理提出了新的要求。因此，本教材的编写是根据国家对高职高专教材的编写要求，以实用性、针对性为原则，并在康复医学和整体护理思想的指导下，注重培养岗位技能和岗位业务知识，突出康复护理技术，使学生了解康复医学的概况及基本内容，掌握常见疾病的康复护理方法、护理技术；树立以康复对象为中心的护理理念，关心、爱护、尊重患者，培养高尚的职业道德和良好的敬业精神；具有刻苦、勤奋的学习态度，严谨求实的工作作风，从而更好地适应现阶段我国大健康背景下卫生服务迅速发展的需要，满足人民群众对社会卫生服务的需求。

本教材的主要内容包括康复医学与康复护理学的基本概念、康复护理评定、常用康复治疗技术、常用康复护理技术、常见伤残疾患患者的康复护理5个模块，共34个项目。

本教材可作为高职高专护理专业、康复治疗技术专业及卫生保健教学使用，也可作为康复科及其他临床科室的康复护理人员及护理管理人员继续教育的参考教材。

本教材具体编写分工如下：模块一由沈珣编写；模块二由陈颖编写；模块三项目一、二由刘芳编写，项目三由李智红编写，项目四、六由李志华编写，项目五、七由李智红编写；模块四项目一由李智红编写，项目二由赵永娟编写，项目三、四由韦秀宜编写，项目五、六、八由赵霞编写，项目七、九由杨蓓蓓编写；模块五项目一由赵霞编写，项目二由韦秀宜编写，项目三由杨蓓蓓编写，项目四、五由杨婷编写，项目六、八、九、十二由林琳编写，项目七、十由赵永娟编写，项目十一由李志华编写。

康复护理是一门新兴学科，仍有许多理论需要进一步探讨。由于编者水平有限，书中不足之处在所难免，敬请各院校师生在使用过程中提出宝贵意见，以便再版时修订提高。

《康复护理》编委会

2018年1月

模 块 一

绪 论

项目一 康复医学概述

【学习目标】

掌握康复、康复医学的概念。

了解康复医学发展简史。

一、相关概念

(一)康复

1. 康复的概念 康复是指通过综合、协调地应用各种措施，消除或减轻病、伤、残者身心、社会功能障碍，恢复或重建最佳功能水平，增加自理能力，使其重返社会，提高生存质量。尽管有些病理变化无法消除，有些局部或系统功能无法完全恢复，但经过康复后，个体仍然可以带着某些功能障碍过着最佳生存状态的生活。

2. 范畴 康复所采用的各种措施包括医学、工程、教育、职业、社会等一切手段，分别称为医学康复、康复工程、教育康复、职业康复和社会康复，从而构成全面康复。

(1) 医学康复 医学康复也称医疗康复，是通过医学手段解决病、伤、残者的功能障碍，达到康复的目的。临床上使用的手术和非手术方法均属于医学康复的范畴，如眼科手术使白内障患者复明和小儿麻痹矫形手术等。临床医学更多地关注治病救命，而医学康复更多地关注改善因某种病、伤、残所导致的功能障碍。

(2) 康复工程 是利用或借助于工程学的原理和手段，将现代科学技术和产品转化为

1

有助于改善病、伤、残者功能的代偿或补偿，如截瘫患者的下肢行走训练器、截肢术后的人工假体（肌电手或假肢）及喉癌切除后的人工喉等。

（3）教育康复　是指对适龄病、伤、残儿童实施文化教育，可以在普通学校中开设特殊教育班或建立专门招收残障儿童的学校，如盲、聋哑等特教学校。

（4）职业康复　是对成年残疾人或成年后致残的病、伤、残者，通过职业评定，根据其实际功能及残留的能力实施针对性训练，使其掌握一种或几种实用性的技能，并帮助其谋求职业、自食其力，成为有用之才。

（5）社会康复　是从社会学或宏观上对病、伤、残者实施康复，如国家对残疾人的权利和福利通过立法的方式予以保障。

3. 康复服务方式　世界卫生组织（WHO）提出的康复服务方式有以下3种。

（1）机构康复　包括综合医院的各临床相关学科、康复医学科、康复医院（中心）及特殊的康复机构等。其特点是有较完善的康复设施，有经过正规训练的各类专业人员，有较高的专业技术水平，能解决病、伤、残者各种康复问题。但是，病、伤、残者必须到这些机构方能接受康复服务。

（2）上门康复　是指具有一定治疗技术的康复人员走出康复机构，到病、伤、残者的家庭或社区进行康复服务。但其服务数量和内容受到一定限制。

（3）社区康复　是指在社区内或基层开展的康复治疗。它依靠社区资源（人、财、物、技术）为本社区的病、伤、残者就地服务，发动社区、家庭和患者参与，以医疗、教育、社会、职业等全面康复为目标。但社区康复应建立固定的转（送）诊系统，以解决社区无法解决的各类康复问题。

以上3种康复服务方式相辅相成，互不排斥。没有良好的机构康复就难有良好的社区康复，机构康复也无法解决占总人口10%～15%的残疾者的所有康复问题。

（二）康复医学

康复医学源自于医学康复，是临床医学的一个重要分支。虽然临床上常常将康复医学简称为康复，但二者不能等同。从学术上来看，康复是一个事业，医学康复是一个领域，而康复医学是一个具体的专业或专科，具有自己的学科特点。简而言之，康复医学是以研究病、伤、残者功能障碍的预防、评定和治疗为主要任务，以改善躯体功能、提高生活自理能力、改善生存质量为目的的一个医学专科。在现代医学体系中，康复医学与预防医学、临床医学、保健医学并列构成全面医学。

二、康复医学的服务对象

1. 各种原因引起的功能障碍者　包括不能正常发挥身体、心理和社会功能的人群，如有躯体、内脏、精神、心理等方面的功能障碍者。引起功能障碍的原因是多方面的，可以是现存的或潜在的、先天性的或后天性的、可逆的或不可逆的、部分的或完全的。功能障碍可以与疾病并存，也可以是疾病的后遗症。

2. **老年人群** 我国正在步入老龄社会，60 岁以上的老年人已占全国人口的 10%。预测到 2020 年，60 岁以上的老年人口将占全部人口的 16%～17%。而身体功能障碍与年龄老化成正比，大多数老年人患有各种疾病（包括内脏、肌肉、骨关节）或功能障碍。因此，老年人群将成为康复护理的主要工作对象。为使老年人能参加力所能及的活动，需要康复医学及康复护理的介入，提高他们的生存质量。

3. **亚健康状态者** 亚健康是人体处于健康和疾病之间的一种状态。亚健康状态者主观症状重，客观证据少，表现为不明原因的体力疲劳、情感障碍、焦虑或神经质、人际关系难以协调等。亚健康状态是一种动态的变化，如果处理得当，则身体可向健康状态转化，反之则容易患上各种疾病。

三、康复医学的内容

从专科内容上看，康复医学包括康复评定和康复治疗两个方面。

1. **康复评定** 是指在临床检查的基础上，对病、伤、残者的功能状况及其水平进行客观的定性和（或）定量描述，并对结果做出全面、合理解释的过程，又称功能评定。康复评定是康复医学的重要组成部分，是实现康复目标和实施康复治疗的基础。主要包括以下内容。

（1）运动功能评定 包括肌力、肌张力、关节活动度、平衡与协调能力、步态分析等评定。

（2）认知功能评定 包括感觉、知觉和意识障碍、记忆力、注意力等功能评定。

（3）日常能力评定 包括日常生活活动能力与生活质量的评定。

（4）脑高级功能评定 包括言语、心理等评定。

（5）神经肌肉电生理功能测定 包括肌电图、诱发电位、神经传导速度测定等。

（6）心肺功能评定 包括心电运动试验、运动气体代谢测定等。

（7）环境评定 包括居住环境与工作环境。

（8）常见病症的评定 包括疼痛、压疮、大小便功能和吞咽功能障碍等评定。

2. **康复治疗** 康复治疗是指通过各种有效的专科治疗手段，最大限度地改善病、伤、残者的功能障碍。康复治疗的原则是早期介入、综合实施、循序渐进、主动参与。常用的康复治疗手段包括以下几个方面。

（1）物理治疗 包括运动治疗和物理因子治疗，是康复治疗的主要手段之一。

（2）作业治疗 通过作业活动来治疗躯体和精神疾患，改善个体功能，使患者的功能和独立性在日常生活的各个方面均能达到最佳水平。

（3）言语治疗 治疗交流能力障碍的患者，提高其交流能力，包括听、说、读、写、

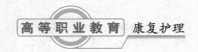

理解能力及吞咽功能等。

（4）心理治疗　对心理、精神、情绪和行为有异常表现的患者进行个别或集体的心理治疗。

（5）康复工程　借助现代科技手段为伤残人士服务，主要是通过安装和使用假肢、矫形器、助听器及相应的辅助训练等，改善患者的躯体功能状态。

（6）文体治疗　以体育运动、文艺娱乐项目作为治疗手段对患者进行训练的一种疗法。通过该疗法可使患者的身体功能得到提高，心理状态得到改善，对于他们重返社会起着重要的作用。

（7）传统疗法　借助于针灸、推拿手法、中药及传统锻炼方法等（如太极拳、八段锦），达到改善功能的目的。

（8）康复护理　主要是预防各种并发症的发生，包括床上良肢位的摆放、肺部护理、预防压疮和下肢深静脉血栓，以及对患者及家属的健康教育等。

（9）社会服务　主要是对病、伤、残者提供社会康复方面的指导，如转诊系统、职业培训、指导再就业等。

四、 康复医学与临床医学的关系

康复医学与临床医学都是医学的重要组成部分，二者有一定的联系，但由于侧重点不同，二者亦存在明显的区别。

1. 康复医学与临床医学的联系　在现代医学体系中，预防、保健、医疗和康复是不可分割的。它们互相联系，组成一个统一体。在近代康复医学的早期，康复医学曾被认为是临床治疗的延续，而被称为后续医学。随着康复医学的发展，20世纪80年代以来，世界各国许多学者主张康复与临床应互相渗透，相辅相成，提倡医院的有关临床专科同时开展康复治疗。在许多情况下，单纯的临床处理对功能恢复有一定的局限性，需要各种康复技术进行功能训练、重建、补偿和替代。因此，应当建立和发展康复医学专科，配备专业康复医疗技术人员和康复设施，向患者提供康复治疗服务。

2. 康复医学与临床医学的区别

（1）对象及侧重点不同　临床医学是以疾病为主体，以器官和治疗方法来分科，着眼于抢救生命、治愈疾病，治疗对象是临床各个学科的各种疾病。康复医学是以功能障碍为主体，治疗对象是急慢性病、老年病患者和伤残者，是针对疾病所引起的各种功能障碍。

（2）实施治疗的方法与目的不同　临床医学应用医学的技术、方法和手段，其目的在于逆转疾病的病理过程，并创造机体康复的必要条件。康复医学则是应用专门的康复技术，强调机体的整体性和主动性，训练患者利用潜在能力、残余功能或应用各种辅助设备以达到最佳状态。其目的在于恢复功能障碍，提高生活质量，重返社会。

五、康复医学的工作方式

康复医学的工作方式是指在实施康复治疗方案时所运行的方式。与其他临床专科不同，康复医学的工作方式是以康复治疗组的形式来运作的。

1. 组成康复医学的工作方式　采用多学科、多专业团队合作，称为"多学科工作方法"或"协作组工作方法"。领队是康复医师，成员包括物理治疗师、作业治疗师、言语治疗师、心理治疗师、假肢/矫形器技师、文体治疗师、康复护士、社会工作者等。

2. 工作流程　当患者需要实施康复或进入康复阶段时，首先由康复医师接诊，并组织各专业人员对患者功能障碍的性质、部位、严重程度、预后、转归等进行评定。在治疗方案制定中各抒己见，提出各自的方案，包括近期、中期、远期目标与治疗方法，最终形成一个完整的治疗计划，再由各专业人员分别实施。治疗过程中定期召开治疗团队（组）的讨论会，对治疗计划的执行结果进行评价、修改、补充。当一阶段治疗结束时，需对康复效果进行总结，并对下一阶段的治疗或出院后的康复提出意见。

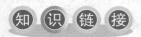

健康概念

1948 年，世界卫生组织（WHO）在《世界卫生组织宪章》中确定的健康的定义是："健康不仅是疾病或羸弱的消除，而且是身体、精神和社会生活的完美状态。"健康包括生理、心理和社会适应性 3 个方面，即一个人是否健康不仅仅是看其是否有病，还包括心理是否健康和是否能适应社会。这三者相互依存，相互促进，有机结合，缺一不可。健康这一概念真正诠释了现代的"生物-心理-社会"新的医学模式。只有当人体在这几个方面同时健全时，才算得上是真正的健康。身体无病只是健康的最基本条件，心理健康是人生一切的保证，而适应社会是个体健康的和谐体现。以健康的新理念和医学的新模式作为理论基础，提出指导康复治疗的四大原则，即功能训练、全面康复、融入社会和改善生活质量。

六、康复医学发展简史

（一）西方康复医学发展简史

20 世纪是现代康复医学发展的时期。临床医学、运动生理学、神经生理学、行为医学、社会心理学、生物医学工程及社会经济文化的发展，为现代化康复医学的发展提供了条件。现代化康复医学的发展经历了以下 3 个阶段。

1. **物理治疗学阶段（1880~1919年）** 这个阶段利用物理因子单纯治疗，如按摩、矫正体操、直流电、感应电、日光疗法、太阳灯、紫外线等。1910年开始出现康复机构，如第一次世界大战期间，美国在纽约成立了"国际残疾人中心"，美国陆军建立身体功能恢复和康复部，对受伤的军人进行康复治疗。1917年成立了作业治疗师协会。

2. **物理医学阶段（1920~1945年）** 第一次世界大战后，由于战伤及小儿麻痹症所致的残疾人人数剧增，刺激了物理医学的迅速发展，如电诊断、电疗等物理医学手段，不仅用于治疗，还可用于诊断及预防残疾。第二次世界大战期间，为使伤员尽快返回前线，康复医学之父 Howard A. Rusk 在物理医学的基础上，运用多学科综合治疗措施，如物理治疗、心理治疗、作业治疗、言语治疗、假肢及矫形支具装配等，对伤员进行功能恢复训练，提高了康复效果，有力地推动了康复医学的发展。

3. **物理医学与康复医学阶段（1946年至今）** 两次世界大战之后，各国战时的伤兵康复机构相继转为和平时期的康复中心，Rusk 等提倡把战时取得的康复经验运用于和平时期，推动了某些重大疾病治疗学的进展。例如，20世纪40年代，Levine 和 Lown 认为心肌梗死后患者长期卧床是不明智的，Goldwater 应用有限制的定量运动，使60%~70%心肌梗死患者可以恢复工作，为冠心病患者的运动疗法打下了实践基础。1969年，Sykney Licht 发起成立了"国际康复医学会"，并于1970年在意大利召开了第一次大会，标志着康复医学学科的成熟。为推动世界各国康复工作的开展，世界卫生组织也设立了康复处。

随着医疗卫生事业的发展、人民生活条件的改善，烈性传染病得以控制和消灭，人类平均期望寿命值延长，人口老龄化，慢性病和老年病比例大大增加，加之交通事故和其他意外伤害事件增多，社会上的残疾人口也相应增加，患者的需求不再仅仅局限于单纯的治病，而是要求保存和恢复机体功能，获得较高的生活质量。以上均为康复医学快速发展提供了动力。另外，基础医学和临床医学的发展也为康复医学的发展打下了坚实的基础。

（二）我国中医康复医学发展简史

自从人类有了保健及医疗活动，就开始了康复医疗活动。先民们受自然界中一些现象及变化规律的启示，模仿产生了音乐舞蹈、导引按跷等活动，并用于疾病康复的实践中。随着传统经验的积累、医学理论水平的提高，中医康复思想逐渐形成。我国两千年前的中医学就已经出现了功能康复的概念，有使用针灸、导引、热、磁等治疗的记载。中医康复医学的大量学术内容，可见于各个时期养生、预防和临床医籍中。

我国现存最早的中医古籍《黄帝内经》对经络、腧穴、针灸方法及适应证等都做了较为详细的论述，为中医预防医学、临床医学和康复医学奠定了理论基础。《黄帝内经·灵枢》记载的针灸理论丰富而系统，《黄帝内经·素问》在论述瘫痪、肌肉萎缩的治疗时，就已重视运用针灸、导引、按摩等方法进行功能康复。《黄帝内经》受古代哲学思想影响，将人与自然、人与社会及人体自身视为一个整体，强调疾病康复治疗应考虑人体的身心功能及自然、社会和环境等综合因素，提倡全面康复的原则。《黄帝内经》中有关整体辨证康复观和杂合而治的综合治疗和调理思想，至今仍是中医康复治疗所遵循的法则。

晋代皇甫谧的《针灸甲乙经》对针灸学做了总结，确定349个腧穴的位置、主治、操作、手法及宜忌。唐代孙思邈在《备急千金要方》中说明了"阿是穴"的取穴法和应用。隋唐时期，按摩疗法已十分盛行，并设立"太医署"，掌管医学教育，针灸、按摩分别成为专门的学科。

明代是针灸、按摩等传统康复技术发展昌盛的时期，杨继洲的《针灸大成》、陈会的《神应经》、徐凤的《针灸大全》、高武的《针灸聚英发挥》、龚云林的《小儿推拿方脉活婴秘旨全书》都为针灸、按摩技术的发展做出了巨大贡献。康复医疗范围已扩展至临床内、外、妇、儿科。社会康复事业也普遍开展，《明会要》记载有郡县设养济机构收养孤寡孤独残疾者；明成祖还建安乐堂，成为当时比较完整的康复疗养机构。著名医家张景岳在《类经附翼·医易》中指出"医之为道，身心之易也"，明确了"身心"概念，强调疾病康复中必须重视身心功能的恢复。其在《景岳全书》中还收载了大量的康复方法，尤其针对中老年人的生理特点，提出了一系列康复和养生的医疗保健措施。

我国康复医学起步较晚，中华人民共和国成立以后，康复医学才得到迅速发展。康复医学大多是在疗养院、中医医院，以及综合医院的中医科、针灸科、按摩科、理疗科、体疗科、创伤骨科等发展起来。我国以独特的传统康复医学与现代康复医学相结合，积极开展国外学术交流，吸收国外先进技术，已形成了具有中国特色的康复医学体系。目前各地已成立了康复中心、康复医院、康复医学门诊，并开展多层次的康复医学教育计划，培养了大批康复医学专业人才。

复习思考

1. 何谓康复、康复医学？
2. 康复医学的内容有哪些？

项目二　康复护理概述

【学习目标】

掌握康复护理的概念。

熟悉康复护理的工作流程，康复护理与临床护理的区别。

康复护理是康复医学不可分割的一个重要组成部分，也是护理学的一个重要分支。随着社会的快速发展，人们对康复的需求不断增加，促进了康复医学、康复护理学的飞速发展。同时随着康复医学向临床各学科的不断渗透及护理模式的转变，康复护理在老年病护理、慢性病护理、创伤性疾病护理及手术后护理等各个领域发挥了重要的作用。

一、 康复护理的概念

康复护理是在康复计划的实施过程中，由康复护理人员配合康复医师和治疗师等康复专业人员，对康复对象进行基础护理和实施各种康复护理的专门技术。

二、 康复护理的目标

最大限度地帮助病、伤、残者达到康复或减轻残疾的影响，使之回归家庭和重返社会。康复护理是康复计划的重要组成部分，并且贯穿于康复全过程，与预防、保健和临床护理共同完成以功能提高为主线的整体护理。同时，康复护理作为一种概念和指导思想，必须渗透到整个护理系统，包括门诊、住院、出院、家庭、社区患者的护理计划中去。

三、 康复护理的发展趋势

康复护理是一门新兴的学科，随着人口老龄化、慢性病患者的增多及医学技术的不断发展，人们对生活质量的要求不仅仅是能生存，而是要在疾病治愈后，尽快恢复机体各项功能。人类对健康的需求越来越迫切，对康复护理的要求更高，这为康复护理的发展提供了更广阔的空间。具体体现在以下几方面。

1. 康复护理与各学科相互渗透　康复护理已广泛应用于神经、精神、肿瘤、骨伤、内分泌等领域及伤病的各个阶段，成为现代护理工作的重要组成部分。这就要求康复护理人员在临床工作中始终贯彻康复护理理念，遵循整体护理观念，提高患者治愈率，促进患者早日康复。

2. 康复护理工作范围明显扩大　康复护理工作不仅在医院、康复中心、康复机构进行，还在养老院、疗养院、基层单位、家庭、社区广泛开展，而且社区将是实施康复服务的重要场所之一。

3. 中医传统康复护理与现代康复护理相结合　将中医传统康复护理同现代康复护理相结合，创建具有中国特色的康复护理，是促进我国康复护理事业发展的重要措施。

4. 培养较高层次的康复护理梯队　康复护理人员不仅要有临床护理人员的基础理论和实践经验，还要有康复医学及康复护理学的理论知识和技能。这就要求培养较高层次的康复护理人员，进行规范化培训和各种形式的继续教育，加强康复护理学科建设，加速康复护理学的发展。

四、 康复护理的对象

康复护理的主要对象是残疾者（肢体残疾、视觉障碍、听觉障碍、言语障碍、智力残疾、精神残疾、多重残疾及其他残疾）；有某种功能障碍而影响正常生活、学习、工作的慢性病者和老年病者；以及疾病恢复期患者。这些患者存在不同程度的病、损、残及由此造成的各种功能障碍，存在着生活、工作和社会交往等不适应，这就给护理工作提出了特殊任务。康复护理人员除观察病情和残情，进行必要的重残特别护理外，还应帮助他们解决功能和能力重建问题。

五、 康复护理的工作方式

康复医学的基本工作方式常以团队模式进行。由于康复护理工作是在康复治疗计划下进行的，康复护士作为康复医疗团队的主要成员之一，在康复医疗工作中发挥着重要的作用。团队模式是一种涉及多专业和多学科合作，共同致力于患者功能康复的工作方式，包括学科内团队模式和多学科团队模式两种方式。

1. 学科内团队模式　学科内团队模式是指通过多种康复专业技术人员的合作工作组来进行康复治疗，团队主要成员通常包括康复医师、康复护士、物理治疗师、作业治疗师、言语治疗师、心理治疗师、社会工作者、假肢/矫形器技师等。学科内团队注重参与康复过程的各个成员的独立和相互作用。团队成员对康复治疗的所有结果承担共同的责任。他们共同参与康复目标的确定，提供与目标相关的观察结果，在互相尊重的基础上，共享工作经验，互相学习，取长补短。学科内团队模式由于其康复治疗得到整个团队的支持，因而可以确保治疗更加有效。

2. 多学科团队模式　多学科团队模式是由不同学科的专业人员组成康复医疗团队，临床上常利用跨学科、跨专业的特点，把学科间团队的优秀人才纳入康复治疗组，从而更加全面、细致地为患者提供康复治疗服务。团队成员相互协助，建立共同的康复目标和计划，其目的是使创伤或残疾患者及其家庭发挥最大的康复潜能，避免对专业知识的过度划分而失去对患者整体的关注。

团队成员的交流方式是通过团队会议进行，旨在为团队成员提供相互交流的平台，使团队成员对患者状态、治疗目标及实现目标最重要的策略和方针达成共识。团队会议定期在康复治疗现场举行，通常每周一次。会议特别关注治疗结果，一般采取定量分析的方式来记录患者的功能改变，疗效评估通常以回归社会或出院后的结果为依据。

六、 康复护理的工作流程

为了更好地贯彻和开展优质护理，确保康复护理工作中的每个环节或工作内容能按照规范途径执行，康复护理工作流程的制定与应用起着关键的作用。康复护理工作流程规定了康复护理人员的工作内容，明确了康复护理人员的工作程序。利用优化的流程，提高康复护理质量，减少缺陷发生，消除潜在隐患。一般临床康复护理工作流程可结合整体护理程序这一方式进行。

（一）收集资料、进行康复护理评估

1. 收集资料　收集有关患者的一般资料、生活状态及自理程度、体格检查、心理社会方面状况。

2. 康复护理评估　在整个康复护理流程中，康复护理评估是重要的环节，贯穿于康复护理的始终。通常住院期间会进行三次评估，即初期、中期、后期评估。

（二）制定康复护理目标和计划

在制定康复护理目标和计划时，康复护理人员首先需针对患者入院康复护理评估进行全面分析，才有利于目标和计划的实际可行。其次，康复护理人员需与康复治疗小组成员一起协商共同制定，以利于目标和计划的全面性和整体性。

（三）实施康复护理措施

1. 病室的准备　尽可能选择与患者功能障碍相适应的病房设施。例如，为行走不便的患者提供轮椅及无障碍设施。室内用物的放置应便于乘坐轮椅患者的使用和取放。病室应不设门槛，各种门（包括两扇门的其中一扇门）在打开时，打开的门与相对的门框边之间的近宽度不得少于0.8m，以利于轮椅进出。病床间距大于1m，利于轮椅移动。对于有言语障碍患者，应尽量不安排在同一病室，以免影响相互间的信息交流及丧失言语训练的机会。视觉障碍患者的病室内应避免在地面放置障碍物，室内物品的摆放要固定整齐。重症患者应安排在离护士站较近的单间病室，利于病情观察和治疗抢救。需要进行自我导尿的患者，应尽量安排在单人房间或有遮挡围帘。

2. 康复护理技术的应用　患者在康复治疗过程中，因其伤残需要，康复小组中其他人员如物理治疗师、针灸推拿师、作业治疗师、言语治疗师等，会陆续前来为患者进行治疗，但这些治疗均有时间上的限制，少则半小时，多则1~2小时。当患者再回到病房后的继续练习，或练习中有困难出现时，则需由康复护理人员来协助。在病房内康复护理训练的目的主要是继续加强提高患者的功能锻炼，预防二次损伤。如指导患者进行日常生活活动训练、简单的运动疗法训练、简单的言语训练、心理治疗等。

（1）日常生活活动训练　包括进食、穿脱衣裤、个人卫生、转移（床上体位变换，床—轮椅、轮椅—床、轮椅—坐便、坐便—轮椅转换）等。日常生活活动训练虽然作业治疗师会给予指导和训练，但患者能否在病房中切合实际、经常地应用，康复护理人员在此起着重要的监督指导作用。

（2）简单的运动疗法训练　包括助行器的指导和应用、步行训练、肌力训练、改善关节活动度训练等，病房中可由康复护理人员协助，给予强化。

（3）简单的言语训练　简单的言语训练如言语交流画板的应用，指导患者唇、舌、颊肌等口腔肌肉的运动，矫正患者不正确的发音等。

3. 预防并发症　任何并发症的发生都会影响康复效果，延缓康复进程，甚至危及患者生命。因此，在康复护理工作中除了给予日常生活活动训练方面的监督指导、强化良肢位、体位转换等康复护理技术外，还需特别注意预防各种并发症的发生，如压疮、泌尿系感染、肺部感染、关节挛缩、体位性低血压、神经源性膀胱等。

4. 心理护理　心理护理工作贯穿于康复护理的全过程。康复护理人员应在心理治疗师和主管医师的指导下，全面系统地对患者及家属进行心理护理工作。心理护理主要内容包括心理护理咨询、心理护理指导及按照心理治疗师有关医嘱实施必要的心理治疗工作。另外，在日常康复护理工作中应贯彻有关心理学原则与方法，注意观察患者的心理变化，做好安慰、劝解和心理疏导。

（四）出院指导

1. 健康教育　健康教育是康复护理工作的重要环节，直接关系到康复护理的效果和质量，贯穿于康复护理工作始终。由于多数患者将带着终生残疾进入家庭和社会，可能面临巨大的生活挑战，认真做好患者及其家庭成员的健康教育，可以帮助他们树立信心，更好地学会带着残疾适应生活。康复教育的主要内容包括：皮肤管理、感染预防、二便管理、残存肌力训练、功能障碍部位关节的保护、各种矫形器的保管方法、营养指导、安全问题管理等。康复教育的方法可由康复护理人员灵活掌握，定期组织患者集体听课、看录像或个案咨询、以家庭为单位的小讲课及示范等都是行之有效的方法。

2. 试回归家庭的指导　试回归家庭的指导是对患者参与家庭、社会生活实践的一种检验。患者康复出院前让其先回归家庭生活一段时间，这期间观察患者康复的效果，记录存在的问题，作为调整出院后康复计划的依据，为患者出院做好充分准备，尽量减少回归家庭、回归社会的障碍。患者需要试回归家庭时应先提出申请，填写试回归家庭许可证并交主管医师批准。按患者试回归家庭的预定时间，康复护理人员备好药物，并向患者或家属交代用法和剂量。同时将试回归家庭的记录本一并交给患者，讲明记录内容，要求患者返院时反馈信息。康复护理人员还应向患者及其家庭成员交代紧急情况的处理方法及医院的联系方式，保证患者的安全。

3. 出院后康复护理的指导　出院指导是康复护理工作的延续。患者出院时，康复护理人员要为患者及家属制定继续训练的目标与实施方法，以及患者自我健康管理的具体措施。

（1）对家属的指导　患者往往要带着不同程度的功能障碍出院，后续的康复计划需要家庭成员的参与和协助。因此，必须向家属讲授有关康复护理的知识和技能，以便患者得

到家庭成员的长期辅助。

（2）家庭康复护理计划的制定　重点在终生健康管理和康复训练的延续方面，包括各种并发症的预防措施，原有疾病复发的预防措施，各种训练的坚持；各种安全措施，个人清洁卫生，营养的摄取，社会活动的参与等。

4. 康复护理目标执行情况的评价　患者出院时，康复护理人员应根据其康复效果对患者在住院期间康复护理目标、护理措施进行评价，不断提高康复护理工作的质量。

5. 促进患者回归社会　康复护理人员应当与社会工作者交换情况，全面反馈患者训练效果，并根据患者实际情况，提出建设性意见以供社会工作者参考。同时应协助配合社会工作者，将患者回归家庭和社会时存在的住房、房屋改建、经济、工作、学习等方面的困难和要求向有关部门反映。

七、 康复护理与临床护理的区别

（一）护理对象

康复护理对象主要是针对因疾病或损伤而导致的各种功能障碍者，包括急性创伤或手术后患者、各种慢性疾病所导致的功能障碍者、老年体弱者、亚健康状态者等。康复护理主要是如何解决这些功能障碍和预防继发残障的护理问题。而临床护理的对象主要是临床疾病患者，包括急、慢性病和恶性疾病晚期的患者。

（二）护理目的

康复护理首先要使患者减轻病痛和促进健康，此外还要积极预防残疾及减轻残疾程度，最大限度地恢复其生活和活动能力，使患者早日回归社会。而临床护理主要是针对病因治疗原发病进行护理，以消除致病因素，恢复健康。

（三）护理内容

康复护理强调患者与家属积极主动地参与功能训练和完成日常生活活动。康复护理人员的主要作用是协助患者功能训练并给予指导与监督，使患者由被动变为主动。在病情允许的情况下，通过康复护理人员的引导、鼓励、帮助和训练，强化自我护理，使患者发挥身体残余功能和潜在功能，以替代丧失的部分能力，最终患者能部分或全部照顾自己，为重返社会创造条件。而临床护理是通过护理活动帮助患者维持生命，减少痛苦，促进恢复健康。

（四）病区环境

康复病区和临床其他专科病区不同，它不仅是治疗疾病的场所，也是功能训练的场所。因为入住康复科的患者大部分都有不同程度的功能障碍，在环境设施方面，康复病房更加注重患者的安全保护装置、功能训练设备、无障碍设施的设置等。如患者经常出入的门、卫生间、病床之间的距离应足够轮椅的进出，以方便患者转移；地面要防滑；走廊及卫生间两侧要装有扶手等，以适应患者的需要。

复习思考

1. 何谓康复护理？
2. 康复护理的工作流程是什么？
3. 康复护理与临床护理有什么区别？

项目三　社区康复

【学习目标】

掌握社区康复的概念。

了解社区康复护理的特点。

一、社区康复的概念

社区康复是指在社区内利用和依靠社区的人力资源为本社区的病、伤、残者提供就地康复服务，发动社区、家庭和患者参与，以医疗、教育、社会、职业等全面康复为目标，建立固定的转（送）诊系统，以解决社区无法解决的各类康复问题。社区康复是 1976 年 WHO 提出的一种全新、有效、经济的康复服务途径，并提出在发展中国家大力倡导开展社区康复，其目的是在社区范围内促进所有残疾人得到全面康复，享有平等的康复机会。在 20 世纪 80 年代中期，我国引入了社区康复这个新型康复模式。与机构康复相比，社区康复具有灵活多样、简便易行、患者及家庭主动参与、满足残疾人需求、经济实用等优点。社区康复的对象是居住在社区内的所有病、伤、残者，老年人及亚健康群体。

二、社区康复的目标与模式

1. 目标　社区康复总的目标是依照全面康复的原则，为社区内的功能障碍者提供综合性的康复服务，包括医学的、教育的、职业的和社会的康复服务。通过社区康复，使病、伤、残者和慢性病、老年病者的身心功能得到改善，日常生活活动能够自理，积极参与社区活动；能享有与健康人均等的机会，包括入学和就业的机会；使病、伤、残者能融入社会，不受歧视；最终提高病、伤、残者的生存质量。

2. 模式　社区康复有 4 种模式：社区服务模式、卫生服务模式、家庭病床模式、社会化模式。开展比较多的是家庭病床模式，它是以家庭康复训练为主，家庭与社区康复站

（或工作站）训练和咨询并举，二者互为补充，并充分发挥社区服务中心的作用。我国有独特而有效的中医传统治疗，如中药、针灸、推拿等，充分发挥其优势，采取中西医结合的综合康复技术，是开展社区康复的有利条件。

三、 社区康复护理概述

（一）概念

社区康复护理是将现代整体护理融入社区，在康复护理人员指导下，在社区层面上依靠残疾人家属、康复护理人员对社区残疾人进行家庭康复护理。社区康复的优点是服务面广、实用易行、方便快捷、费用低，有利于残疾人回归家庭和社会。这种方法应大力推广，以解决大部分残疾人的康复问题。社区康复护理是社区康复的重要内容，是实施康复治疗的一种重要形式。

（二）特点

社区康复护理不仅是恢复期的护理，同时也是医院治疗护理的延续。

1. 护理对象　主要是社区中有功能障碍者，尤其是伤、残人士及慢性病者、老年人。

2. 护理目的　是要充分发挥残疾人的潜能，最大限度地恢复所丧失的功能，为其回归社会创造条件。

3. 护理内容　主要是参与患者功能恢复与再建过程的训练指导。康复护理人员的主要作用是指导和督促患者，把对患者和残疾人的帮助降低到最低限度，使残疾人由被动接受转为主动参与，是"自我护理"形式，这种形式是社区康复护理的核心内容。

4. 护理方法　社区康复护理方法是由社区服务中心派康复护士定期到患者家中进行康复护理及指导患者或家属实施一般护理操作。通过运用各种护理手段，依靠社区的一切可能利用的资源，进行功能训练及日常生活活动训练，提高和改善残疾人的功能水平。

5. 护患关系　在社区康复护理中，康复护士与患者接触的时间比一般疾病护理要长得多，康复护士的行为举止对残疾人有较大的影响。因此，要求康复护士与残疾人之间关系融洽，这是实施社区康复护理的重要保证。

我国开展社区康复护理具有一定优势，因为有70%的残疾人可以在县以下地区得到康复。社区康复工作与初级卫生保健和基层社会保险密切结合，并利用城乡基层的卫生和民政工作网点，实行一网多用、一员多能，形成福利与康复相结合、卫生与康复相结合的格局。

复习思考

社区康复护理的特点是什么？

项目四 残 疾

【学习目标】

掌握残疾的概念。

了解残疾的分类。

一、残疾的概念

残疾是指因外伤、疾病、发育缺陷或精神因素造成明显的身心功能障碍，以致不同程度地影响正常生活、工作和学习能力的一种状态。广义的残疾包括病损、残疾和残障，是人体身心功能障碍的总称。2011 年，WHO 在《世界残疾报告》中指出，全世界带有各类功能障碍的残疾人数占总人口的 15% 左右，80% 在发展中国家。常见的致残原因有遗传因素、孕期疾病、传染性疾病、营养不良、外伤、心理因素、人口老化等。

二、残疾的分类

（一）国际使用的分类

1. 国际残疾分类　1980 年，WHO 推荐的《国际残损、残疾与残障分类》（international classification of impairment, disabilities and handicaps, ICIDH）已被康复医学界普遍采用。它从器官、个体和社会三个层次反映人体的功能损伤程度，将残疾划分为 3 类，即残损、残疾、残障。

（1）残损　是指心理上、生理上、解剖结构上或功能上的任何丧失或异常，是发生在器官水平上的残损，包括心理残损、听力残损、言语残损、视力残损等。这些功能障碍虽然对活动、生活及工作造成一定影响，但仍能日常生活自理。

（2）残疾　是指由于残损使能力受限或缺乏，以致不能按正常的方式和范围进行活动，是发生在个体水平上的功能障碍。分为交流残疾、行为残疾、生活自理残疾、运动残疾、环境适应残疾等。

（3）残障　是指由于残损或残疾限制或阻碍了个体发挥正常的（考虑年龄、性别、社会、文化等因素）社会活动和社会交往，是发生在社会水平上的残疾。分为定向识别（时间、地点、人物）残障、身体自主（生活不能自理）残障、行为残障、就业残障、社会活动残障等。

我国习惯上把残损、残疾、残障合称为残疾，只有后两者才是肯定的残疾。残损、残

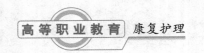

疾、残障之间没有绝对的界限，其程度可以相互转化。

2. 国际功能、残疾与健康分类　2001年5月，第54届世界卫生大会通过了新分类方法——《国际功能、残疾与健康分类》（international classification of functioning，ICF）。ICF提出的"功能""健康"和"残疾"的概念相互独立而又彼此相关，它们都从"损伤""活动"和"参与"这三个不同的水平分别进行评定和处理。同时，ICF也指出功能和残疾情况，实际上是与背景性因素（包括个人因素及环境因素）之间有着动态交互作用的。ICF为我们理解"功能"和"残疾"的概念提供了一种国际通用的语言，也为开展康复医学的评定和评估康复疗效确定了基本法则（图1-1）。

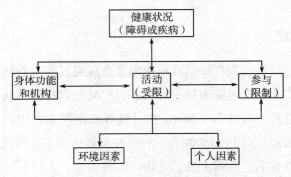

图 1-1　国际功能、残疾与健康分类

（1）身体的功能/结构与残损　身体功能是指身体系统的生理或心理功能。身体结构是指身体的解剖部分，如器官、肢体及其组成。身体功能和身体结构两者既不同又密切相关。残损是指身体解剖结构上的异常，是在身体各系统的功能和结构水平上评价肢体功能障碍的严重程度。残损可以是暂时的或永久的，也可以是进行性发展的。

（2）活动与活动受限　活动是指与生活有关的所有个人日常生活活动，是综合应用身体功能的能力。活动受限是指按照正常方式进行的日常生活能力的丧失和工作能力的受限，如进食、洗漱、步行、保持身体姿势、购物、交流和环境管理等方面能力受限。

（3）参与和参与受限　参与是个人生活各方面功能有关的社会状况，包括社会对个人功能水平的反应，这种社会反应既可促进也可以阻碍个体参与各种社会活动，是个人健康、素质与所生存的外在因素之间复杂关系的体现。参与受限是从社会水平评价功能障碍的严重程度，指由于残损、活动受限或其他原因导致个体参与社会活动受限，影响和限制个体的社会交往，使工作、学习和社会活动不能独立进行。参与和活动的不同在于，影响前者的因素是社会水平，影响后者的因素是个体水平。

（4）情景性因素　情景性因素是指个体生活和生存的全部背景，特别是能影响功能和残疾结果的情景性因素，包括环境因素和个人因素：①环境因素是指社会环境、自然环境、家庭及社会支持，它与身体功能和结构、活动、参与之间是相互作用的。②个人因素指个体生活和生存的特殊背景，如性别、年龄、生活方式、习惯、教育水平、社会背景、教养、行为方式、心理素质等。例如，个体在生活、社会活动中悲观、失望，有明显的焦虑、抑郁，无继续生存的愿望及信心，这样就会直接影响活动与参与能力，直接影响健康状况。

（二）我国残疾的分类

1. **五类残疾分类** 1986 年 10 月，国务院正式批准了《五类残疾标准》，并于 1987 年 4 月在全国范围内对各类残疾人进行了一次抽样调查。此标准将残疾分成 5 类，包括视力残疾、听力语言残疾、智力残疾、肢体残疾和精神残疾。每类根据残疾情况由重到轻又分成 4 级。

2. **六类残疾分类** 1995 年，在《五类残疾标准》基础上将听力语言残疾分开，成为六类残疾分类。该分类立足于我国国情，主要依据残疾部位进行分类，暂未包括内脏残疾。2006 年，我国进行了第二次全国残疾人抽样调查，所使用的残疾标准是在 1995 年修订的六类残疾分类标准基础上做了适当的修改。

三、残疾预防

残疾预防是目前我国医疗卫生工作的重点。康复护理工作者应配合其他学科的工作人员，在国家、地区、社区、家庭不同层次进行康复的三级预防，为康复护理对象提供优质的康复护理服务。

1. **一级预防** 一级预防是指积极采取措施控制致残因素，从根源上消除或减少残疾的发生，可降低 70% 的残疾发生率。一级预防是最为有效的预防措施，如防止意外事故，宣传优生优育，预防接种，积极防治老年病、慢性病，合理用药等，都属于一级预防的措施。

2. **二级预防** 二级预防是指对伤病早期的患者积极采取措施防止伤病加重和伤残的发生，可降低 10% ~20% 的残疾发生率。二级预防既是预防措施，同时也是治疗措施。只要患者一般情况许可，就应该开始介入康复预防和康复治疗。这是一个重要的现代医学思维，如对上肢骨折的患者早期进行被动运动，防止患肢肌肉萎缩、关节僵硬。

3. **三级预防** 三级预防是指防止病情恶化，预防并发症和伤残导致残障的发生。医护人员可采取各种措施和方法，保持、提高患者残存能力，使患者能够回到家庭，并参与社会活动，尽可能地提高伤残患者的社会参与能力。可采取的措施包括康复医疗，如运动疗法、辅助器具、社会职业咨询、指导职业训练等，为缺乏自理能力或行动不便者提供适当的居住条件和交通工具等，都属于三级预防措施。

复习思考

1. 何谓残疾？

2. 国际残疾标准是如何分类的？

康复护理评定

项目一 康复评定概述

【学习目标】

掌握康复护理评定的目的及基本过程。

熟悉康复护理评定的注意事项。

了解康复护理评定的内容。

一、 康复护理评定的目的

康复评定是对病、伤、残患者的功能状态及其水平进行定性和定量的准确判断。康复护理评定也称康复护理评估，是将收集到的患者相关资料进行分析，对患者的功能状态及潜在的能力做出判断的过程。康复护理评定的目的主要有以下几个方面。

1. 明确患者功能障碍的程度 经过系统评定，才能够了解患者存在的功能障碍及潜在的功能。明确功能障碍的程度如何，便于开展具体的、针对性的康复护理工作。

2. 制定康复护理目标 根据评定的结果，制定预期康复护理目标，以便于采取具有针对性、具体的康复护理计划和措施来达到目标。

3. 评估康复护理效果 通过不同阶段评定结果的对比，可以了解患者功能障碍恢复的程度，明确康复护理是否达到了预期的目标和结果。

4. 调整及修订康复护理计划 经过一段时间的康复护理后，再次进行评估，了解患者的功能障碍是好转还是加重，是否达到了预期的康复护理目标。根据评定的结果来制定或修订下一阶段的康复护理方案，针对性地适应目前患者功能障碍的状况和对康复护理的需求。

5. 评估患者康复预后 康复评定对于患者的预后有一定的预测作用。在与患者及其家属的沟通中，有具体的评估结果作为依据，使患者及家属对于患者康复的预后有心理准备和切合实际的康复要求。

6. 推动康复护理学科发展 不断开展康复护理评定，会积累大量的数据和宝贵的经验。把这些资料进行合理的整合和整理，总结康复护理中成功的经验和失败的教训，撰写文章发表，供其他人借鉴，使康复护理学科按照正确的轨道前进，推动康复护理学科不断发展。

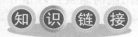

康复评定与临床诊断

康复评定与临床诊断是不同的。其不同点在于临床诊断是明确诊断，为临床治疗提供依据。康复评定要比临床诊断更加详尽，针对的是患者的功能障碍状况进行评估，是康复治疗的基础，而且贯穿于康复治疗及康复护理的全过程。没有评定就无法规划和评价康复治疗、康复护理的效果。

二、 康复护理评定的内容

康复评定的内容较多，有主观评定资料，也有客观的评定资料。在评定中，要结合患者的功能情况及护理人员自身的专业特点选择相关的评定内容。常用的评定内容包括以下方面。

1. 身体功能评定 一般包括肌力评定、肌张力评定、关节活动范围测定、平衡与协调功能评定、步态分析、感觉评定、言语评定等。

2. 日常生活活动能力评定 主要进行日常生活活动方面的评定，如进食、洗漱、如厕、大小便控制、行走、穿衣、上下楼梯、洗澡等。

3. 认知功能评定 主要对患者知觉、记忆、注意力、执行力等评定。

4. 心理功能评定 对患者智力、意识状态、情感-情绪的评定。

5. 生活质量评定 患者对生活满意度的调查、生存质量的评定及社会生活能力评定。

三、 康复护理评定的基本过程

康复护理评定是同康复小组成员一同完成，主要包括康复评定方法的选择、康复评定时间的选择及康复评定的流程。

1. 康复评定方法的选择 根据患者的功能障碍选择恰当的评定量表和检查手段。

2. **康复评定时间的选择** 患者住院时进行全面的初期评定，找出患者功能障碍的所在，制定相应的康复护理目标及具体措施后进行康复护理。2周后进行再次评定，即中期评定，检查初期评定的效果及存在的问题，判定疗效，对康复护理计划进行调整及修订。出院前进行末期评定，判定康复护理的效果，提出出院前的康复护理指导及随访计划。

3. **康复评定的流程** 对患者实施的康复护理，实际上是解决患者功能障碍的过程。用以下的一个反馈环加以说明。

初期评定→明确患者的康复需求→确定康复护理目标→实施康复护理计划→中期评定→调整或改进康复护理计划→实施新的康复护理方案→末期评定→出院前康复护理指导或转入社区康复。

四、 康复护理评定的注意事项

1. **明确评定的目的** 要根据患者功能障碍的不同，选择恰当对应的康复评定方法，以便于针对性地发现患者的问题所在。

2. **选择恰当的评定方法** 对康复评定方法使用要熟悉、会分析，最好使用的评定方法具有精确度高、可重复性，并且对患者无创伤的特点。

3. **评定内容体现全面整体护理观** 不但是要关注患者身体的康复护理，还要关注心理康复。结合患者的病情、家庭背景及社会环境进行个体化的评价，体现全面护理的观念。

4. **采取客观的评定态度** 一般进行评价时，尽可能采用同一个测量工具，由同一个人自始至终完成评定，确保评定的准确性，避免出现误差。

5. **积极争取患者及家属的配合** 康复评定的结果会影响对功能障碍的判断，需要患者及家属的配合，取得他们的信任。所以，在评定前，需要与患者和家属进行沟通，说明评定的目的和方法。评定者要动作熟练、迅速，避免患者疲劳，在评定中注意遮蔽和保护患者的身体，消除其不安及顾虑。

6. **防止意外情况发生** 康复的对象为功能障碍者，尤其是老年人，可能合并有多种疾病。评定中要注意观察和保护患者，一旦出现不适或并发症，应立即停止评定，给予相应的处理。

复习思考

1. 康复护理评定的目的是什么？
2. 如何进行康复护理评定？
3. 康复护理评定中，应注意哪些事项？

项目二 康复护理常用评定

【学习目标】

掌握日常生活活动能力评定和心理功能评定。

熟悉运动功能、言语功能、认知功能及平衡与协调功能评定。

了解人体形态、感觉功能及生活质量评定。

一、人体形态评定

1. **概念** 人体形态是指人体最直观的外部表现，包括器官系统的外形结构、体格、体型及姿势。人体形态评定是测量人体外部特征，了解由于人体发育异常及伤残所致身体形态方面的变化，以及导致功能障碍程度的重要方法。

2. **人体形态评定的内容** 评定人体形态主要包括身体姿势、体格、体型及身体成分等方面。身体姿势评定通常采用直立姿势状态下，测取人体有关数据。体格评定常用测量身高、体重、胸围、肢体长度和围度。体型评定主要是对人体体型进行分类，国内一般成人的体型有 3 种：瘦长型（无力型）、矮胖型（超力型）和均匀型（正力型）。身体成分评定主要是对人体脂肪成分进行测量和评定，采用体脂和皮脂测定的方法。在临床中应用较多的是体格评定。

3. **评定方法**

（1）工具及规范 应用普通的软尺和钢卷尺，利用人体骨性的体表标志来测量肢体或残肢的长度，两侧肢体测量结果应进行对比。

（2）具体测量方法 见表 2-1。

表 2-1 人体形态测量方法

测量部位		测量体位	测量点
上肢长度	上肢长	坐位或站位，上肢自然下垂、伸展，腕关节中立位	从肩峰外侧端到桡骨茎突或中指尖的距离
	上臂长	坐位或站位，上肢自然下垂、伸展，腕关节中立位	从肩峰外侧端到肱骨外上髁的距离
	前臂长	坐位或站位，上肢自然下垂、伸展，腕关节中立位	从肱骨外上髁到桡骨茎突的距离
	手长	手指伸展位	从桡骨茎突与尺骨茎突连线的中点到中指尖的距离

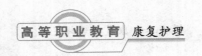

续表

测量部位		测量体位	测量点
下肢长度	下肢长	仰卧位，骨盆水平位，下肢伸展，髋关节中立位	从髂前上棘到内踝的距离，或从股骨大转子到外踝的距离
	大腿长	仰卧位，骨盆水平位，下肢伸展，髋关节中立位	从股骨大转子到膝关节外侧关节间隙距离
	小腿长	仰卧位，骨盆水平位，下肢伸展，髋关节中立位	从膝关节外侧关节间隙到外踝的距离
	足长	踝关节呈中立位	从足跟末端到第二趾末端的距离
截肢残端长度	上臂残端	坐位或站位，上臂残端自然下垂	从腋窝前缘到残肢末端的距离
	前臂残端	坐位或站位，前臂残端自然下垂	从尺骨鹰嘴沿尺骨到残端末端的距离
	大腿残端	仰卧位或患者用双腋杖支撑站立，健侧下肢伸直	从坐骨结节沿大腿后面到残肢末端的距离
	小腿残端	仰卧位或患者用双腋杖支撑站立，健侧下肢伸直	从膝关节外侧关节间隙到残肢末端的距离

4. 注意事项

（1）测量前要检查测量工具并进行校正，避免误差，并向患者说明测量的目的和方法，取得患者的配合。

（2）测量时，测量部位要充分暴露，患者应充分放松被测肢体的肌肉，比较长的肢体可分段测量。测量尺应与肢体的长轴平行，要与健侧肢体对比。

（3）为保证测量的准确，必须熟悉体表结构，严格按照测量的体位和方法进行。

（4）设计好评定表格，记录方法统一。

二、运动功能评定

（一）肌力评定

1. 概念　肌力是指肌肉收缩的力量。肌力评定是测定受试者在主动运动时肌肉或肌群产生的最大收缩力量。常用的肌力评定方法分为徒手肌力检查（manual muscle testing，MMT）和器械肌力测试。

2. 评定方法

（1）徒手肌力检查　评定者要求受试者在标准测试体位下，完成标准动作，依据评定标准来评价肌力的方法。国际上普遍采用的检查方法是 Lovett 分级法。该检查以自身各肢体重量作为评估基准，能反映个人体格相对应的力量。Lovett 分级法评定标准见表 2-2。

表 2-2　Lovett 分级法评定标准

分级	名称	评级标准
0	零	无可见或可触知的肌肉收缩
1	微弱	可触及肌肉的收缩，但不能引起关节活动
2	差	解除重力的影响，能完成全关节活动范围的运动
3	尚可	能抗重力完成全关节活动范围的运动，但不能抗阻力
4	良好	能抗重力及轻度阻力，完成全关节活动范围的运动
5	正常	能抗重力及最大阻力，完成全关节活动范围的运动

（2）器械肌力测试　当肌力超过 3 级时，为进一步做较准确的定量评定，可以使用器械进行肌力测试。

1）握力测试：用握力计测定。测试时，受试者站立位或坐位，上肢置于体侧自然下垂，前臂和腕呈中立位，握力计表面朝外，将把手握至适当宽度，用力握 2～3 次，取最大值。手的握力用握力指数来评定，握力指数=握力（kg）/体重（kg）×100，正常值大于 50。

2）捏力测试：用捏力计测定。测试时，用拇指和其他手指相对，捏压捏力计上的指板，正常值为握力的 30%。

3）背拉力测试：用拉力计测定。测试时，受试者两膝伸直，将拉力计把手调至膝关节高度，然后做伸腰动作用力上提。背拉力用拉力指数来评定，拉力指数=拉力（kg）/体重（kg）×100，正常值男性为 150～200，女性为 100～150。

4）四肢肌群肌力测试：借助滑轮、牵引绳，通过与肌力方向相反的重量来评定肌力。

5）等速肌力测试：是关节在等速肌力测试仪进行等速运动过程中，能够测定在不同关节活动范围内关节周围肌肉峰力矩、爆发力、耐力及功率等参数。等速肌力测试结果精确、客观，是目前肌肉功能评定的最佳方法。但应用的等速肌力测试装置有多种型号，不同型号仪器测出的结果无可比性，而且测试仪器价格较贵，操作复杂。

3. 注意事项

（1）在取得受试者配合下进行测试，避免主观因素影响结果的可信度。

（2）肢体运动时，受试者肌肉附着的近端肢体应得到充分的固定，注意避免出现代偿运动。

（3）施加阻力时，要注意阻力的方向与肌肉或肌群牵拉力方向相反。

（4）受试者疲劳时、运动后或饱餐后不宜进行。中枢神经病损后，出现严重的肌肉痉挛时，不宜采用。受试者存在关节不稳、骨折愈合不良、骨肿瘤、急性渗出性滑膜炎、严重疼痛等情况时，不宜进行。

（二）肌张力评定

1. 概念　肌张力是指人体在安静放松的状态下，肌肉保持一定紧张度的能力，是维持身体各种姿势和完成正常活动的基础。在评定过程中，评定者通过被动活动患者肢体而感受的阻力评估肌张力。常见的肌张力异常有以下 3 种。

（1）肌张力增高　即肌张力高于正常静息水平，分为痉挛和强直两种情况：①痉挛：是一种以速度依赖的紧张性牵张反射增强。②强直：主动肌和拮抗肌肌张力同时增加，被动活动关节各个方向阻力均增加的现象。

（2）肌张力减低　肌张力低于正常静息水平，评定者被动运动患者关节时感觉阻力消失的状态，被动关节活动范围扩大。

（3）肌张力障碍　一种以肌肉张力损害、持续和扭曲的不自主运动为特征的肌肉运动功能障碍。肌肉收缩或快或慢，肌张力或高或低，无规律地交替出现。

2. 评定方法

（1）肌张力分级　采用临床肌张力分级（表2-3），通过评定者被动活动患者肢体时所感受到的阻力或肢体反应进行分级。

表2-3　临床肌张力分级

等级	肌张力	标准
0 级	软瘫	被动活动肢体无反应
1 级	低张力	被动活动肢体反应减弱
2 级	正常	被动活动肢体反应正常
3 级	轻、中度增加	被动活动肢体有阻力反应
4 级	高度增加	被动活动肢体有持续性阻力反应

（2）肌张力减低的评定　依据其严重程度分为轻度和中到重度两级。

1）轻度：肌张力降低，肢体放在抗重力的位置上，评定者突然松手时，肢体只能短暂的抗重力，随即落下，但能完成一定的功能性动作。

2）中到重度：肌张力明显下降或消失，将肢体放在抗重力的位置上松手后，患者肢体迅速下落，不能完成功能性运动。

（3）痉挛的评定　采用改良 Ashworth 痉挛量表（modified Ashworth scale, MAS）进行临床肌张力等级评价（表2-4）。评定者对患者进行关节被动运动，根据被动运动过程中所感受到的阻力进行分级评定。

表2-4　改良 Ashworth 痉挛量表评价标准

分级	评级标准
0	无肌张力的增加
1	肌张力轻度增加，受累部分被动屈伸时，在关节活动范围之末出现突然的卡住，然后释放或呈现最小的阻力
1^+	肌张力轻度增加，被动屈伸时，在关节活动范围的后 50% 范围内突然出现卡住，然后始终有较小的阻力
2	肌张力较明显增加，通过关节活动范围的大部分时，阻力较明显增加，但仍能较容易地进行关节被动活动
3	肌张力严重增加，被动运动关节有困难
4	僵直，受累部分不能活动，被动屈伸关节时呈僵直状态

3. 注意事项

（1）肌张力评定应避免在运动后、疲劳或情绪激动时进行。评定最好在同一个时间段进行，以保证可比性，检查室的室温应保持在 22~24℃。

（2）检查前应向患者说明检查目的、步骤、方法和检查中将出现的感觉，使患者了解检查过程，消除紧张情绪，配合检查。

（3）采取舒适体位，充分暴露检查部位，完全放松受检肢体。检查时应先检查健侧，再检查患侧，注意双侧对比。

（4）肌张力受到多种生理、病理因素的影响，在进行分析时应全面考虑，如发热、感染、膀胱充盈、静脉血栓、压疮、疼痛、局部肢体受压、紧张和焦虑等因素，均可能使肌张力增高。

（三）关节活动范围测定

1. **概念** 关节活动范围（range of motion，ROM），亦称关节活动度，是关节运动时所通过的运动弧或转动的角度。因为关节活动本身有主动和被动之分，故 ROM 也分为主动 ROM 和被动 ROM。主动 ROM 是指肌肉主动收缩达到的最大关节活动范围，被动 ROM 是指由外力作用达到的最大关节活动范围。

2. **评定方法**

（1）**测量工具** 通用量角器是临床中最常用的一种测量工具。量角器由一个带有半圆形或圆形角度计的固定臂和一个移动臂构成，两臂交点为轴心。测量时，根据所测量关节大小选择合适的量角器。此外，还有电子角度计、方盘量角器等。

（2）**测量方法** 四肢主要关节活动度的测量（表2-5），从0°起始位开始测量并记录关节活动范围。测量步骤为：①受试者处于舒适的位置，向其说明测量目的和方法。②充分暴露待测关节。③固定待测关节近端，被动活动该关节，了解可能的活动范围和有无抵抗感。④将待测关节置于起始位。⑤量角器的轴心对准被测量关节运动轴中心，固定臂与关节的近端骨长轴平行，移动臂与关节的远端骨长轴平行。⑥记录关节起始位的角度。⑦先测关节主动活动的最大范围，再测关节被动活动的最大范围。⑧测量并记录终末位的角度。⑨记录所测关节的主动、被动关节活动范围。

表2-5　四肢主要关节活动度测量

关节	运动形式	体位	量角器放置位置			正常范围
			轴心	固定臂	移动臂	
肩	屈、伸	坐位或站立位，臂置于体侧，肘伸直	肩峰	与腋中线平行	与肱骨纵轴平行	屈：0°~180° 伸：0°~60°
	外展	坐位或站立位，臂置于体侧，肘伸直	肩峰	与脊柱平行	与肱骨纵轴平行	0°~180°
	内、外旋	仰卧位，肩外展90°，肘屈90°	鹰嘴	与腋中线平行	与前臂纵轴平行	各0°~90°

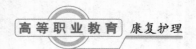
续表

关节	运动形式	体位	量角器放置位置			正常范围
			轴心	固定臂	移动臂	
肘	屈、伸	站位、坐位或仰卧位，臂解剖位	肱骨外上髁	与肱骨纵轴平行	与桡骨纵轴平行	屈：0°～150° 伸：0°
桡尺	旋前、旋后	坐位，肱骨紧靠躯干，肘屈90°，前臂呈中立位	尺骨茎突	与地面垂直	腕关节背面（测旋前）或掌面（测旋后）	各0°～90°
腕	屈、伸	坐位，前臂呈中立位	桡骨茎突	与前臂纵轴平行	与第二掌骨平行	掌屈：0°～80° 背伸：0°～70°
	尺、桡偏	坐位，前臂旋前，掌心向下置于桌上	第三掌骨根部	与前臂背侧中线平行	与第三掌骨平行	尺偏：0°～30° 桡偏：0°～20°
髋	屈	仰卧或侧卧，髋、膝伸展	股骨大转子	与身体纵轴平行	与股骨纵轴平行	0°～120°
	伸	俯卧，侧卧位则被测下肢在上	股骨大转子	与身体纵轴平行	与股骨纵轴平行	0°～15°
	内收、外展	仰卧位	髂前上棘	两髂前上棘的连线上	髂前上棘与髌骨中心连线	各0°～45°
	内、外旋	坐位或仰卧位，髋关节、膝关节屈曲90°	胫骨平台的中点	与地面垂直	与胫骨纵轴平行	内旋：0°～35° 外旋：0°～45°
膝	屈、伸	俯卧位，髋、膝伸展	腓骨小头	与股骨纵轴平行	与腓骨纵轴平行	屈：0°～135° 伸：0°
踝	背伸、跖屈	仰卧位，踝中立位	踝中点下约2.5cm	与腓骨纵轴平行	与第五跖骨纵轴平行	背伸：0°～20° 跖屈：0°～45°

3. 注意事项

（1）评定者应当熟悉各关节解剖和正常关节活动度，规范测量，提高准确性与可重复性。并注意在正确的体位下操作，防止出现代偿动作，注意双侧对比。

（2）测量前应对患者说明测量目的和方法，取得充分合作。

（3）先测量主动关节活动范围，再测量被动关节活动范围。测量时应充分暴露被测量关节，以免衣物影响测量的准确性。

（4）同一患者不同时期的测量应由同一人进行，所使用的测量工具也应当保持一致。不宜在按摩、运动或其他康复治疗后立即进行测量。

（四）平衡与协调功能评定

1. 平衡功能评定

（1）概念　平衡是指当人体重心垂线偏离稳定支撑面时，能够立即通过主动或反射性的活动，使重心垂线返回到稳定支撑面内的能力。正常的平衡功能能够使人保持恰当的体位，在随意运动中正确调整姿势，安全有效地对外来干扰做出反应。人体平衡分为静态平衡、自动态平衡和他动态平衡。

1）静态平衡：指人体在无外力作用下，维持某一种姿势稳定的过程，如坐位或站立位时的平衡。

2）自动态平衡：指人体在无外力作用下从一种姿势自动调整到另一种姿势的过程，并在整个过程中保持平衡状态，如从卧位到坐位。

3）他动态平衡：指人体在外力的作用下，当身体重心发生改变时，迅速调整重心和姿势，保持身体平衡的过程，如在行驶的汽车中行走。

（2）评定方法

1）观察法：临床常用 Romberg 法、强化 Romberg 法和在活动状态下观察能否保持平衡法。此法简单易懂，易于操作，可对具有平衡功能障碍的患者进行粗略筛选：①Romberg 法：受检者两足并拢站立，两臂前举，观察其睁、闭眼时躯干有无倾倒。②强化 Romberg 法：受检者两足一前一后、足尖接足跟站立，观察其睁、闭眼时身体的摇摆，以及保持平衡的时间，通常可大于 60 秒。③在活动状态下观察能否保持平衡法：在坐位或站立时移动身体，在不同条件下行走，包括足跟着地走、足尖着地走、直线走、绕障碍物走、侧方走、倒退走、环行走等。

2）量表法：常用的平衡功能评定量表有 Berg 平衡量表、Fugl-Meyer 平衡量表、Lindmark 平衡量表等。临床常用 Berg 平衡量表，结果可量化，评分简单方便（表2-6）。该量表总共有 14 个项目，每个项目 0~4 分五个等级，满分为 56 分。结果评定：总分在 0~20 分：提示平衡功能差，需坐轮椅；21~40 分：提示有一定的平衡能力，患者可在辅助下步行；41~56 分：提示平衡功能较好，患者可独立步行；<40 分：提示有跌倒的危险。

表2-6 Berg 平衡量表

序号	评定内容	得分
1	从坐位站起	
2	无支持站立	
3	无支持坐位	
4	从站立位坐下	
5	转移	
6	闭目站立	
7	双脚并拢站立	
8	站立位时上肢向前伸展并向前移动	

序号	评定内容	得分
9	站立位时从地面拾起物品	
10	站立位转身向后看	
11	转身360°	
12	将一只脚放在凳子上	
13	两脚一前一后站立	
14	单腿站立	

3）平衡功能测试仪：是应用仪器定量评定平衡能力的一种测试方法。仪器采用高精度的压力传感器和电子计算机技术，由受力平台、显示器、电子计算机、专用软件构成。通过连续测定和记录身体作用于受力平台表面的垂直力位置来确定身体摆动轨迹，经计算机处理，将身体自发摆动状况进行定量分析，以数字和图像形式表现患者平衡的状况。

（3）注意事项

1）应由易到难，可先进行静态的、坐位的平衡能力评定，再进行动态的、站立位的评定。

2）患者不能独立完成所要求动作时，要注意给予安全防护，避免跌倒。评定者注意观察患者在不同体位下保持平衡的情况，应采取安全防护措施。

3）对于不能进行站立的患者，可评定其坐位平衡功能。

2. 协调功能评定

（1）概念　协调是指多组肌群共同参与、相互配合，产生平稳、准确、有控制运动的能力。其特点是以适当的速度、距离、方向、节奏和力量进行运动，达到准确的目标。协调功能障碍是由于中枢神经系统如小脑、基底节、脊髓后索等部位损伤所致，患者表现为以笨拙、不平衡和不准确运动为特点的异常运动。此外，前庭迷路系统、本体感觉与视觉的异常也会造成协调功能障碍。

（2）评定方法

1）非平衡性协调运动试验：评估身体非直立位状态下的静止和运动成分。评定时要求患者在睁眼和闭眼状态下，逐渐加快运动速度进行检查。检查的结果是以运动速度、偏离正确的位置、稳定性及灵活度进行评估：①指鼻试验：患者分别在睁眼和闭眼状态下，手臂外展伸直，再以食指尖触碰自己的鼻尖。②指-指试验：患者两上肢向外展开，伸出双手的食指，再使两食指在前方相碰，先睁眼后闭眼，逐渐加快速度进行。③交替指鼻和对指试验：患者用食指交替指自己的鼻尖和评定者的食指。评定者可变换食指位置，以评估改变距离、方向时患者的应变能力。④拇指对指试验：患者用拇指尖依次触及其他手指指尖，速度逐渐加快。⑤轮替试验：患者上臂靠近躯干，屈肘90°，双手掌心向上、向下做旋前、旋后动作，速度逐渐加快。⑥反弹试验：患者上肢屈肘，评定者握住其前臂用力向伸肘方向牵拉，患者屈曲前臂进行对抗，评定者突然松手。观察屈肘的肌群是否控制前臂不冲击自身。⑦跟-膝-胫试验：患者仰卧位，抬高一侧下肢，屈膝后将足跟置于对侧膝盖上，然后沿胫骨向下移动至踝部，速度逐渐加快。⑧画圆试验：患者仰卧位，用上肢或下肢在空中画一个圆或"8"字形。⑨拍地试验：坐位，患者足跟着地，双足交替用足掌拍地，膝不能抬起。

2）平衡性协调运动试验：评估身体在直立位时的静态、动态姿势及平衡情况：①站立检查：正常舒适位站立；两足并拢站立；一足足趾碰及另一足足跟站立；单足站立。②行走检查：沿直线一足跟在另一足足尖之前走；向侧方走；倒退走；小步走；行走时变换速度；行走中突然停下和开始；环形走；变换方向行走；用足跟或足尖行走。③躯体活动检查：站立位，让患者上肢的位置交替放在身旁、头上方、腹部等。在保护下出其不意地使患者失去平衡；弯腰，返回直立位；身体侧弯，返回直立位。

（3）注意事项

1）评定者要将检测方法向患者解释清楚，取得充分合作。并要做好充分的保护，避免患者跌倒，意外发生。

2）一般首先进行非平衡协调性运动的检查，若患者功能较好，可进一步进行平衡协调性运动的检查。

3）注意观察运动完成情况，运动是否灵活、精确，有无震颤、晃动或不稳，完成运动的时间是否正常；加快速度时，运动质量有无变化；注意睁、闭眼和静止、运动时情况的差异。

4）要除外其他相关功能情况有无异常，如肌力、关节活动度、感觉等功能异常，会影响运动的协调性。

（五）步态分析

1. 概念　步行是人通过双脚的交互动作移行身体的活动。步态是人类步行的行为特征。步态分析是研究步行规律的评定方法，通过生物力学和运动学手段，揭示步态异常的关键环节和影响因素，为制定康复治疗训练方案、评价康复效果提供客观依据。

（1）步行分析常用参数

1）步长：行走时一侧足跟着地到紧接的另一侧足跟着地两点间的纵向直线距离，正常人 50~80cm。

2）跨步长：又称步幅，指一侧足跟着地到该侧足跟再次着地两点间的纵向直线距离，通常是两个步长之和，100~160cm。

3）步频：指每分钟内行走的步数，正常人平均自然步频为每分钟 95~125 步。

4）步速：单位时间内行走的直线距离，正常人平均自然步速为每分钟 65~95m。

5）步宽：行走中左右两足间的横向距离，通常以足跟中点为测量点。一般正常人为 8±3.5cm。

6）足偏角：指足长轴与前进方向所成的夹角，正常人约为 6.75°。

7）步行周期：指行走过程中一侧足跟着地至该侧足跟再次着地时所经过的时间，正常人为 1~1.32 秒，包括支撑相和摆动相两个阶段：①支撑相：指步行中足与地面接触的阶段，约占步行周期的 60%，包括单支撑相和双支撑相。②摆动相：指支撑腿离开地面向前摆动的阶段，一侧下肢迈步相时间等于对侧下肢单支撑相时间，约占步行周期的 40%。

2. 常见的异常步态

（1）周围神经损伤导致的异常步态

1）臀大肌步态：臀大肌主要作用为伸髋及稳定脊柱。臀下神经损伤时表现为臀大肌无力，行走时挺胸、凸腹，躯干后仰，过度伸髋，重心落在髋后。行走速度和稳定性受到影响。

2）臀中肌步态：臀中肌主要作用为髋外展、内旋和外旋。臀上神经损伤时臀中肌无力，骨盆控制能力下降，在支撑相患者骨盆向患侧下移超过 5°，患侧躯干和骨盆过度倾斜，摆动相身体向两侧摇摆，形似鸭行走，俗称"鸭步"。

3）股四头肌步态：股四头肌主要是维持膝关节的伸直稳定。股神经损伤时，股四头肌无力，表现为支撑相膝关节处于过伸位，躯干前屈。如伸髋肌也无力，则患者俯身手压大腿，使膝伸直，维持膝关节稳定步行。

4）胫前肌步态：胫前肌主要作用为踝背伸、内翻。腓深神经损伤导致踝背伸肌无力，出现足下垂。患者在摆动相由于足下垂，导致下肢功能性过长，以过度屈髋、屈膝来代偿，犹如跨门槛的姿势，又称"跨阈步态"。

5）腓肠肌步态：腓肠肌主要作用为足跖屈。胫神经损伤后出现腓肠肌无力导致足蹬地受限。表现为行走中支撑相患侧踝关节跖屈障碍，身体向患侧倾斜，患侧下肢推进力减小，身体重心在水平左右移动，影响步行速度和稳定性。

（2）中枢神经疾病常见的异常步态

1）偏瘫步态：患侧上肢摆动时协同屈曲、内收，同侧下肢伸肌协同运动，迈步时患侧足下垂内翻。摆动相时骨盆代偿性抬高，髋关节外展外旋，患侧下肢向外划圈，又称"划圈步态"。

2）共济失调步态：患者由于肌张力不稳定，常增加步宽提高支撑相稳定性，增加步频提高躯干前后稳定性，通过上身和上肢摆动的协助来保持步行时的平衡。因此，行走时速度快慢不等，步幅长短不一，稳定性差，动作夸张且不协调，状如醉汉，又称为"醉汉步态"。

3）脑瘫步态：痉挛性脑瘫患者由于髋内收肌痉挛，行走时摆动相下肢向前内侧迈出，由于小腿三头肌和胫后肌痉挛导致足下垂和足内翻，双足尖点地，交叉前行，呈剪刀状，又称为"剪刀步态"。

4）帕金森病步态：以普遍性肌张力异常增高为特征，表现为步行启动困难，行走时身体躯干前倾，髋、膝关节轻度屈曲，双上肢缺乏摆动，下肢摆动幅度减小，越走越快，呈前冲状，不能立刻停下脚步，状如慌张，又称"慌张步态"。

3. 评定方法

（1）目测分析 是一种定性分析的方法。评定者以目测法观察患者的行走过程，根据观察所得的资料记录进行分析，最终对步态做出结论。一般采用自然步态，即最省力的步行姿态。评定者从前面、侧面和后面观察患者全身姿势和步态，包括神态与表情、步行节律、稳定性、流畅性、对称性、重心转换、手臂摆动、各个关节的姿态与角度、辅助装置（矫形器、助行器）的作用等。

（2）定量分析 是一种定量分析的方法。通过器械或专用设备获得具体数据来对步态进行分析。常用足印法，在足底涂上墨汁或滑石粉，在步行通道（一般为 4~6m）上留下的足印，用秒表记录步行时间，并通过足迹测量步行参数，进行分析。

4. 注意事项

（1）观察场地内光线要充足。

（2）患者应尽量少穿衣服以便于观察准确。

（3）避免在观察部位和观察步行周期时相上的跳跃。侧面观察时，应分别从两侧（左侧和右侧）观察患者步态。

（4）若行走时出现疼痛，则应观察并记录疼痛出现步行周期的时相。

三、 感觉功能评定

1. 概念 感觉是人脑对作用于感觉器官客观事物个别属性的直接反映。个别属性有大小、形状、颜色、软硬度、湿度、味道、气味、声音等。它是信息的输入过程，是知觉、记忆、思维、想象的基础。感觉分为一般感觉和特殊感觉，一般感觉包括浅感觉、深感觉和复合感觉；特殊感觉包括视觉、听觉、嗅觉、味觉等。临床上康复护理评定主要是对一般感觉进行检查。

2. 评定方法

（1）浅感觉 ①触觉：嘱患者闭目，用一小束棉絮在皮肤上轻轻掠过，嘱患者回答有无轻痒的感觉或让患者说出感受接触的次数。②痛觉：嘱患者闭目，以大头针轻刺皮肤，嘱患者感到疼痛时做出反应，需确定感觉到的是疼痛还是触觉。如发现痛觉减退的区域，应从减退区向正常部位移行；如为痛觉过敏的区域，需从正常部位向过敏区域移行，以得到确切的结果。③温度觉：用盛有冷水（5~10℃）及热水（40~45℃）的试管交替接触皮肤，嘱患者报告"冷"或"热"。

（2）深感觉 ①运动觉：患者闭目，检查者轻轻夹住患者指（趾）的两侧，上下移动5°左右，嘱其说出移动的方向。如发现有障碍可加大活动的幅度，或再试较大的关节。②位置觉：患者闭目，将患者一侧肢体放在一定位置，让患者说出所放位置，或用另一侧肢体模仿。③振动觉：应用128Hz的音叉，振动时置于患者的手指、足趾，以及骨隆起处。询问患者有无振动的感觉，注意感觉的时限，两侧对比。④压觉：用不同的物体交替轻触或下压皮肤，让患者鉴别。

（3）复合感觉 ①触觉定位觉：患者闭目，以手指或其他物体轻触患者皮肤，嘱患者用手指出刺激部位。②两点辨别觉：患者闭目，用钝脚的两角规，将其两脚分开达到一定距离，接触患者皮肤，如患者能感觉到两点，则再缩小两脚的距离，一直到两脚的接触点被感觉成一点为止。正常身体各部位辨别两点的能力：指尖为2~4mm，指背4~6mm，手掌8~12mm，手背、前臂和上臂、背部、腿部更大。检查应注意两侧对照。③形体觉：患者闭目，可将常用物体如钥匙、纽扣、钢笔、硬币等放在患者一侧手中，任其用单手抚摸和感觉，并说出物体名称和形状。先查患侧，再查健侧。

3. 注意事项

（1）首先让患者了解检查的目的与方法，以取得充分的合作。

（2）检查时采取左右、近远端对比的原则，从感觉缺失区向正常部位逐步移行检查；检查时患者应闭目，以避免判断误差；检查者需耐心细致，必要时可多次重复检查。

四、 言语功能评定

1. 概念 言语（speech）和语言（language）是两个不同的概念，言语是指说话及表达的能力，或者说是个体运用语言的机械过程，是人类交流最基本的部分。其形成主要是由肺部呼出气体，经气管进入声道，通过呼吸、发声、共振、构音及韵律产生声音，实现交流的运动活动和实际过程。其中声道对声音的产生起着重要的作用，包括唇、舌、硬腭、软腭、咽、喉和声带。语言是人类最重要的交流工具，与个人的文化程度和认知功能相关，是包含了口语、书面语、手势语和体态语等交流符号的集合系统，是一个自然发展起来的语音、词法、句法的规则体系。语言活动有4种形式，即口语表达、口语理解、阅读理解和书写表达。临床上常进行失语症及构音障碍的评定。

2. 评定方法

（1）失语症评定 国内外比较常用的检查方法有以下3种。

1）波士顿失语检查（BDAE）：由27个分测验组成，分会话和自发性言语、听觉理解、口语表达、书面语言理解、书写五个大项目。

2）西方失语成套测验（WAB）：此检查法可看作是BDAE修改后的短缩版，它克服了BDAE冗长的缺点，在1小时内检查可以完成，比较实用。可单独检查口语部分，根据检查结果可做出失语症的分类。

3）汉语失语症成套测验（ABC）：主要参考 WAB，结合我国国情和临床经验，修改而成的。此检查法按规范化要求制定统一指导语，统一评分标准，统一图片文字卡片及统一失语症分类标准。其内容以国内常见词、句为主，适量选择使用频率较少的词、句，无罕见词、句及难句。ABC 可区别语言正常和失语症，也可查出某些语言功能的轻度缺陷。ABC 的亚项测试失语症分类诊断有：Broca 失语、Wernicke 失语、传导性失语、完全性失语、经皮质运动性失语、经皮质感觉性失语、经皮质混合性失语、命名性失语、皮质下失语等。

（2）构音障碍评定　构音障碍是由于神经系统受损，与言语有关的肌肉麻痹、肌张力异常或运动不协调所致的言语障碍。根据神经解剖和言语声学、知觉特点将构音障碍进行分类（见表 2-7）。评定方法包括构音器官功能检查和仪器检查。

1）构音器官功能检查：主要是通过听患者说话时的声音特征；观察患者的面部运动，如唇、舌、颌、软腭、咽、喉部在安静及说话时的运动情况，以及呼吸状态；让患者做各种言语肌肉的随意运动以确定有无异常。

较常用的构音器官功能检查方法为 Frenchay 评定法，包括反射、呼吸、唇的运动、颌的位置、软腭、喉的运动、舌的运动、言语可理解度 8 个大项目。影响因素包括听力、视力、言语、情绪、体位等。内容包括：①反射：通过观察患者的咳嗽反射、吞咽动作和流涎情况来判断。②发音器官：观察患者在静坐时的呼吸情况，能否用嘴呼吸，说话时是否气短；口唇、颌、软腭、喉和舌静止状态时的位置，鼓腮、发音和说话时动作是否异常。③言语：通过读字、读句及会话评定发音、语速和口腔动作是否异常。

2）仪器检查：依靠现代化的设备仪器，对说话时喉、口腔、咽腔和鼻腔的情况进行直接观察，对各种声学参数进行实时分析，并进行疗效评价。仪器检查包括：①鼻流量计检查。②喉空气动力学检查。③纤维喉镜、电子喉镜检查。④电声门图检查。⑤肌电图检查。⑥电脑嗓音分析系统检查。

表 2-7　构音障碍分类

名称	言语症状
痉挛型	说话费力，音拖长，不自然的中断，音量、音调急剧变化，粗糙音、费力音、元音和辅音歪曲，鼻音过重
弛缓型	伴有呼吸音，辅音不准确，单音调，气息音、辅音错误
共济失调型	元音、辅音歪曲较轻，主要以韵律失常为主，声音的高低、强弱、呆板、震颤，初始发音困难，声音大，重音和语调异常，发音中断明显
运动过多型	构音器官的不随意运动破坏了有目的运动而造成元音和辅音的歪曲，失重音，不适宜的停顿，费力音，发音强弱急剧变化，鼻音过重
运动过少型	由于运动范围和速度受限，发音为单一音量，单一音调，重音减少，有呼吸音或失声现象
混合型	各种症状的混合

3. 注意事项

（1）意识障碍、严重痴呆、情绪不稳定、病情急性期等无法合作者不宜进行。

（2）评定环境应安静，最好采取"一对一"形式评定，避免干扰，在融洽的气氛中进行。

（3）评定前根据掌握的患者背景材料，进行检查内容和顺序的准备。

（4）评定时注意观察患者是否合作或有疲劳感。

（5）评定过程中不要随意打断纠正患者的错误，注意记录患者各种反应，如替代语、手势、肢体语言、书写表达等。

五、 认知功能评定

1. 概念　认知过程除感知外，还有注意力、记忆力、推理、判断、执行等。注意是心理活动对一定事物的指向和集中。它使人们清晰地认知周围现实中某一特定对象的产生，避开不相干的事物。记忆是对获得的信息感知及思考（编码）、储存和提取的过程。思维是对客观事物间接性、概括性的反映。

2. 评定方法

（1）意识障碍评定　意识是指人对周围环境及身体状态的识别和觉察能力。评定方法多用格拉斯哥昏迷量表（Glasgow coma scale，GCS）（表2-8）。

表2-8　格拉斯哥昏迷量表（GCS）

项目内容	刺激	患者反应	评分
睁眼反应	自发	自己睁眼	4
	语言	大声提问时患者睁眼	3
	疼痛	捏患者时睁眼	2
		捏患者时不睁眼	1
运动反应	口令疼痛	能执行简单命令	6
		捏痛时患者拨开医生的手	5
		捏痛时患者撤出被捏的部位	4
		捏痛时患者呈去皮质强直（上肢屈曲，内收内旋；下肢伸直，内收内旋，踝跖屈）	3
		捏痛时患者呈去大脑强直（上肢伸展，内收内旋，腕指屈曲；下肢去皮层强直）	2
		对疼痛无反应	1
语言反应	语言	能正确会话，能回答医生自己在哪，是谁，以及年月日	5
		语言错乱，定向障碍	4
		说话能被理解，但无意义	3
		能发出声音，但不能被理解	2
		不发声	1

结果评定：最高分15分为正常，最低分3分。8分及以下属昏迷，9分及以上不属于昏迷。得分越低，伤情越重。

34

（2）认知功能筛查量表 简易精神状态量表（mini mental status examination，MMSE）作为认知障碍的检查方法，应用广泛，具有简单、易行、效度较理想等优点。总分范围 0～30 分，正常与异常的分界值与受教育程度有关：文盲<17 分，小学<20 分，中学或以上<24 分，判定为有认知功能障碍（表2-9）。

表2-9 简易精神状态检查表（MMSE）

问题	得分		问题	得分	
1. 今年的年份	1	0	16. 86-7（79）	1	0
2. 现在是什么季节	1	0	17. 79-7（72）	1	0
3. 今天是几号	1	0	18. 73-7（66）	1	0
4. 今天是星期几	1	0	19. 回忆：皮球	1	0
5. 现在是几月份	1	0	20. 回忆：国旗	1	0
6. 省（市）	1	0	21. 回忆：树木	1	0
7. 县（区）	1	0	22. 辨认：手表	1	0
8. 乡、镇（街道）	1	0	23. 辨认：铅笔	1	0
9. 现在我们在几楼	1	0	24. 复述：44 只石狮子	1	0
11. 复述：皮球	1	0	25. 按卡片写"闭眼睛" 做	1	0
12. 复述：国旗	1	0	26. 用右手拿纸	1	0
13. 复述：树木	1	0	27. 将纸对折	1	0
14. 100-7（93）	1	0	28. 放在大腿上	1	0
15. 93-7（86）	1	0	29. 说一句完整的句子	1	0
			30. 按样画图	1	0

（3）认知障碍的成套测验 Loeweistein 作业治疗认知评定（Loeweistein occupational therapy cognitive assessment，LOTCA）是以色列西伯来大学和洛文斯顿康复中心的专家们提出的，最先用于脑损伤患者认知能力的评定。LOTCA 是目前国内外应用最为广泛的脑损伤后认知功能测评方法之一，能够全面了解患者定向、视失认、颜色失认、失写、空间知觉、命名障碍、视空间组织推理能力、思维能力、注意力等各个方面的能力。根据需要，评价也可分几次进行。

（4）认知功能评定量表 神经行为认知状态测试（the neurobehavioral cognitive status examination，NCSE）是一个全面的标准认知评估量表。评估内容包括意识能力、定向能力、专注能力、语言能力、结构组织能力、记忆能力、计算能力、推理能力 8 个方面。

（5）记忆力评定 记忆是对获得信息的感知、思考、储存和提取的过程，包括瞬时记忆、短时记忆和长时记忆。其评测方法有韦氏记忆测验、Rivermead 行为记忆测验等。

（6）注意力评定 注意是一种在指定时间内关注某种特定信息的能力。测定方法有韦氏记忆测定中的数字长度测验，韦氏智力测验中的算术测验、数字广度测验和数字符号测验。

（7）**思维评定** 思维是对客观事物间接性、概括性的反映，分为动作思维、形象思维和抽象思维。其形式主要是概念、判断和推理。评定包括修订的韦氏成人智力测验中图片排列和卡片分类测验等。

3. 注意事项

（1）评定环境应安静，避免干扰，气氛融洽。

（2）评定前应对患者或家属说明评定目的，取得同意及充分合作。

（3）评定者要熟悉检测方法，正确使用指导语。嘱咐陪伴人员在旁时，不得暗示或提示患者。

（4）患者身体情况不佳或情绪明显不稳定时，不得勉强继续检查。

六、 心理功能评定

1. 概念 心理是人对客观事物的主观反应，是感觉、知觉、记忆、思维、情感、性格、能力的总称。换句话说，情绪、情感反应和认知内容就是心理活动。躯体残疾人由于身体损伤，某些能力的丧失和社会角色、经济收入等的改变，以及社会环境对残疾人所持有的不公正态度，会引起患者一系列心理变化，出现伤残后的心理障碍，严重影响患者参与康复治疗的积极性。了解并准确地把握患者心理状况，对于患者的康复护理具有重要意义。

2. 评定方法

（1）**智力测验** 智力是人们在获得知识和运用知识解决实际问题时所必须具备的心理条件或特征，其核心是理解、判断或抽象思维能力。智力测验是根据有关智力概念和智力理论经标准化过程编制而形成的量表。用于康复医学的智力测验主要是鉴别儿童智力发展迟缓及其程度，测量颅脑损伤患者的认知功能障碍，判断康复的效果及其预后，为修改康复治疗计划提供依据。

智商（IQ）是智力测验结果的量化单位，衡量个体智力发展水平的一种指标。目前智力测验的数目很多，在临床中用得最多的是韦克斯勒智力量表。它包括 3 种：①韦氏成人智力量表（WAIS），适用于 16 ~ 74 岁成人。②韦氏儿童智力量表（WISC），适用于 5 ~ 16 岁儿童。③韦氏学龄前及幼儿智力量表（WPPSI），适用于 3 岁 10 个月 ~ 6 岁 10 个月。

（2）**人格测验** 人格测验是以测量人非认知性人格特质为目的的心理测验的总称，涉及性格、气质、动机、兴趣、态度、情绪和人际关系等心理特征。

评估个体人格的技术和方法很多，包括观察、谈话、行为评定量表、问卷法和投射测验等。临床上常用的人格自测量表有明尼苏达多相人格调查表、艾森克人格问卷、卡特尔人格测验等。

（3）**情绪测验** 残疾人心理最明显的变化是情绪变化。很多患者对自我形象产生不满、自卑、羞愧、焦虑和抑郁等，个别的出现厌世和轻生行为，极大地影响了康复训练的进程和效果。临床上常用以下量表。

1）汉密尔顿焦虑量表（HAMA）：是精神科临床中常用的量表之一，包括14个项目，又分为2个因子（躯体性焦虑与精神性焦虑）：①评定方法：HAMA应由经过训练的两名评定员进行联合检查，一般采用交谈和观察的方法，待检查结束后，两名评定员独立评分。14个项目，采用0～4分的5级评分法，各级的标准为：0分，无症状；1分，轻；2分，中等；3分，重；4分，极重。②结果分析：按照我国量表协作组提供的资料：总分≥29分，可能为严重焦虑；≥21分，肯定有明显焦虑；≥14分，肯定有焦虑；超过7分，可能有焦虑；如小于7分，无焦虑症状。

2）汉密尔顿抑郁量表（HAMD）：是临床上评定抑郁状态时应用最为普遍的量表：①评定方法：一般采用交谈和观察的方式，由经过训练的两名评定员对被评定者进行联合检查，独立评分。大部分项目采用0～4分的5级评分法：无（0分），轻度（1分），中度（2分），重度（3分），很重（4分）。少数项目评分为0～2分的3级评分法：无（0分），轻–中度（1分），重度（2分）。②结果分析：总分能较好地反映病情的严重程度，即症状越轻，总分越低；症状越重，总分越高。对于"24项版本"，总分超过35分可能为严重抑郁；超过20分，可能是轻或中度的抑郁；如小于8分，则没有抑郁症状。在"17项版本"则分别为24分、17分和7分。

3. 残疾的心理反应特征

（1）新近残疾的心理反应

1）心理休克期：患者茫然失措、不知道该干什么，出现一些无目的、下意识的动作和行为，有时可出现与现实的分离感。

2）心理冲突期：患者思维混乱，无法集中注意力，出现丧失感、无助感，感到绝望、抑郁、焦虑，惶惶不可终日。

3）退让或重新适应期：患者在回避的基础上，不得不开始面对现实，降低原来的生活期望，搁置原来的生活计划，开始调整自己的心理状态和行为来适应患病后功能障碍这一现实。

（2）残疾认同过程中的心理反应

1）依赖性增加：依赖性增加，被动性加重，要求别人关心自己。

2）感觉异常：主观感觉异常，常有不适感。

3）情绪异常：易激惹、情绪波动，容易发怒、伤感，常因为小事发火；常见焦虑、恐怖反应及抑郁情绪；害怕孤独，希望有人陪伴，不敢独处；猜疑心重，自卑感加重。

4. 注意事项

（1）了解患者的心理反应，选择与评估目的相符的测验和量表。

（2）用规定的指导语告诉患者如何接受测试和做出反应。

（3）要严格按手册要求的程序，依次施测。

（4）要协调好与患者的关系，激发患者的兴趣和测试动机，减少焦虑。

（5）不能直接告诉患者或相关人员心理评估的精确结果，特别是智力测验，要对测试结果保密。

七、日常生活活动能力评定

1. **概念** 日常生活活动（activities of daily living，ADL）能力是指人们为了维持生存及适应生存环境而每天必须反复进行的、最基本的、最具有共性的活动。ADL能力是在个体后天发育成长过程中逐步习得，是人类从事其他一切活动的基础。要最大限度地恢复和改善病、伤、残者的日常生活活动能力，首先要对其进行科学、客观的评定。

ADL分为基础性或躯体性日常生活活动能力（basic or physical ADL，BADL or PADL）和工具性日常生活活动能力（instrumental ADL，IADL）。前者指人们为了维持基本的生存、生活需要而每日必须反复进行的基本活动，包括进食、更衣、个人卫生、转移、行走、上下楼梯等活动；后者指人们为了维持独立的社会生活所需进行的较高级的活动，包括购物、洗衣、炊事、交通工具的使用、处理个人事务、休闲活动等，大多需借助工具完成。

2. **评定内容**

（1）**自理方面** ①进食：包括摄食动作、咀嚼和吞咽能力。②穿衣：包括穿脱衣裤、解系纽扣、拉拉链、解系鞋带、穿脱矫形器和假肢等。③个人卫生：包括刷牙、洗脸、洗头、洗澡、梳头、化妆、剃须、剪指甲等。④如厕：包括进出厕所、大小便的控制、便后清洁、厕所冲洗等。

（2）**运动方面** ①床上运动：包括床上的体位转换、坐起、躺下和床上移动等。②转移：包括床与轮椅之间、轮椅与座椅之间、轮椅与浴盆或淋浴室、轮椅与坐厕之间的转移等。③行走：包括室内行走、室外行走、上下楼梯、使用辅助器械进行行走。④交通工具的使用：包括使用自行车、摩托车，上、下公共汽车，驾驶汽车等。

（3）**家务方面** 包括购物、炊事、洗衣、打扫卫生、使用家具及家用电器、安排家庭财务等。

（4）**交流与认知方面** 包括理解、表达、阅读、书写、听广播、看电视、打电话、使用电脑、记忆、解决问题、社会交往等。

3. **实施方法**

（1）**直接观察法** 指由评定者亲自观察患者进行ADL的具体情况，评估其实际活动能力。测定时，由评定者向患者发出动作指令，让患者实际去做，必要时患者可以通过辅助设施或自助具完成。评定地点可以在患者实际生活环境中，也可以在 ADL 评定训练室内。评定应注意选择在合适的时间进行，如在患者早上起床时观察其穿衣、洗漱、修饰等活动，在进餐时间观察其进食能力等。这种方法所需评定时间较长，对于体弱的患者，为避免疲劳，可分次进行检查。直接观察法能详细观察患者的每一项日常生活活动的完成细节，得到的结果较为可靠、准确，并有利于评定者针对患者的活动缺陷进行康复训练及护理指导。

（2）间接评定法　指通过询问的方式来收集资料和进行评定，包括口头提问和问卷提问，也可以采取电话、书信、邮件等形式进行。尽量让本人回答问题，如患者不能回答问题，可请患者家属或护理人员回答。间接评定法有利于评定一些不便直接观察的较私密的活动，如穿脱内衣、如厕、洗澡等，可在较短时间内得到评定结果，评定较为简便。但其准确性不如直接观察法，应与直接观察法结合使用。

4. ADL 评定常用量表

（1）常用的 BADL 评定量表

1）Barthel 指数评定：Barthel 指数（Barthel Index，BI）评定是目前临床应用最广、研究最多的一种 ADL 评定方法（表 2-10）。评定内容包括大便控制、小便控制、修饰、如厕、穿衣、进食、转移、步行、上下楼梯、洗澡共 10 项。根据患者是否需要帮助及被帮助的程度进行分级，总分 100 分，评分越高，独立性越强。结果提示：<20 分者生活完全依赖；20～40 分者生活需要很大帮助；41～60 分者生活需要帮助；>60 分者生活基本自理。

表 2-10　Barthel 指数评定表

项目	评分标准	评分
穿衣	0 分＝依赖他人 5 分＝需一半辅助 10 分＝能自理（解系纽扣、开闭拉锁、穿脱鞋、矫形器）	
修饰	0 分＝需要帮助 5 分＝独立洗脸、梳头、刷牙、剃须	
进餐	0 分＝依赖他人 5 分＝需部分辅助（夹菜、盛饭、切面包） 10 分＝能自理	
如厕	0 分＝依赖他人 5 分＝需部分辅助（穿脱裤子、清洁） 10 分＝能自理	
大便控制	0 分＝失禁或昏迷 5 分＝偶尔失禁（每周≤1 次） 10 分＝能控制	

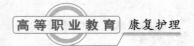
项目	评分标准	评分
小便控制	0 分＝失禁或昏迷或由他人导尿 5 分＝偶尔失禁（每 24 小时≤1 次，每周>1 次） 10 分＝能控制	
洗澡（盆浴或淋浴）	0 分＝依赖他人 5 分＝能自理	
转移	0 分＝完全依赖别人，不能坐 5 分＝能坐，但需大量（2 人）辅助 10 分＝需少量（1 人）帮助或指导 15 分＝能自理	
平地行走 45m（在病房及其周围，不包括走远路）	0 分＝不能步行 5 分＝在轮椅上能独立行动 10 分＝需 1 人辅助步行（体力或言语指导） 15 分＝独立步行（可用辅助器）	
上楼梯（上下一段楼梯，用手杖也算独立）	0 分＝不能 5 分＝需帮助（体力或言语指导） 10 分＝能自理	
总分		

2）Katz 指数评定：Katz 指数将 ADL 由难到易分为 6 项：沐浴、穿脱衣服、如厕、转移、大小便控制和进食，并将功能状态分为 A、B、C、D、E、F、G 7 个等级（表 2-11）。A 级完全自理，G 级完全依赖，B 级至 F 级自理能力逐渐下降，依赖程度不断增加，其表现是沐浴能力最早丧失，依次为更衣、如厕、转移、大小便控制，最后为进食。

表 2-11　Katz 分级评定表

级别	评定标准
A 级	全部项目均能完全独立
B 级	能够独立完成 6 项中的任何 5 项活动
C 级	能够独立完成 4 项活动，洗澡和其余任何 1 项不能独立完成
D 级	能够独立完成 3 项活动，洗澡、穿衣和其余任何 1 项不能独立完成
E 级	能够独立完成 2 项活动，洗澡、穿衣、如厕和其余任何 1 项不能独立完成
F 级	只能独立完成进餐或大小便控制 1 项活动，其余 5 项皆不能独立完成
G 级	所有项目均不能独立完成

3）功能独立性评定：目前功能独立性评定（functional independence measure，FIM）已获得国际普遍认可，其信度、效度已得到大量研究证实，能够综合反映患者功能及独立生活能力。内容分为六方面 18 项功能，每项功能被分为 7 级，最高级得 7 分，最低级得 1 分，总积分最高 126 分，得分越高表明独立水平越好，反之越差（表 2-12、表 2-13）。

由于 FIM 是一项专利，需要进行注册才能使用。

表2-12 FIM 评定表

项目		得分	
		入院	出院
自理活动	1. 进食		
	2. 梳洗修饰		
	3. 沐浴		
	4. 穿上装		
	5. 穿下装		
	6. 上厕所		
括约肌控制	7. 膀胱控制		
	8. 直肠控制		
转移	9. 床、椅、轮椅		
	10. 坐厕所		
	11. 浴盆、浴室		
行走	12. 步行/轮椅		
	13. 上下楼梯		
交流	14. 理解		
	15. 表达		
社会认知	16. 社会交往		
	17. 解决问题		
	18. 记忆		
总计			

表2-13 FIM 各项目具体评分标准

分值	评价标准
7 分	完全独立：能独立完成所有活动，活动完成规范，无须纠正，不需要辅助设备和帮助，并在合理的时间内完成
6 分	有条件的独立：能独立完成所有活动，但活动中需要辅助设备（假肢、支具、辅助具），或超过合理的时间，或活动中不够安全
5 分	需要监护、准备或示范：患者在没有身体接触性帮助的前提下，能完成活动，但由于认知缺陷、平衡差等，需要他人监护、口头提示或引导；或者需要他人准备或传递必要的用具，如支具、衣物等
4 分	需要少量身体接触的帮助：患者完成活动时，需最小的身体接触性帮助，其主动用力程度≥75%（帮助<25%）
3 分	需要中等帮助：患者在活动中要求中等的接触性帮助，其主动用力程度达到50%~74%（帮助达25%~49%）
2 分	需要大量帮助：患者在活动中要求最大的体力帮助，其主动用力程度为25%~49%（帮助达50%~74%）
1 分	完全依赖：患者在活动中的主动用力程度为<25%，不能做任何活动

总分评分标准如下：126 分为完全独立；108~125 分为基本独立；90~107 分为极轻度依赖或有条件的独立；72~89 分为轻度依赖；54~71 分为中度依赖；36~53 分为重度依赖；19~35 分为极重度依赖；18 分为完全依赖。

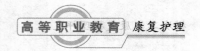

（2）常用的 IADL 评定量表

功能活动问卷：功能活动问卷（the functional activities questionnaire，FAQ）包括与日常生活密切相关的 10 项内容，如理财、工作、娱乐等活动，根据患者完成各项活动的难易程度评分，所得总分越高，表示障碍越重，小于 5 分为正常，大于等于 5 分为异常（表 2-14）。

表2-14　功能活动问卷（FAQ）

项目	正常或从未做过，但能做（0分）	困难，但可单独完成或从未做过（1分）	需要帮助（2分）	完全依赖他人（3分）
每月平衡收支的能力，管理钱财的能力				
患者的工作能力				
能否到商店买衣服、杂货和家庭用品				
有无爱好，会不会下棋和打扑克牌				
会不会做简单的事，如点炉子、泡茶等				
会不会准备饭菜				
能否了解最近发生的事件（时事）				
能否参加讨论和了解电视、书、杂志的内容				
能否记住约会时间、家庭节目和吃药				
能否拜访邻居、自己乘公共汽车				

5. 注意事项

（1）ADL 评定前应了解患者的一般病情和肌力、肌张力、关节活动范围、平衡能力、感知觉及认知状况等整体情况。

（2）ADL 评定时强调评定的是患者现有的实际能力，而不是潜在能力或可能达到的程度，故应注重观察患者的实际活动，而不是仅依赖其口述或主观推断。对动作不理解时可以由评定者进行示范。

（3）ADL 评定中注意加强对患者的保护，避免发生意外。重复评定时，应尽量在同一环境下进行。按照时间顺序记录每次评定的时间和详细结果。

（4）分析评定结果应考虑有关因素，如患者的生活习惯、工作性质、文化素质，所处的社会和家庭环境，所承担的社会角色及病前的功能状况，评定时的心理状态和合作程度等。这些都可能对评定结果产生影响。

八、生活质量评定

1. 概念　生活质量（quality of life，QOL）是指生活于不同文化和价值体系中的个人对于其目标、期望、标准及所关注问题有关联的生存状况的体验，也称为生存质量、生命质量。它包含了个体的生理健康、心理状态、独立能力、社会关系、个人信仰及与周围环境的关系。康复医学着重关注患者存活后的功能恢复和生活质量的保持与提高，故 QOL 评定是康复护理评定的一项重要内容。

2. **评定内容** 在进行生活质量评定时，主要是围绕以下因素来选取特定的指标做出评判。

（1）躯体功能评定 包括睡眠、饮食、行走、大小便自我控制、自我料理、家务操持、休闲活动等内容。

（2）精神心理功能评定 包括抑郁感、忧虑情绪、孤独感、自尊、记忆力、推理能力、应变能力等。

（3）社会功能评定 包括家庭关系、社会支持、与他人交往、就业情况、经济状况、社会整合、社会角色等。

（4）疾病特征与治疗 包括疾病症状、治疗及副作用等。

3. **评定方法** 应用标准化量表对患者的生活质量进行多维综合评价，是目前较多采用的方法。

（1）访谈 通过面对面访谈或电话访谈的方式，来了解对方的心理特点、行为方式、健康状况、生活水平等，从而对其生活质量进行评价。

（2）观察 在一定时间内由评定者对特定个体的心理行为表现或活动、疾病症状及治疗副反应等进行观察，从而判断其综合的生活质量。此法比较适合一些特殊患者的生活质量评价，如精神病患者、植物人、阿尔茨海默病患者、危重患者等。

（3）自我报告 由患者根据自己的健康状况和对生活质量的理解，自行在评定量表上打分。

4. **常用量表**

（1）世界卫生组织生活质量评定量表（WHOQOL） 是目前应用最广泛的量表之一。评定内容包括六方面，即躯体功能、心理状况、独立能力、社会关系、环境、宗教信仰与精神。量表包括 WHO QOL-100 和 WHOQOL-BREF。WHOQOL-BREF 是 WHOQOL-100 的简化版，有 26 个项目，每个问题的备选答案分为 1~5 个等级，得分越高，生存质量越好（表 2-15）。

表 2-15 WHOQOL-BREF 量表

总体评价
1. 您怎样评价您的生活质量？　①很差　②差　③不好也不差　④好　⑤很好
2. 您对自己的健康满意吗？　①很不满意　②不满意　③既非满意也非不满意　④满意　⑤很满意

（2）健康状况 SF-36 评定内容包括 8 个维度，36 个项目（表 2-16）。

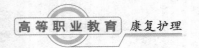

总体评价：

下面的问题是关于两周来经历某些事情的感觉：

3. 你觉得疼痛妨碍您去做自己需要做的事情吗？ ①根本不妨碍 ②很少妨碍 ③有妨碍（一般） ④比较妨碍 ⑤极妨碍

4. 您需要依靠医疗的帮助进行日常生活吗？ ①根本不需要 ②很少需要 ③需要（一般） ④比较需要 ⑤极需要

5. 您觉得生活有乐趣吗？ ①根本没乐趣 ②很少有乐趣 ③有乐趣（一般） ④比较有乐趣 ⑤极有乐趣

6. 您觉得自己的生活有意义吗？ ①根本没意义 ②很少有意义 ③有意义（一般） ④比较有意义 ⑤极有意义

7. 您能集中注意力吗？ ①根本不能 ②很少能 ③能（一般） ④比较能 ⑤极其能

8. 日常生活中您感觉安全吗？ ①根本不安全 ②很少安全 ③安全（一般） ④比较安全 ⑤极安全

9. 您的生活环境对健康好吗？ ①根本不好 ②很少好 ③好（一般） ④比较好 ⑤极好

下面的问题是关于两周来您做某些事情的能力：

10. 您有充沛的精力去应付日常生活吗？ ①根本没精力 ②很少有精力 ③有精力（一般） ④多数有精力 ⑤完全有精力

11. 您认为自己的外形过得去吗？ ①根本过不去 ②有点过不去 ③过得去（一般） ④多数过得去 ⑤完全过得去

12. 您的钱够用吗？ ①根本不够用 ②很少够用 ③够用（一般） ④多数够用 ⑤完全够用

13. 在日常生活中您需要的信息都齐备吗？ ①根本不齐备 ②很少齐备 ③齐备（一般） ④多数齐备 ⑤完全齐备

14. 您有机会进行休闲活动吗？ ①根本没机会 ②很少 ③有（一般） ④多数 ⑤完全有

下面的问题是关于两周来您对自己日常生活各方面满意程度：

15. 您行动的能力如何？ ①很差 ②差 ③不好也不差 ④好 ⑤很好

16. 您对自己的睡眠状况满意吗？ ①很不满意 ②不满意 ③既非满意也非不满意 ④满意 ⑤很满意

17. 您对自己做日常生活事情的能力满意吗？ ①很不满意 ②不满意 ③既非满意也非不满意 ④满意 ⑤很满意

18. 您对自己的工作能力满意吗？ ①很不满意 ②不满意 ③既非满意也非不满意 ④满意 ⑤很满意

19. 您对自己满意吗？ ①很不满意 ②不满意 ③既非满意也非不满意 ④满意 ⑤很满意

20. 您对自己的人际关系满意吗？ ①很不满意 ②不满意 ③既非满意也非不满意 ④满意 ⑤很满意

21. 您对自己的性生活满意吗？ ①很不满意 ②不满意 ③既非满意也非不满意 ④满意 ⑤很满意

22. 您对自己从朋友那里得到的支持满意吗？ ①很不满意 ②不满意 ③既非满意也非不满意 ④满意 ⑤很满意

23. 您对自己居住的条件满意吗？ ①很不满意 ②不满意 ③既非满意也非不满意 ④满意 ⑤很满意

24. 您对得到卫生保健服务的方便程度满意吗？ ①很不满意 ②不满意 ③既非满意也非不满意 ④满意 ⑤很满意

25. 您对自己的交通情况满意吗？ ①很不满意 ②不满意 ③既非满意也非不满意 ④满意 ⑤很满意

下面的问题是关于两周来您经历某些事情的频繁程度：

26. 您有消极感受吗？（如情绪低落、绝望、焦虑、犹豫） ①没有 ②偶尔有 ③时有时无 ④经常有 ⑤总是有

（2）健康状况 SF-36 评定内容包括 8 个维度，36 个项目（表 2-16）。

表2-16　SF-36各项问题内容

项目	问题内容
躯体功能	进行激烈的活动
	进行适度的活动
	手提日用品
	上几级楼梯
	上一级楼梯
	弯腰、屈膝、下蹲
	步行1500m
	步行800m
	步行100m
	自己洗澡、穿衣
心理健康	精神紧张
	垂头丧气，什么事都不能振作
	心情平静
	情绪低落
	心情好
角色-躯体功能	减少了工作或其他活动的时间
	只能完成一部分事情
	工作或活动的种类受限
	工作或活动困难增多
躯体疼痛	身体疼痛的程度
	疼痛对工作和家务的影响
总体健康观念	对现在健康状态的评定
	与一年前相比现在的健康状态
	易生病
	与别人一样健康
	健康状况正在变坏
	健康状况非常好
活力	生活充实
	精力充沛
	筋疲力尽
	感觉疲劳
社会活动功能	身体或心理的原因妨碍社会活动的程度
	身体或心理的原因妨碍社会活动的时间

（3）健康生存质量表　健康生存质量表（quality of well-being scale，QWB）评定内容包括日常生活活动、走动或行动、躯体功能活动、社会功能活动等方面。

（4）生活满意指数 A　生活满意指数 A（life satisfaction index A，LSIA）是一种常用的、主观的生存质量评定方法，共计 20 个项目，每个项目的备选答案分为"同意""不同意""其他"，满分 20 分，评分越高者生存质量越好。

5. 注意事项

（1）应做好解释工作，取得患者的理解与配合。根据患者情况正确选择合适的评定方式和评定量表。

（2）选择恰当的评定环境和时间，在患者实际生活环境中或 ADL 评定训练室中进行。评定的内容若是日常生活中的实际活动项目，应尽量在患者实际实施时进行。评定过程中应注意安全，避免疲劳。

（3）在对结果进行分析判断时，应考虑患者的生活习惯、文化程度、工作性质、所处的社会和家庭环境、所承担的社会角色、患者残疾前的功能状况、评定时的心理状态和合作程度等有关因素，对评定结果进行正确分析。

复习思考

1. 徒手肌力评定的分级是什么？
2. 常见的肌张力异常有哪些？
3. 临床上常见哪些中枢性和周围性损伤异常步态？
4. 如何进行人体平衡的分级？
5. 如何根据日常生活活动能力的评定，判断患者自理能力情况？
6. 进行生活质量评定时的注意事项有哪些？

模 块 三

常用康复治疗技术

项目一 物理治疗

【学习目标】

掌握相关概念、各种物理治疗的护理要点。

熟悉常用运动治疗的训练方法、运动处方的内容、其他物理因子疗法的治疗作用及临床应用。

物理治疗（physical therapy，PT）是应用电、光、声、磁、热、冷和力等物理学因子来治疗疾病，改善或重建躯体功能的一种方法。

一、运动疗法

以运动学、生物力学和神经发育学为基础，以力为主要治疗因子，通过徒手或借助器械的方法，达到恢复或改善躯体、生理、心理和精神功能障碍的治疗方法称为运动疗法，是物理治疗的主要部分。

（一）常用运动疗法

运动疗法的内容丰富，可分别按运动方式、肌肉收缩的方式和治疗作用分为多种类型。现根据治疗目的不同简述几种常用疗法及其康复护理要点。

1. 关节活动范围训练　关节活动范围即运动时关节活动的弧度，有主动和被动之分。关节活动范围训练是指利用各种方法维持和恢复因组织粘连或肌痉挛等多种因素引起的关节功能障碍的运动训练方法。

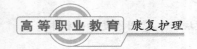
（1）训练方法

1）被动关节活动范围训练：指患者完全不用力的情况下，借助外力来完成关节活动度的方法。外力主要来自于治疗师、患者健肢及各种康复训练器械。持续被动活动（continuous passive motion，CPM）是相对间断活动而言，即在一定时间内、不间断地重复进行患者能耐受的被动关节活动范围训练。

2）辅助-主动关节活动范围训练：指患者在外力的辅助下，主动收缩肌肉来完成关节活动范围的训练。助力可由治疗师、患者健肢、各种康复器械（如棍棒、滑轮和绳索装置等）及引力或水的浮力提供。适用于可进行主动肌肉收缩但肌力相对较弱，不能完成全关节活动范围的患者。

3）主动关节活动范围训练：指由患者主动用力完成关节活动的运动训练。适用于肌力在3级及以上的患者，通常与肌力训练同时进行。通过主动关节活动范围训练可达到改善和扩大关节活动范围，改善和恢复肌肉功能及神经协调功能的目的。

4）关节松动技术：指由治疗师在患者关节可动范围内完成的一种针对性很强的手法操作技术，属于被动运动范畴。具体应用时常选择关节的生理运动和附属运动作为治疗手段，以达到维持和改善关节活动范围和缓解疼痛的目的。澳大利亚麦特兰德（Maitland）的关节松动技术手法分级比较完善，应用较广泛，故也称为"麦特兰德手法"（表3-1）。

表3-1　麦特兰德手法分级

级别	适用关节情况	操作手法
Ⅰ	疼痛引起的关节活动受限	在关节活动的起始端，小范围、有节律性地来回推动关节
Ⅱ	疼痛引起的关节活动受限	在关节活动允许范围内，大范围、有节律地来回推动关节，但不接触关节活动的起始端和终末端
Ⅲ	关节疼痛并伴有僵硬	在关节活动允许范围内，大范围、有节律地来回推动关节，每次均接触到关节活动的终末端，并应感觉到关节周围软组织的紧张
Ⅳ	因关节周围组织粘连、挛缩引起关节活动受限	在关节活动的终末端，小范围、节律性地来回推动关节，每次均接触到关节活动的终末端，并能感觉到关节周围软组织的紧张

5）软组织牵伸技术：指通过外力牵伸并拉长挛缩或短缩的软组织，并且做轻微的超过组织阻力和关节活动范围的运动训练，可改善或重新获得关节周围软组织的伸展性，防止不可逆组织挛缩的发生，调节肌张力，增加或恢复关节活动范围，预防或降低躯体在活动或从事某项运动时出现的肌肉和肌腱损伤。牵伸分为被动牵伸和主动抑制，前者包括手法牵伸、机械牵伸和自我牵伸；后者是使患者在牵伸肌肉之前，自主有意识地放松该肌肉，使肌肉收缩机制受到人为抑制，此时进行最小力量的牵伸。主动抑制技术只能放松肌肉组织中具有收缩性的结构，而对结缔组织尤其是挛缩组织作用不大。

（2）注意事项

1）训练治疗前应向患者做好解释和心理护理，使患者积极配合训练治疗。

2）协助患者做好治疗部位的准备，如局部创面的处理，矫形器、假肢的处置。

3）训练前后注意观察患者的一般情况，特别注意关节周围皮温、颜色、关节的活动范围及有无疼痛等。

4）实施关节松动术可能会加重疼痛，实施后也会有一过性疼痛加重的现象，应根据医嘱给予止痛药物或局部物理治疗以缓解疼痛。

2. **肌力训练** 肌力训练是根据超负荷的原理，通过肌肉的主动收缩来改善或增强肌肉力量。根据是否施加阻力可分为非抗阻力训练和抗阻力训练，前者包括主动运动和主动-助力运动；后者包括等张性、等长性、等速性抗阻力运动。根据肌肉收缩方式可分为等张训练、等长训练和等速训练。

（1）训练方法

1）等张训练：指肌肉收缩时，肌肉长度有变化而肌张力不变，产生关节运动，又称为动力性运动。等张训练分为向心性收缩和离心性收缩。根据患者肌力和功能需要，可将阻力施加在肌肉缩短或拉长时。

2）等长训练：指肌肉收缩时，肌张力增加而肌肉长度不变，不产生关节运动，又称为静力性运动，是增强肌力最有效的方法。该训练特别适用于关节疼痛和关节不允许活动情况下进行肌力增强训练，以延缓和减轻肌肉废用性萎缩。

3）等速训练：也称为等动训练，该训练需要在专门的等速训练仪上进行。由仪器限定肌肉收缩时肢体的运动速度，根据运动过程中肌力大小变化调节外加阻力。其主要特点是受训肢体在运动全过程中始终保持相等的角速度（单位时间移动的角度数），而阻力为顺应性阻力，既保证了足够的训练强度，又不会因为过度负荷产生损伤。

肌力训练可根据肢体伤残性质、病程、症状、关节活动度、肌力水平及设备条件等，选择训练的方式及具体方法（表3-2）。

表3-2 肌力与肌力训练方法

肌力分级	训练方法	具体实施	训练要点
0级	被动运动	配合传递神经冲动的练习	引导主观用力
1级	助力运动	徒手助力与器械助力	主观用力，仅给予最低限度的助力
2级	助力主动运动	免负荷的主动运动，分徒手助力与悬吊助力	以帮助患者主动运动为主；悬吊助力训练应固定关节
3级	主动运动	抗重力的主动运动	常用于肌力恢复好，但不能坐起训练者
>3级	抗阻运动	等张抗阻运动、等长抗阻运动、等速运动	评估各种因素，各类抗阻运动综合应用

（2）注意事项

1）训练前应先评定患者训练部位的关节活动度和肌力，根据患者全身及局部情况、肌力等级选择合适的训练方法，并协助患者做好准备活动。

2）训练中密切观察患者的反应，嘱患者在训练时应避免屏气，以防引起 Valsalva 效应，增强心血管负担。高血压、冠心病等心血管疾病患者应避免过分用力和屏气。

3）训练后应观察患者全身及局部反应，运动量以训练后第二天不感到疲劳和疼痛为宜。如疼痛明显应及时反馈，调整训练剂量。

3. 平衡训练　平衡训练是指改善人体平衡功能的训练，用以锻炼本体感受器，刺激姿势反射。该方法适用于治疗神经系统或前庭器官病变所致的平衡功能障碍，也适用于下肢骨折、软组织损伤或手术后患者的康复训练。

（1）训练方法

1）坐位平衡训练：患者取坐位，手置于身体两侧或大腿部，保持心情放松。训练方法包括：①Ⅰ级坐位平衡训练：患者不受外力且无身体动作，通过自身协调躯干肌肉以保持身体直立。开始时需要有人在身旁保护，逐步过渡到无保护独立坐位。②Ⅱ级坐位平衡训练：患者在保持坐位平衡的同时能独立完成身体重心转移、躯干屈曲与伸展、左右倾斜及旋转运动。可采取拾取身体周围物品的方式进行训练。③Ⅲ级坐位平衡训练：可以抵抗外力保持身体平衡的训练。患者在胸前双手抱肘，由治疗者施加外力破坏患者坐位的稳定，诱发头部及躯干向正中线的调正反应。

2）站立位平衡训练：①Ⅰ级站立位平衡训练：患者用下肢支撑体重保持站立位，必要时治疗者可用双膝控制患者下肢，或使用支架帮助固定其膝关节。开始时两足间距较大，以提高稳定性，能够独立站立后逐步缩小两足间距，减小支撑面，增加难度。②Ⅱ级站立位平衡训练：患者在站立姿势下，独立完成身体重心转移、躯干屈曲与伸展、左右倾斜及旋转运动。开始由治疗者双手固定患者髋部，逐步过渡到患者独立完成。③Ⅲ级站立位平衡训练：患者可以利用平衡板、站立作业训练等方式进行训练。

（2）注意事项

1）训练时，要求患者放松，减少紧张或恐惧心理。若患者存在肌肉痉挛，应先设法缓解肌肉痉挛。

2）加强安全措施，应选择与患者水平相当的平衡训练，一般初始时选择低水平的训练，逐渐从简单到复杂过渡。训练环境应除去障碍物和提供附加稳定的措施（保护腰带、治疗者的辅助、平行杠等）。

3）若训练中发生头晕、头痛或恶心症状时，应减少运动量或暂停训练。

4. 协调性训练　协调功能主要是协调各组肌群的收缩与放松。协调性训练是以发展神经肌肉运动控制协调能力为目的的训练。它是利用残存部分的感觉系统以视觉、听觉和触觉来管理随意运动，其本质在于集中注意力，进行反复正确的练习，以改善对主动运动控制能力为目的的训练。

（1）训练方法　根据患者现有功能水平，上肢以训练动作的准确性、节奏性与反应的速度为主，下肢以训练正确的步态为主。训练要领为：①先易后难，先卧位，再坐位、立位、步行中进行训练。②先单个肢体、一侧肢体（一般先做健侧或残疾较轻的一侧），再双侧肢体同时运动。③先做双侧对称性运动，再做不对称性运动。④先缓慢运动，后快速运动。⑤先睁眼运动，再闭眼运动。

（2）注意事项

1）可指导患者利用一些日常生活活动中的动作来辅助强化协调动作，如可采用作业疗法、竞赛等趣味性方法进行训练。

2）训练时切忌过分用力以免引起兴奋扩散，从而加重不协调。

3）协调训练应在可动范围内进行，医护人员应时刻注意保护患者，避免再次受伤和增加心理负担。

5. 步行训练 步行训练是针对患者疾病的特点，利用各种康复手段，最大限度地帮助患者提高步行能力，矫治异常步态，促进患者独立转移，提高生活质量，早日回归家庭和社会的训练方法。主要训练对象为因各种伤病损害造成步态障碍者，如偏瘫、截瘫、截肢及下肢损伤或术后患者等。

（1）训练方法 步行训练前先进行关节活动度训练、健侧及上肢肌力的训练、下肢承重训练、耐力训练、平衡训练、协调训练等；合理选用辅助器具如矫形器、助行器、拐杖等。

1）平行杠内的步行训练：①四点步：是在平行杠内最先进行的步行训练项目。以先左腿向前迈步为例，患者右手沿平行杠向前伸出 15cm 距离，左手置于同侧髋关节稍前处，重心移至右腿，使右髋关节与同侧足、膝、踝在同一条垂直线上。左肩稍前伸，左手支撑并使左肩下降，将左下肢向上提起，左下肢上提后向前摆动，迈出的步子足够大后，将左下肢放下。将重心移至左腿，左手沿平行杠向前移动，做好迈出右腿的准备。②摆至步：患者首先将躯干处于过伸位保持平衡，双手分别或同时沿平行杠内向前伸出，距离足趾约15cm。身体前倾，使头和肩位于手的上方，提起双足，并向前摆动使双腿正好落在手的后方。③摆过步：患者将双手沿平行杠向前伸（同摆至步），双足提起并落在手的前方，距离手的位置约等于摆动前与手的距离。当双足稳定后，双手沿平行杠向前移动，准备迈出下一步。这是截瘫患者行走最快、最实用的步行方式，但需要患者具备较高的平衡能力。

2）利用手杖、拐杖、助行器的步行训练：使用步行辅助器时，其顺序为：平行杠内步行→平行杠内扶杖步行→平行杠外扶杖步行→弃杖步行→应用性步行（复杂步行训练）（详见模块三项目七相关内容）。

（2）注意事项

1）根据需要选择适当的行走辅助器和行走步态。训练开始时，以稳定性为重点，之后重点训练耐久性和步行速度。提供必要的保护，以免跌倒。

2）掌握训练时机，不可急于求成。例如，偏瘫患者在平衡、负重、下肢分离动作训练未完成时不可过早进行步行训练，以免造成误用综合征。

3）鼓励患者尽可能独立完成动作，不可过分依赖他人。

6. 易化技术 易化技术是依据神经生理与神经发育的规律，应用促进正常运动模式，抑制异常姿势和运动模式的方法以提高运动控制能力，改善脑病损者功能障碍的康复训练技术，又称神经肌肉促进技术、促通技术。该方法主要适用于偏瘫、脑瘫及神经精神发育迟缓者等。

（1）训练方法

1）**Bobath 技术**：是治疗中枢神经系统损伤引起的运动障碍最有效的方法之一，主要用于脑瘫和偏瘫患者。主要是通过控制关键点，运用反射性抑制模式，利用生理或病理反射调节反应：①控制关键点：利用人体关键点（key point）来控制身体其他部位或肢体肌张力，如胸骨柄下段为中心控制点，上肢的肩峰、拇指，下肢的髂前上棘、大脚趾，这些部位对身体其他部位或肢体的肌张力具有重要影响。②反射性抑制模式：是对抗原有的痉挛引起的异常姿势而进行的一种被动运动，包括反射性抑制模式、影响张力性姿势。③促进技术：先促进翻正、平衡和上肢伸展防护反射的出现，然后再将运动由反射向随意引导，逐步促进随意运动的恢复。④感觉刺激：加压、抗阻负重、轻拍、叩打肌肉、挤压关节等，以提高肌张力或刺激平衡反应。

2）**Brunnstrom 技术**：是针对中枢神经系统损伤后所致运动障碍的治疗技术。主要依据患者运动功能恢复的各个不同阶段，提出"恢复六阶段"理论。训练偏瘫患者时，治疗者要充分利用原始反射、联合反应、共同运动、部分分离运动、交互抑制等各种运动模式诱发运动反应，再从异常运动模式中引导、分离出正常运动的成分，达到恢复患者运动功能的目的。

3）**Rood 技术**：又称多种感觉刺激技术。基本技术与手法包括触觉刺激、温度刺激、牵拉肌肉、轻叩肌腱、牵伸、挤压、特殊感觉刺激等，常用于脑瘫、成人偏瘫及其他运动控制障碍的脑损伤患者的康复治疗。具体包括：①诱发肌肉反应的基本技术：适用于弛缓性瘫痪、收缩力弱、吞咽和发音障碍等情况，包括触觉的刺激、温度的刺激及特殊的感觉刺激，如明亮、色彩、音乐等。护士说话的音调和语气也可影响患者的动作、行为。②抑制肌肉反应的基本技术：适用于痉挛或其他肌张力高的情况，常采用轻轻压缩关节以缓解痉挛、在肌腱附着点加压、用较轻的压力从头部开始沿脊柱直到骶尾部按压、持续的牵张等。

4）**神经肌肉本体感觉促进（PNF）技术**：通过刺激人体本体感受器，来激活和募集最大数量的运动肌纤维参与活动，促进瘫痪肌肉收缩，同时通过调整感觉神经的兴奋性以改变肌肉的张力，缓解肌痉挛。PNF 技术是利用牵张、关节压缩和牵引、施加阻力等本体刺激和应用螺旋、对角线状运动模式来促进运动功能恢复的一种治疗方法。

（2）注意事项

1）护理过程中，密切观察患者对运动姿势的反应及运动模式的掌握情况，随时纠正其错误的运动方法及模式。

2）指导患者家属或陪护人员掌握正确的运动护理方法，从而积极参与运动训练，并在日常生活中随时监督指导。

3）神经发育技术疗法较简单、枯燥，易使患者产生疲劳和反感，护理上应予以注意。训练时，应指导患者主动注意训练的过程，通过运动觉和视觉的信息输入，增强训练的效果。

4）护理过程中应详细掌握患者情况，做好护理记录。

此外，运动治疗还包括呼吸训练、体位摆放、体位转移训练等（详见模块四常用康复护理技术相关内容）。运动治疗还可以针对一些伤病的发病机制、病理、症状、功能障碍及患者的全身情况，编制专门性医疗体操对患者进行康复训练，以达到消除症状、改善功能、加强代偿、促进康复的目的。

（二）运动处方

运动处方是根据个体病变性质、程度、体能等，将运动方式、持续时间、频度和进展速度以处方形式制定，选择适宜的运动方案。其内容包括运动方式、运动强度、运动持续时间、运动频度及运动中的注意事项等。制定运动处方应考虑年龄、性别、体能、疾病性质及程度的差异；处方实施后，还要根据患者的实施情况定时评定，了解运动处方是否合适，及时调整治疗方案，然后再次评估、调整，如此循环，直至治疗结束。

二、 物理因子疗法

（一）电疗法

应用电治疗疾病的方法称为电疗法（electrotherapy，ET）。临床常用的电疗法包括直流电疗法、直流电药物离子导入疗法、低频电疗法、中频电疗法和高频电疗法等。

1. 直流电疗法 直流电疗法是应用低电压的平稳直流电通过人体一定部位治疗疾病的方法。

（1）治疗作用 ①镇静和兴奋作用：全身治疗时，下行的电流起镇静作用，上行的电流起兴奋作用。以下行电流或以阳极为主电极时，可以产生催眠和镇痛作用；以上行电流或以阴极为主电极时，可以治疗神经麻痹和知觉障碍等。②消炎：阳极有脱水作用，减轻组织水肿和渗出；阴极可治疗慢性炎症和经久不愈的溃疡。③促进骨折愈合：阴极下可促进骨再生和修复作用。④治疗癌症：直流电电极下的高酸、高碱、低氧等微环境，可促进肿瘤变性坏死。⑤治疗冠心病：微弱直流电可反射性地对异常的冠状动脉舒缩功能进行调节。⑥治疗静脉血栓：在较大强度的电流下，静脉血栓从阳极一侧松脱，向阴极一侧退缩，血管逐渐开放。

（2）临床应用　①适应证：神经系统疾病，如偏头痛、坐骨神经痛等；内科疾病，如慢性胃炎、胃肠痉挛等；外科疾病，如淋巴结炎、术后粘连等；妇产科疾病，如闭经、慢性附件炎等；五官科疾病，如角膜炎、鼻炎等。②禁忌证：恶性肿瘤、局部皮肤破损、恶性血液系统疾病、急性湿疹、植入心脏起搏器者及体内有金属异物、对电流不能耐受者等。

（3）注意事项　①治疗前应告诉患者通电时的各种感觉，如轻度的针刺感是正常现象，如有烧灼感或疼痛感应立即告知工作人员，查明原因，调整治疗方案。②治疗前，去除治疗部位及附近的金属物，以防灼伤。③对皮肤感觉障碍的患者，治疗时要慎重，避免烫伤。④正极下组织含水量减少，皮肤较为干燥，治疗后局部可应用润肤剂；如有皮肤过敏，而治疗必须进行时，治疗后局部涂敷肤轻松软膏。

2. 直流电药物离子导入疗法　直流电药物离子导入疗法是使用直流电将药物离子通过皮肤、黏膜或伤口导入体内进行治疗的方法。

（1）治疗作用　是根据电学"同极相斥"的原理，利用阴极和阳极分别将药物离子导入体内。药物离子导入皮内深度不超过1cm，药物在皮下形成"离子堆"，可停留数小时至数天，故作用表浅而缓慢，但局部药物浓度较高，局部产生治疗作用。除药物作用外，同时有直流电的作用。

（2）临床应用　①适应证：神经系统疾病，如神经炎、神经衰弱等；软组织损伤特异性感染，如窦道、缺血性溃疡等；眼部疾病，如角膜炎、玻璃体混浊等；内脏疾病，如高血压病，胃、十二指肠溃疡，支气管哮喘，冠心病等。②禁忌证：同直流电疗法。

（3）注意事项　①做药物离子导入前，还应仔细询问药物过敏史，如选用青霉素等需做过敏试验，有过敏的药物禁止导入治疗。②治疗操作前检查治疗部位皮肤是否清洁完整，感觉是否正常，以免皮肤灼伤。③治疗后，应询问并观察患者治疗局部的皮肤情况。如出现正极下皮肤较干燥者，局部应涂以润肤剂；如有皮肤过敏，而又必须进行治疗时，治疗后局部用肤轻松软膏涂敷；多次直流电治疗后，由于电解产物的刺激，可出现局部瘙痒、皲裂及皮疹反应等，嘱患者勿用手抓，注意保护局部，用热水清洗局部后，涂以50%的甘油；如发生直流电灼伤，局部无须特殊处理，注意预防感染即可；如灼伤严重，给予涂2%龙胆紫，亦可用红斑量紫外线照射。

3. 低频电疗法　应用频率1000Hz以下的脉冲低频电流作用于人体来治疗疾病的方法，称为低频电疗法。常用的低频电疗法有：经皮神经电刺激疗法（transcutaneous electrical nerve stimulation，TENS）、神经肌肉电刺激疗法（neuromuscular electrical stimulation，NES）、功能性电刺激疗法（functional electrical stimulation，FES）。

（1）治疗作用　①兴奋神经肌肉组织。②止痛作用。③促进血液循环和消肿。不同的低频电疗法，其治疗作用各有侧重。

（2）临床应用　①适应证：TENS可用于各种疼痛，如偏头痛、幻肢痛、关节痛、术后切口痛等；NES可用于肌痉挛疼痛等，神经失用症、各种原因所致的废用性肌萎缩、肌腱移植术后、姿势性肌肉软弱等；FES可用于减轻痉挛，加速协调运动和随意活动控制能力恢复，适于治疗中枢性麻痹的患者，包括脑瘫、偏瘫、截瘫、四肢瘫等。②禁忌证：出血倾向疾病、恶性肿瘤患者及局部金属植入物者、意识不清者等。

（3）注意事项　①治疗前护理人员帮助患者做好治疗部位的准备。治疗操作前检查治疗部位皮肤是否清洁完整及感觉情况，治疗部位如有创伤或遇其他有创检查（局部穿刺、注射、封闭等）之后24小时内应停止该项治疗；做好局部创面、支具、假肢的处理。②治疗后护理人员应主动询问并观察患者疗效，以便根据患者病情及时调整治疗方案；观察患者治疗局部的皮肤情况，有异常应及时处理。

4. 中频电疗法　应用频率为1～100kHz的脉冲电流治疗疾病的方法，称为中频电疗法。目前临床上常用的有调制中频电疗法、干扰电疗法和等幅正弦中频（音频）电疗法。

（1）治疗作用　①镇痛作用。②促进局部血液循环。③消炎和消肿。④软化瘢痕和松解粘连。

（2）临床应用　①适应证：各类软组织扭挫伤疼痛、关节痛、神经痛等，瘢痕、肠粘连、注射后硬结等。②禁忌证：急性炎症、出血性疾病、恶性肿瘤、局部金属异物、安装心脏起搏器者；心区、孕妇下腹部对电流不能耐受者。

（3）注意事项　与低频电疗法基本相同。

5. 高频电疗法　频率超过100kHz的交流电称为高频电流。应用高频电防治疾病的方法，称为高频电疗法。目前在临床上常用的高频电疗法有短波疗法、超短波疗法、微波疗法。高频电的生物学效应主要为热效应，其主要是由于高频电流引起人体组织内微粒的运动所产生的。

（1）治疗作用　①镇痛（神经痛、痉挛性痛、张力性痛、缺血性痛、炎症性痛）。②消炎消肿。③解痉。④扩张血管，促进血液循环。⑤增强机体免疫防御功能。⑥高频电刀可治疗表浅癌肿。

（2）临床应用　①适应证：采用中、小剂量的高频电流可治疗各种特异或非特异性慢性、亚急性或急性炎症等。②禁忌证：恶性肿瘤（中、小剂量）、妊娠、有出血倾向、高热、心肺功能衰竭、装有心脏起搏器、体内有金属异物、颅内压增高、活动性肺结核等。妇女经期血量多时应暂停治疗。

（3）注意事项　①告知患者治疗中可能有的感觉如温热感，而不应有灼痛感。②告知患者应取下身上的金属物包括手表，体内有金属物的部位（如骨折固定钢针等）应慎用高频电疗。治疗时，患者和操作者身体的任何部位都不得接触接地的金属物，以免烫伤。③嘱患者应保持皮肤干燥，穿吸汗、不含金属的衣服。治疗部位有汗水时，应及时擦干，有湿敷料或伤口分泌物过多时应及时清理。昏迷或截瘫患者治疗时，应提前告知家属防止尿液流到治疗部位，以免烫伤。④婴幼儿治疗时，告知家长应有专人看护，防止其抓握电缆、电极板，防止泪水、汗水、尿液流至治疗部位。哭闹不合作的婴幼儿，最好入睡安静后治疗。⑤治疗过程中，应经常询问、观察患者反应，如有发热、头昏、心慌等反应时，应立即停止治疗，进行必要的检查与处理。有其他特殊反应时，应与医师联系，做进一步处理。

（二）光疗法

光疗法是利用阳光或人工光线防治疾病和促进机体康复的方法。日光疗法已划入疗养学范畴。理疗学中的光疗法是利用人工光辐射。光的基本理化效应为热效应、光电效应、光化学效应及荧光效应。

1. 红外线疗法　红外线是不可见光线。应用红外线防治疾病和促进机体康复的治疗方法称为红外线疗法。医用红外线分为近红外线和远红外线，前者又称短波红外线，波长为 $0.76\sim1.5\mu m$，透入人体组织深度为 $5\sim10mm$；后者又称长波红外线，波长 $1.5\sim1000\mu m$，透入人体组织深度小于 $2mm$，多被表层皮肤所吸收。红外线照射于人体时主要产生温热效应，故有热射线之称。红外线可使较深层组织温度升高，血管扩张，血流加速，并降低神经的兴奋性。

（1）治疗作用　改善局部血液循环，消炎作用，镇痛作用，缓解肌肉痉挛作用，促进组织再生作用等。

（2）临床应用　①适应证：各种慢性损伤的治疗，如肌肉劳损、扭伤、牵拉伤、挫伤等；各种慢性、亚急性感染性软组织炎症的治疗，如蜂窝织炎、疖、痈等；各种慢性无菌性炎症的治疗，如慢性淋巴结炎、腱鞘炎、肌纤维组织炎、瘢痕挛缩等。②禁忌证：恶性肿瘤局部、有出血倾向、高热、活动性肺结核、急性损伤（24 小时内）、急性感染性炎症的早期、局部皮肤感觉障碍、烧伤后的瘢痕等。

（3）注意事项　①嘱患者在治疗过程中不能随意移动患部，以免触及辐射器引起烫伤。②进行面部治疗时，应让患者戴防护眼镜或以浸水的纱布等遮盖眼部，以防止红外线对眼睛的伤害。③皮肤感觉障碍者禁止照射，检查患者治疗部位皮肤的温度觉是否正常，若有障碍一般不予照射。④急性创伤24～48 小时内局部不宜用红外线照射，以免加剧肿痛和渗出，急性期过后可行小剂量照射。肢体动脉栓塞性疾病不宜在病灶区及远端照射，必要时可在近端或对侧健肢照射。新鲜瘢痕、植皮术后部位应慎用红外线照射。⑤照射部位有创面时应先清洁处理再进行照射。⑥治疗过程中应经常询问患者、观察其反应，特别是感觉较迟钝的老年人或儿童，以免烫伤；皮肤感觉障碍、植皮部位、骨突部位治疗时，应经常巡视，观察反应；患者如诉头晕、恶心、乏力等不适，应及时向医师反馈。⑦治疗结束后，将照射部位的汗液擦干，患者应在室内休息 10～15 分钟后方可外出。

2. 紫外线疗法　紫外线系不可见光线，其波长 400～180nm，因其位于可见光的紫光之外，故名紫外线。应用紫外线治疗疾病的方法称为紫外线疗法。紫外线可引起显著的光化学效应及一系列生物学作用。紫外线被皮肤吸收后主要产生光化学效应，出现红斑反应和色素沉着，故又有光化学射线之称。

（1）治疗作用　①杀菌：紫外线可以直接杀菌，250～260nm 的短波紫外线杀菌作用最强。②消炎：红斑量紫外线照射可加强红斑部位的血液和淋巴循环，加强新陈代谢，使网状内皮细胞的吞噬功能增强，提高机体的免疫能力。③镇痛：主要表现为局部痛阈升高，降低感觉神经的兴奋性，感觉时值延长，缓解疼痛。④脱敏：多次局部照射具有脱敏作用。⑤促进组织再生和伤口愈合：由于紫外线对 DNA 和细胞分裂有直接影响，小剂量紫外线可加快细胞分裂增生，促进肉芽组织和上皮的生长，缩短伤口愈合时间。⑥促进维生素 D 的形成：主要是促进肠道对钙、磷的吸收，高峰值位于波长 280～315nm。⑦调节机体免疫功能：紫外线照射可激活人体细胞免疫功能，使吞噬细胞增多，吞噬能力增强。⑧光致敏作用：紫外线与光敏剂合用可产生光加成反应（又称光动力学反应），用于治疗银屑病和白癜风。⑨其他：如改善血液流变学、降低血脂、提高氧合作用等。

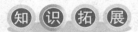

紫外线照射的剂量

　　紫外线照射的剂量以最弱红斑量（MED）表示，即紫外线在一定距离下垂直照射皮肤引起最弱红斑所需要的时间。它反映机体对紫外线的敏感性，又称生物剂量。如 MED＝10 秒，即表示引起最小红斑反应需照射 10 秒。个体对紫外线的敏感度不同。

（2）临床应用　①适应证：适宜全身照射的有维生素 D 缺乏病、骨软化病、老年骨质疏松症、骨折等；适宜皮肤照射的有支气管炎、肺炎、支气管哮喘、疖、痈、急性蜂窝织炎等；适宜体腔照射的有口腔、鼻、咽、外耳道、阴道及窦道等腔道感染及银屑病、白癜风等光敏疗法。②禁忌证：恶性肿瘤、心肝肾衰竭、出血倾向、活动性结核、红斑狼疮、日光性皮炎、光过敏性疾病、脑出血等。

（3）注意事项　①照射前了解患者近期是否服用过光敏剂，因此类药物可增强皮肤对紫外线的敏感性。②照射部位皮肤应保持清洁，如有伤口应先换药，创面有分泌物时，应擦拭干净，方可进行照射。③嘱患者应戴护目镜及白手套，尽量减少非照射部位的皮肤裸露。④保持室内空气流通。⑤疗程中注意饮食结构的调整，宜多进食含微量元素、维生素A、C、E及B族维生素丰富的黄绿色新鲜蔬菜、水果、大豆类食品及杂粮等，多饮水。⑥治疗后应叮嘱患者局部皮肤防止日晒，不宜用碱性肥皂；如局部皮肤出现红、肿、热、痛、脱屑，先请示医师是否为治疗剂量的正常反应，做相应处理。若患者无法忍受，较轻的冷敷消炎即可消退；若较严重，皮肤出现水疱且疼痛不止，应及时予以相应处理。

3. 激光疗法　激光是一种因受激光辐射而发出的光，既具有一般光的物理特性，又具有亮度大、单色性好、定向性强、相干性好的特点。应用激光治疗疾病、促进康复的方法称为激光疗法。

（1）治疗作用　①低强度激光：具有明显的生物刺激作用和调节作用，其治疗基础不是温热效应，而是光的生物化学反应，包括生物调节、调节内分泌、消炎、镇痛、促进酶的活性、调节神经及免疫功能等。②高强度激光：对组织有损害，当聚焦照射时对组织产生高热、高压强、高电磁场，主要引起损伤性的热效应，可使蛋白质变性凝固，甚至炭化、气化，使组织止血、黏着、焊接或切割、分离。③激光光敏：由于肿瘤细胞对光敏剂血卟啉衍生物（HpD）有特殊的亲和力，可用于诊断、定位和杀灭肿瘤细胞。

（2）临床应用　①适应证：低、中能量激光治疗器（氦氖激光器）可用于哮喘、肺炎、支气管炎、慢性伤口、疖、痈、淋巴结炎、静脉炎、附件炎、外阴炎、阴道炎、宫颈炎、盆腔炎、湿疹、皮炎、带状疱疹、神经性皮炎、创伤性口腔溃疡、疱疹性口炎等；高强能量激光治疗器（二氧化碳激光器）可用于感染伤口、压疮、肩周炎、扭伤、面神经炎、盆腔炎、色素痣、黑素瘤、皮肤原位癌、子宫颈癌等；光敏疗法（恶性肿瘤光动力疗法）可用于皮肤鳞状细胞癌、皮肤基底细胞癌、膀胱癌、胃癌、鼻咽癌、宫颈癌等。②禁忌证：恶性肿瘤（光敏治疗除外）、皮肤结核、活动性出血、器官功能衰竭、癫痫及有出血倾向等。

（3）注意事项　①检查激光器放置位置是否合理，尽量避免光束照射或反射到其他人员身上。②嘱工作人员及患者均应戴护目镜。除治疗眼科疾病外，激光束应避免直射眼睛。③因激光有高度的定向性，治疗时激光束应准确、垂直照射于病灶或痛点穴位上，故应嘱患者在治疗过程中不要随意变动体位。④治疗结束后护理人员应主动询问并观察患者疗效，以便根据病情及时调整治疗方案。

（三）超声波疗法

超声波是指频率在20kHz以上，不能引起正常人听觉反应的机械振动波。应用超声波治疗疾病的方法称为超声波疗法。目前，国内临床上常用的频率为800～1000kHz。常用方法有直接接触法、非直接接触法、超声药物透入疗法和超声雾化吸入疗法等。

1. **治疗作用** ①由于超声振动对人体发生的机械作用，可以改善组织营养、镇痛、软化瘢痕和杀菌。②超声波作用于机体产生热，这种"内生热"可以使局部组织血流加速，促进组织代谢，减轻肌痉挛、关节萎缩和疼痛，结缔组织的伸展性得到改善，缓解或抑制亚急性及慢性炎症。

2. **临床应用** ①适应证：软组织损伤、神经痛、结缔组织粘连、软化瘢痕、神经损伤、盆腔炎、支气管炎等。②禁忌证：恶性肿瘤、活动性结核、急性炎症、出血倾向，以及眼、睾丸、孕妇腰腹部、小儿骨骺部等。

3. **注意事项** ①治疗前嘱患者取下身上的金属物品，如钥匙、皮带等。②清洁治疗部位皮肤，非治疗部位用毛巾被（毯）遮盖，以防患者受凉。③治疗后观察有无不良反应，询问患者反应。④对于烧伤患者行超声波治疗时，除了对患者进行心理、营养护理及基础护理外，尚需进行预防感染的一些护理，如严格执行无菌操作，嘱患者在治疗前后要保持创面的清洁、干燥，包扎敷料的平整、完好；若有感染发生时，应报告医师，暂停治疗。

（四）磁疗法

应用磁场作用于人体以治疗疾病的方法称为磁疗法。根据磁场强度和方向的变化，磁场可分为恒定磁场、交变磁场、脉动磁场、脉冲磁场。

1. **治疗作用** 有镇痛、消炎、消肿、降压、止泻、促进创面愈合、软化瘢痕及松解粘连、促进骨折愈合及治疗良性肿瘤的作用等。

2. **临床应用** ①适应证：颈椎病、软组织损伤、关节炎、肋软骨炎、肱骨外上髁炎、肩关节周围炎、网球肘、高血压、胃肠功能紊乱、消化性溃疡、支气管炎、痛经、乳腺炎、颞颌关节炎等。②禁忌证：高热、急性化脓性炎症、出血倾向、活动性结核、妊娠、心力衰竭、恶性肿瘤晚期及恶病质患者等。

3. **注意事项** ①嘱患者治疗前要除去治疗区域的金属物品，以免被磁化。②告诉患者磁疗的副作用较少，但如果治疗过程中出现不适，应及时向护理人员或医师进行反馈。③患者在大剂量治疗后有可能出现嗜睡、头痛、恶心、心慌、局部过敏性反应，停止治疗后会很快消失。④磁疗时间一般为每次 20 ~ 30 分钟，每日或隔日 1 次；磁片贴敷可连续进行，根据患者的病情定期复查，一般贴敷 1 周后应休息 1 ~ 2 天再贴。某些慢性病，如高血压、慢性结肠炎等，须长期贴敷。

（五）温热疗法

以各种热源为介质，将热直接传至机体达到治疗作用的方法，称为温热疗法，也称传导热疗法。传导热的物质一般要求保温时间长，又不致烫伤皮肤。临床常用的有热水袋疗法、石蜡疗法、泥疗法、沙疗法、蒸汽疗法、坎离砂疗法和湿热袋敷疗法等。

1. **治疗作用** 具有镇痛、解痉、消炎、加速组织修复生长、软化瘢痕及松解粘连等作用。

2. 临床应用　①适应证：关节炎、神经痛、肌肉痉挛、功能训练前准备、亚急性及慢性损伤和炎症、瘢痕粘连、硬结、血肿机化等。②禁忌证：急性炎症、结核、高热、局部感觉减退、认知功能障碍、恶性肿瘤、水肿及出血倾向等。

3. 注意事项　①对皮肤感觉障碍、血液循环障碍、瘢痕、植皮术后患者的局部治疗应特别注意其治疗温度，并在治疗过程中反复观察、询问。②蜡疗时，嘱患者每次浸入蜡液时均不应越过第一层蜡膜的边缘；治疗部位皮肤如有破损应加盖一层凡士林纱布；如局部有溃疡或伤口，应先用高锰酸钾液冲洗，并盖以薄的蜡膜。③蜡疗室应注意通风，石蜡容易燃烧，使用与保存时要注意防火。④治疗结束后，协助患者擦除汗液，整理好衣服，休息片刻再离去；对于出汗多者应适当地给予补充水分；观察患者全身及局部反应，如出现食欲减退、睡眠质量下降，或血沉超过 36mm/h 以上，或脉搏加快或局部症状加重，应及时报告，终止治疗。⑤温热治疗期间，饮食应增加水分、蛋白质、碳水化合物、盐类和维生素等物质。

（六）冷疗法

将低于人体温度的物质作用于人体以治疗疾病的方法称为冷疗法。冷疗温度通常为 0℃以上，低于体温。常用的冷疗法有冷敷法、冰袋法、冰块按摩法、制冷剂喷雾法、冷水浴法等。

1. 治疗作用　通过寒冷刺激引起机体发生一系列功能改变，通常能达到皮下 5cm。治疗作用有减轻局部充血和出血，减轻疼痛，消除肿胀，控制炎症扩散，降低体温，减少继发性损伤。

2. 临床应用　①适应证：急性损伤及炎症、水肿、热烧伤、高热降温、内脏出血性疾病、蛇咬伤等，脑卒中急性期冷敷头部可减轻脑损伤。②禁忌证：血栓闭塞性脉管炎、雷诺病、严重高血压病、心肺肾功能不全、动脉硬化、冷变态反应者等。③禁用部位：枕后、耳廓、阴囊处忌用，由于皮肤薄，血液循环量少，易引起冻伤；心前区忌用，以防出现反射性心率减慢，心房、心室纤颤及房室传导阻滞；腹部忌用，以防出现腹泻；足心忌用，以防反射性末梢血管收缩，影响散热或引起一过性冠状动脉收缩。

3. 注意事项　①治疗前应向患者介绍冷疗的正常反应，嘱患者在治疗中不得随意变换体位和触摸冷冻机器，治疗中有不适，应及时告诉治疗师；过饱或过饥时均不宜治疗。②眼部治疗时，应注意保护患者的眼睛，防止液氮损伤眼角膜；局部治疗时，应防止组织损伤，温度过低、时间过长均可造成组织不可逆损伤，对局部循环不良、感觉障碍或体质虚弱的患者尤应注意；少数患者治疗时会发生冷过敏反应，表现为全身皮肤潮红、瘙痒、荨麻疹、关节痛、心率加快、血压下降等，严重者甚至发生休克，应立即停止治疗，予以保暖、服热饮料等。③在进行治疗时，尤其是冬季，要注意非治疗部位的保暖，防止感冒。④治疗后皮肤出现痒痛、红肿者，应停止治疗，局部可用温热疗法等进行处理。⑤冷过敏反应：一般全身反应少见，个别患者可出现震颤、头晕、恶心、面色苍白、出汗等现象，必要时做过敏试验。

（七）水疗法

利用水的物理、化学性质以各种方式作用于人体治疗疾病的方法，称为水疗法。水热容量大和导热性强，是良好的溶剂，故可以利用水的温度、机械性质、化学性质和化学成分的刺激作用，达到预防和治疗疾病的目的。水疗法的种类很多，如冲浴、擦浴、浸浴、淋浴、湿包裹、蒸汽浴、涡流浴、碟形槽浴、步行浴及水中运动等。

1. **治疗作用** ①温度作用：温度对机体的生命活动过程影响是很大的，温度的变化会引起不同的反应。当水温与体温之间的差距比较大时，被作用的面积愈大，刺激愈强，对人体的影响就愈大。②机械作用：机械作用是水疗法的重要作用之一，各种水疗法均包含机械的刺激作用，主要包括静水压作用、水流的冲击作用和浮力作用。③化学作用：因为水能溶解各种矿物盐类、液体及微量的气体，故在进行水疗时，可以加入各种矿物盐类、药物和气体。这些化学物质的刺激可加强水疗法的作用，并能使机体获得特殊反应。

2. **临床应用** ①适应证：脊髓不完全损伤、偏瘫、肩手综合征、共济失调、帕金森病、神经痛、神经炎、周围神经麻痹、雷诺病、高血压病、血管神经症、胃肠功能紊乱、类风湿关节炎、强直性脊柱炎等。②禁忌证：心肾功能不全、活动性肺结核、癌症及恶病质、身体极度衰弱、各种出血倾向者等。

3. **注意事项** ①患者空腹或饱餐后 1 小时不得进行水疗，水疗前排空二便。患者如有发热、全身不适或遇月经期等应暂停治疗。②治疗中应随时观察患者的反应，如出现头晕、心悸、面色苍白、呼吸困难等应立即停止治疗，并进行必要的处理。③进行全身浸浴或水中运动时，防止溺水。④冷水浴时，温度由 30℃逐渐降低；治疗时须进行摩擦或轻微运动，防止着凉；注意观察皮肤反应，出现发抖、口唇紫绀时，应停止治疗或调节水温。⑤进行温热水浴时如出汗较多，可饮用盐汽水。

复习思考

1. 肌力训练的方法有哪些？

2. 关节活动范围训练的方法有哪些？

3. 恢复平衡能力的训练方法有哪些？

4. 何谓易化技术？其护理要点是什么？

5. 紫外线疗法的护理要点有哪些？

6. 物理治疗中哪些可以在治疗中发挥"热"的作用？

项目二 作业治疗

【学习目标】

掌握作业治疗的概念、作用、作业疗法的常用方法及护理要点。

熟悉作业治疗的分类、原则、作业治疗处方。

作业治疗（occupational therapy，OT）是应用有目的的、经过选择的作业活动，对功能障碍者进行治疗和训练，以达到最大限度地恢复躯体、心理和社会的功能，提高生活质量，适应社会的目的。

一、作业治疗的作用

1. 增强躯体感觉和运动功能　通过作业治疗可改善机体的新陈代谢，增强体力和耐力；改善关节活动度，防止关节挛缩、变形等继发障碍的发生；增强患者肌力及活动的协调性，提高身体的平衡能力及手指的精细功能等。

2. 改善和提高认知功能　通过认知方面的作业活动（如读写、拼图、积木等），提高患者认识力、注意力、记忆力、定向力及对概念、顺序、归类等方面的认知，获得解决问题能力及安全保护意识等。

3. 提高日常生活活动能力　通过日常生活活动能力的训练、矫形器及自助器具的使用，提高患者日常生活活动能力、环境适应能力及工具使用能力等。

4. 改善社会适应能力和心理状态　通过作业治疗可以改善社会适应能力，包括自我价值、自我表达、人际关系、应对能力、参与社会能力等，并且可以帮助其调整心态，克服自卑、孤独、无助等心理，增强战胜疾病的自信心。

二、作业治疗的分类

1. 根据作业治疗的名称分类　可分为手工艺作业、日常生活活动训练、文书类作业、治疗性游戏作业、认知作业、木工作业、编织作业、书法与绘画作业、园艺作业等。

2. 根据作业治疗的目的和作用分类　可分为增强肌力的作业、增强肌肉耐力的作业、改善关节活动范围的作业、减轻疼痛的作业、增强协调性的作业、改善步态的作业、改善整体功能的作业、提高认知能力的作业、调节精神心理和转移注意力的作业等。

3. 根据作业治疗的功能分类　可分为功能性作业治疗、职业作业治疗、心理性作业治疗、娱乐活动、作业宣教和咨询、环境干预及辅助技术等。

三、 作业治疗的原则

1. **全面评定** 首先应对患者的功能状况进行全面的评定，了解其功能状态和制定治疗目标。

2. **活动分析** 对活动进行分析，了解该活动所需要的技能和功能要求及活动的顺序、场所、时间、工具，有无潜在危险等。

3. **活动调整** 在功能评定和作业分析的基础上，应对活动进行必要的调整，以更好地达到治疗目的。

（1）**工具的调整** 如进行象棋训练时将棋子与棋盘加上魔术贴，可增加下棋的难度，加粗手柄工具可使抓握功能稍差的患者较容易完成活动。

（2）**材料的调整** 如木工作业中选择不同质地的木材，锯木时对肌力的要求就有所不同，质地较硬的材料对肌力要求较高。

（3）**体位或姿势的调整** 同样以象棋为例，站立位进行可增强站立平衡能力和站立的耐力，坐位进行则比较容易完成。

（4）**治疗量的调整** 从治疗的时间、频率、强度进行调整，以改变治疗量。例如，心脏病患者步行训练时，要严格控制运动量，速度不宜过快，时间不应过长，运动量以达适宜心率为度。

四、 作业治疗的常用方法

（一）日常生活活动能力训练

日常生活活动能力训练是指每一位患者为了达到生活自理而必须进行的一系列最基本的动作训练，通常指更衣、进食、转移（如床和轮椅间的转移、站立、室内外步行、跨门槛、上下楼梯、乘公共汽车或骑自行车，以及轮椅、拐杖的使用等）、个人卫生（包括洗漱、梳头、剃胡须、剪指甲、洗澡、上厕所等）等。日常生活活动是患者的最基本需要，也是作业治疗的重要内容。日常生活活动能力训练的目的是提高患者的生活自理能力，为回归社会创造必要的条件。

1. **训练方法** 在训练前，要首先进行日常生活活动能力的评定，并根据评定结果制定可行的训练计划，有计划、有步骤地进行日常生活活动能力训练。内容有转移训练、穿脱衣服训练、进食用餐训练、个人卫生训练等（详见模块四相关内容）。

2. **注意事项**

（1）全面评估患者的情况，包括病情、功能状况、经济条件、居住环境，患者对每种训练内容的了解情况、心理、个人的愿望等，是否积极参与制定训练计划。

（2）治疗前，针对患者焦虑等心理障碍对患者及家属进行康复教育，讲解治疗训练的重要性及意义，充分调动患者及家属的主观能动性。治疗过程中及治疗后，注意患者的心理变化，对患者的每一个进步予以肯定和鼓励，充分调动患者主动参与的积极性；对情绪不稳定的患者，应及时采取有效措施如行为疗法、精神上支持或心理支持性治疗等，必要时终止作业治疗。

（3）帮助患者早期采取有利于康复的日常生活活动方式，对患者进行早期康复指导，鼓励患者应用作业训练所学的方法进行日常生活，以巩固作业治疗的效果，促进患者的康复，从而提高其生活自理能力。

（4）在训练过程中应注意防止坠床等意外损伤，如患者翻身时应嘱患者确认有足够的空间方可翻身，以防止坠床。

（5）治疗后观察并记录患者反应及感受，如有不适及时向患者做好解释并正确处理。例如，在进食训练后出现呛咳，应注意进一步评估患者的吞咽功能，决定是否调整训练计划。

（6）对患者及家属进行健康教育，协助患者在日常活动中运用正确的模式，使作业治疗在病房外得到延续，实现自我护理。

（二）家务活动训练

对于上肢运动、感觉、协调功能及认知功能恢复较好的患者可以进行家务活动训练。

1. 训练方法　具体方法有烹调配餐（如配备蔬菜，切割鱼、肉，煮饭和洗涤碗盆锅碟等）、清洁卫生（如使用扫帚、拖把，擦抹门窗，整理物品，搬移物件等），其他如使用家用电器、洗熨衣服、上街购物、养育子女、管理家庭经济和必要的社交活动等。

2. 注意事项

（1）根据患者功能情况及需要，指导患者对日常生活用具加以改造，必要时协助对患者的生活环境进行改造，以便其更好地适应生活环境。

（2）指导患者在家务活动中应用节省体能技术，减少做家务活动时的能量消耗，改造家用设备以适应患者的功能水平，如固定在墙上或橱上的开瓶器、持刀器、钉板（切割马铃薯时可将马铃薯固定于钉上）等（详见模块四项目九相关内容）。

（3）指导家务活动时应注意安全，不登高，避免烫伤、切割伤等。必要时使用康复辅助用具，如取高处、远处物品时可使用长柄的自助具。

（4）其他同日常生活活动能力训练的护理要点。

（三）文娱训练

文娱训练是另一类重要的作业治疗方法，主要适用于大关节、大肌群或内脏功能障碍者，经运动疗法后进展缓慢者即可应用本法。文娱训练常由文娱治疗师来指导完成。

1. 训练方法　包括各种球类活动在内的文体活动和园艺活动，常以集体的形式进行治疗。例如，截瘫患者的射箭比赛、篮球投篮，偏瘫患者的郊游、游泳，截肢患者的羽毛球比赛，精神病患者的庭园管理（包括种花、植树、锄地、除草等）。这些治疗对身心都有很好的陶冶和治疗作用，还可使患者身处群众之中，转移对疾病的注意力，增强战胜伤残的信心。对这类患者的治疗，除注意局部病残功能受损程度外，还需注意脏器功能，以防在治疗中发生意外。

指导患者及家属选择与治疗目的相符的作业项目，常用的有：①肩的外展和内收训练可选择作业中的绘画、写大字等作业活动。②腕关节活动训练可选择绘画、打乒乓球等作业活动。③手指精细动作训练可选择弹琴、编织、拣钢珠、手工艺品制作等作业。④平衡能力训练可选择滚球、套圈等作业。⑤减轻烦躁的情绪，促使其镇静、安定可选择编织、拼图等操作简单且重复性强的作业。⑥转移患者的注意力，减轻其悲观心理可选择下棋、打扑克等游戏活动。⑦提高患者的自信心，消除自卑心理可选择雕塑、手工艺品的制作等创造性强的作业。

2. 注意事项

（1）全面评估患者的情况。

（2）治疗前做好患者的心理护理，解除其对治疗的恐惧等不良心理反应。在训练过程中注意调节患者情绪，消除抑郁。

（3）注意安全防护。部分工具较锋利，使用时应注意避免意外损伤。

（4）注意指导患者情绪的控制，尤其是情绪易激动的患者。同时注意患者之间的社会交往能力的培养。

（四）教育性技能训练

教育性技能训练是寓教育于技能训练之中，通常适用于儿童或感官功能障碍者。

1. 训练方法　需具备必要的学习用具，包括各种图片、动物玩具和各种大、小型的积木及玩具等。在受到教育的同时，对具有感官障碍者来说还有知觉-运动功能训练，如皮肤触觉和本体感觉（对关节肌肉的本体感受器刺激）训练、感觉运动觉（包括位置觉）的训练等。

2. 注意事项

（1）根据患者不同的年龄和不同的智力情况，提出不同的教育训练要求和目标，通过多种方式提高患者的思维能力。

（2）训练内容由易到难，内容丰富，要求具体、形象、生动，教具颜色鲜艳、生动，训练时既能教给患儿文化知识，又带有游戏性质，以提高患儿的兴趣。

（3）根据儿童的心理生理特点设立智能训练室，利用各种各样玩具，设计各种生动有趣的游戏来教育儿童，通过教育和训练，使儿童的智力都有不同程度的提高。

（4）某些患儿具有攻击、破坏和其他不好的习惯，为纠正不良行为和习惯，在教育和

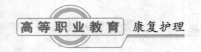

训练过程中，护理人员和父母要以身作则，给他们树立榜样，进行道德品质的教育。

（五）职业前活动训练

职业前活动训练是作业治疗中的重要治疗之一。根据患者的原有技能、专长与兴趣、现在的身心功能及未来的工作条件，提出有关就业的意见和建议。在作业治疗中与患者的职业技能训练相结合，在改善患者的躯体功能障碍和心理障碍的同时，也为患者重返工作岗位或重新就业做好体能和技能训练。

1. 训练方法

（1）与原工作相近的技能训练 例如，某一患者原为木工，现因受伤后残留肩、肘关节功能障碍，应选择与原木工或相近的职业劳动进行训练。如原为钟表修理人员，现手指损伤后残留功能受限，即可选择修理钟表作为作业治疗。此类训练，只要安排合适，配有必要的工具，稍加指导和督促即可完成。

（2）对有明显手指、手腕精细协调功能障碍者的技能训练 不必选择对手指、手腕有高度要求的工种，而应选择以恢复手的精细协调功能为主的较简单的技能，如用尼龙绳或毛线进行编织、泥塑和其他各种精工活动等。此时除有一定工作场所和必要的设备器材外，还需有一名精通该项技能的作业治疗师做具体指导。要根据患者功能受损程度选择合适的方法、制定合理的步骤进行治疗。在治疗中还应不断鼓励和帮助患者。

（3）根据个人爱好选择相应的作业技能训练 此时仍应服从该项技能训练要有助于恢复患者残损功能这一原则，经医师同意可有选择性地进行。这类内容更加广泛，事实上，任何一所医院均无法满足各方面的要求，只能从实际出发，选择相近的技能。此类方法和要求同上。

（4）为恢复就业前的肌力、耐力等所要求的技能训练 根据所选择职业技能，训练相关肌群组织的肌力和耐力。

1）木工和木雕作业训练：适用于上肢关节活动受限、手部肌力较弱、手指精细动作协调性差、下肢肌力较弱的患者，不适用于坐位平衡困难和认知及感觉障碍的患者。

2）编织、刺绣作业训练：适用于手眼协调性差、双手协调性差、手指精细动作差、关节活动受限的患者；不适用于认知功能障碍、严重视力障碍、共济失调的患者。

3）黏土作业训练：可用橡皮泥、硅胶土等代替黏土，适用于手部肌力差、手部关节活动度受限、手指精细动作协调性差的患者。

4）缝纫作业训练：适用于关节活动范围受限、手部肌力差、手眼协调性差、手指精细动作协调性差的患者；不适用于认知功能障碍、严重视力功能障碍、共济失调、帕金森病患者。

5）镶嵌作业训练：适用于手部肌力较弱、手指精细动作差、双手协调性差者；不适用于视力功能低下、手部皮肤疾病、认知障碍者。

6）办公室作业训练：如书写、打字、计算机操作、资料管理等方面的训练，有增加上肢关节活动范围，增强各种协调性，提高注意力、记忆力，增强社会交往能力等作用。

2. 注意事项

（1）注意安全防护，如使用锯、刨等锋利工具时应注意避免割伤，尤其手的灵活性差者和感觉障碍者。

（2）注意治疗中观察患者的反应，集体治疗时注意控制相互间的不利影响。

（3）训练过程中，让患者充分认识职业技能训练的意义，激发患者学习的积极性和主动性。

（4）职业技能训练可以改善患者的躯体功能障碍和心理障碍，并能为就业做好体能与技能的准备。护理人员应熟悉常用的训练方法及适用范围，以便为患者提供指导。

（六）认知功能训练

认知功能训练又称为认知干预，包括对觉醒水平、定向力、注意力、记忆力、逻辑思维、计算能力、归类、解决问题等进行训练。例如，提高觉醒水平，可用简单的问题提问，或反复声音刺激等；通过每天进行空间、时间的问答，刺激提高患者的定向能力；通过帮助患者回忆熟悉的事物，可提高患者的记忆力；通过阅读书刊提高患者的注意力、归纳能力等（详见模块五项目五阿尔茨海默病患者的康复护理相关内容）。

（七）康复辅助器具的训练

康复辅助器具是患者在进食、着装、如厕、书写等日常生活活动中为了充分利用残存功能，弥补丧失的功能而制作的一种简单实用、帮助障碍者提高自理能力的器具。辅助器具大多是作业治疗师根据患者障碍程度与特点予以设计并制作的简单器具，如改造的碗、筷，加粗手柄的勺、叉，以帮助完成抓握动作；协助固定餐具的防滑垫等。应对患者康复辅助用具的选购、设计、改造和使用都加以指导，以产生积极的康复辅助作用（详见模块三项目七相关内容）。

（八）假肢的使用训练

装配假肢是为了补偿、矫正、增强患者已缺失的或功能减弱的身体部分或器官，使患者最大限度地恢复功能和独立生活的能力。在安装假肢前后均需进行功能训练，如站立、行走、左右平衡、转移训练、上下楼梯的训练及穿戴前后的使用训练等。

（九）改造生活、工作环境的指导

部分患者经过康复治疗后，虽然在一定程度上恢复了日常生活活动能力和工作能力，但仍无法同正常人一样自如地生活和工作。这就要求作业治疗师和康复护理人员针对患者的特殊情况，对其家庭和工作环境进行适当的改造指导，尽可能消除影响患者日常生活活动和工作的物理性障碍（详见模块四项目一相关内容）。

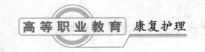

五、作业治疗处方

作业治疗处方是康复治疗小组成员在对患者的性别、年龄、职业、生活环境、生活习惯、个人喜好、身体状况、功能障碍特点、障碍程度等进行全面评定的基础上，进行集体讨论后拟定详细的作业治疗方案。处方内容包括：评定内容和结果、作业治疗的具体项目、治疗目标、训练计划、训练方法及强度、持续时间、频率和注意事项等。

复习思考

1. 何谓作业治疗？其作用有哪些？
2. 日常生活活动能力训练护理要点是什么？

项目三 言语治疗

【学习目标】

掌握言语治疗的护理。

熟悉言语治疗的概念。

言语治疗（speech therapy，ST）又称言语训练或言语再学习，是指通过各种手段对有言语障碍的患者进行针对性的治疗。言语障碍常见于大脑病变，特别是脑血管病造成的言语障碍尤为多见，包括失语症、构音障碍、听力言语障碍、儿童语言发育迟缓、发声障碍和口吃等。言语治疗的主要目的是提高患者应用语言进行交流的能力。言语治疗的主要手段是言语训练，或借助交流替代设备，如交流板、交流手册、手势语等。

一、言语治疗的原则

1. **早期治疗** 言语治疗干预得越早，效果越好，在病情稳定能够耐受集中训练30分钟时就可开始言语矫治。训练时要有眼神的交流。

2. **及时全面评估** 评估要有针对性，首先要找出言语障碍的原因，了解障碍的类型及其程度，并采取有效的控制措施。

3. **训练方案个性化** 根据患者的言语障碍程度不同制定个性化、系统化的训练方案，不能强求一致。

4. 及时反馈　治疗中应及时反馈信息，以强化正确反应，纠正错误反应，强调正确发音。

5. 循序渐进　遵循从易到难，由简单到复杂的原则。

6. 患者主动参与　言语治疗本身是一种交流过程，需要言语治疗师、患者和家属之间的主动参与和配合，双向交流是言语治疗的重要内容。

二、 言语治疗的形式及环境准备

（一）言语治疗的形式

1. "一对一" 训练　是一名言语治疗师对一名患者的训练方式。根据患者的具体情况，制订个人训练计划和具体言语训练内容。优点是针对性强，易控制，患者注意力集中。

2. 自主训练　患者在 "一对一" 训练之后，充分理解了言语训练的方法和要求，具备了独立练习的能力，可选用图片或文字卡片进行，也可选用复读机进行复述、听理解、听写练习。

3. 集体训练　将语言障碍的患者按照不同程度进行分组，以小组的形式进行言语训练，又称小组训练。其目的是减少患者的心理不安，在相对同等障碍程度治疗中提高交流欲望。

4. 家庭训练　言语治疗师将评定和制订的治疗计划介绍和示范给家属，并通过观摩、阅读指导手册等方法教会家属训练方法，再逐步过渡到回到家里进行训练。言语治疗师定期检查和评定，并调整训练计划。

（二）言语治疗的环境准备

1. 环境因素　室内要简洁、安静、光线充足、井然有序，温度、湿度适宜，墙壁上不要贴多彩的画报，尽量避开视觉和听觉上的干扰，以免干扰患者的情绪，分散其注意力。

2. 训练准备　训练前应做好训练计划，整理好训练用具（卡片、纸、笔等），尽量减少患者视野范围内不必要的物品。

3. 器材和仪器　包括录音机、录音带、呼吸训练器、镜子、秒表、压舌板和喉镜等仪器；各种训练用卡片、评估表和评估用具等。

三、 言语治疗的常用方法

（一）失语症

失语症是由于脑损害引起的言语交流能力障碍，即后天获得性的对各种语言符号（文字、口语、手语）的表达及认识能力的受损，表现为听、说、读、写及手势等多通道障碍。

1. 临床表现

（1）运动性失语　又称表达性失语，主要表现为理解优于表达，说话量少、费力，语言贫乏和缺乏语法词。严重时呈无言状态，有命名和找词困难，如果给予词头音提示常可引出正确反应。有复述障碍，较长句子复述表现明显。

（2）感觉性失语　又称接受性失语、Wernicke 失语，主要表现为听觉正常，言语流畅，错语量多，语不成句，语法关系混乱，常答非所问，不知道自己在说什么，缺乏表达的核心内容，语言空洞。以言语的理解障碍为主要特征。

（3）命名性失语　又称健忘性失语，主要表现为以命名障碍为主，患者言语、书写能力存在，但词汇遗忘很多，物体名称遗忘尤为显著。对人的名字命名困难，错语，说话内容空洞。

（4）完全性失语　主要表现为自发性言语极少，仅会说个别单词或无意义音节的重复。命名、复述、读词不能，听理解、文字理解严重障碍。

2. **治疗方法**　失语症的治疗过程是言语训练或言语再学习的过程。是以提高信息传达能力和言语功能改善为目的，促进患者言语能力的恢复。

（1）治疗内容　①语音训练：用镜子检查自己的口腔动作，模仿治疗师发音，通过口型图给患者展示各发音器官的位置和气流的方向和大小。②听力理解训练：包括单词的认知和辨别、执行指令、注意力训练、记忆力训练。③阅读理解训练：包括视觉、听觉认知及朗读单词，语句、短文的理解及朗读，朗读文章。④言语表达训练：包括复述单词、句子及短文训练，自发口语训练等。⑤书写训练：包括抄写书写阶段、随意书写及默写阶段、自发书写 3 个阶段。⑥辅助疗法：包括针灸、按摩等。⑦集体治疗和家庭治疗。

（2）各种失语症治疗要点　①运动性失语：以口语表达、朗读、复述及命名为主要训练内容，重点是构音训练，其次是听觉、语言、记忆广度和句子练习、呼名及书写、看图说话、记日记等。②感觉性失语：以听理解、会话及复述为主要训练内容，可运用视觉逻辑法、手势方法进行训练。如给患者端上脸盆，放好毛巾，并指令患者或用手势表达"洗脸"，患者虽不理解"洗脸"两个字的意思，但从逻辑上或肢体语言上会理解是让他洗脸。③完全性失语：以听理解、口语表达及实用交流为主要训练内容。借助患者的听觉、视觉及触觉，由易到难逐步提升患者言语能力。④命名性失语：以呼名训练为重点，从简单到复杂。先从单字名称命名到多字名称命名，如拿一支笔让患者看着教其说"笔"，逐渐过渡到说"苹果"或"香蕉"等，反复强化训练。

3. **注意事项**

（1）首先判断患者是否存在智力低下，使用患者易于理解的语言；与患者进行多方面交谈，同时教会患者如何回答，让患者树立信心，配合治疗。

（2）动态观察患者的失语状态，进行针对性训练，一旦患者有疲倦迹象及时调整训练时间及项目，防止疲劳训练；理解、判断患者的意图，尽量满足患者要求。

（3）训练时间每日 1 次，一般为每次 30～60 分钟，治疗的时间最好安排在头脑较为清醒、注意力比较集中的上午。

（4）合理制定计划，循序渐进，持之以恒。

（二）构音障碍

1. 治疗方法

（1）轻中度构音障碍的治疗方法

1）构音改善训练：①舌唇运动训练：唇的张开、闭合、前突、回缩，舌的前伸、后缩、上抬、向两侧的运动等。训练时要面对镜子，便于纠正错误动作。②语音训练：原则为先发元音，如"a""u"，后发辅音，如"b""p""m"，然后由学会的元音、辅音结合发音节，最终过渡到训练单词和句子。持续发音：当患者能启动发音后，可让患者一口气尽可能长时间地发元音，最好能够达到15～20秒。音量控制：音量由小至大，再由大到小，或音量一大一小交替进行；音高控制：指导患者唱音阶。③声调训练：即四声的训练。先让患者学习一声、四声，然后练习二声、三声。训练时可用手势动作变化来表示声调，以调动患者情绪，增加训练兴趣。

2）克服鼻音化的训练：鼻音化构音是由于软腭运动减弱，腭咽部不能适当闭合而将非鼻音发成鼻音，在脑瘫儿童中较常见。可采用"引导气流"通过口腔的方法，如吹气泡、吹蜡烛、吹哨子等。也可采用"推撑法"：让患者把两手掌放在桌子上向下推，或两手掌放在桌面下向上推，在用力的同时发"啊"的音，可以促进腭肌收缩和上抬功能。当软腭下垂导致重度鼻音化构音，而且训练无效时，可以使用腭托来改善鼻音化构音。

3）克服气息音的训练：气息音的产生是由于声门闭合不充分，主要方法是在发声时关闭声门。前面提到的"推撑"方法可以促进声门闭合。

4）呼吸控制训练：①深呼吸与吸气的控制训练：将口鼻同时堵住，屏住呼吸，再急速放开，从而促进深呼吸。屏住呼吸时间可从3秒、5秒、8秒逐渐延长；患者取仰卧位，髋、膝关节同时屈曲，尽量用大腿压紧腹部，然后迅速伸展下肢，使腹部的压迫迅速解除，从而促进深呼吸；可用吹口琴、吸管、羽毛等方法进行训练；模仿治疗师"深吸一口气然后慢慢地呼出去"。②口、鼻呼吸分离训练：闭紧嘴巴用鼻吸气，再捏住鼻孔用嘴呼气；将薄纸撕成条状，放于患者口鼻前面，让患者吹。

（2）重度构音障碍的治疗方法

1）呼吸训练：可采取卧位或坐位：①取仰卧位时，双下肢屈曲，腹部放松，保持呼吸平稳，言语治疗师将手平放于患者的上腹部，在呼气末时，随着患者的呼气动作平稳地向下施加压力，通过横膈上升运动使呼气延长。②取坐位时，言语治疗师将双手置于患者胸廓下部，在呼气末轻轻挤压使呼气逐渐延长。注意力量不要太大，尤其是老年人或者伴有骨质疏松的患者。

2）舌的运动控制训练：重度构音障碍患者舌的运动严重受限，无法完成舌的前伸、后缩、上举、侧方运动等。上运动神经元损伤时舌为僵硬状态；下运动神经元损伤时舌为软瘫状态。上运动神经元损伤时不可过度训练，防止出现运动功能下降现象。具体方法是治疗师戴上指套或用压舌板协助患者完成各种舌的运动。

3）唇闭合的训练：①用冰块或冰棒对口唇及舌进行冷刺激，时间 3~5 秒，反复刺激，引起肌肉收缩。②用刷子快速地（5 次/秒）刺激口周、口唇、下颌内侧。③双唇尽量向前撅起（发 u 音位置），然后尽量向后收拢（发 i 音位置），不发出声音，重复数遍。④双唇闭紧夹住压舌板，言语治疗师向外拉压舌板，可采取互动增加训练趣味。⑤练习鼓腮，有助于发爆破音。

4）穴位按摩：对口周穴位进行按摩，注意按摩时手法力度要适中。进行口腔按摩可降低构音器官的紧张性，预防口腔肌肉的萎缩，还可以锻炼口腔肌肉的协调性，改善流涎及吞咽功能，促进发音。

2. 注意事项

（1）在制定构音障碍的治疗方案之前，要了解患者的病史，明确临床诊断，进行针对性训练。

（2）患者的自我监督和参与治疗的主动性是影响预后的重要因素，在与患者交谈时，利用患者熟悉的名词及术语，也可借助手势、表情等，鼓励患者说话。

（3）护理人员应利用接触患者的一切机会，给予患者同治疗师相同的指令，促进其训练的循序渐进与持之以恒。对患者取得的成绩加以鼓励，增强患者的自信心，充分理解和尊重患者，提高治疗效果。

复习思考

1. 失语症的临床表现有哪些？
2. 言语治疗的原则有哪些？

项目四　传统康复疗法

【学习目标】

掌握针灸疗法、推拿疗法、拔罐法的操作方法。

熟悉传统康复疗法的概念。

了解针灸疗法、推拿疗法、拔罐法的注意事项。

传统康复疗法是以中医学理论为核心，以整体观念和辨证论治为特点，于伤病早期介入，以保存、改善和恢复患者因伤病影响的身心功能，提高其生活质量为主要目的一系列传统治疗方法和措施。传统疗法具有完整的理论和治疗体系，主要有针灸疗法、推拿疗法、拔罐法等。

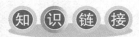

中医学的基本特点

中医学把人体看成是以脏腑、经络为核心的有机整体，并与自然息息相关。疾病的发生虽与外界致病因素相关，但起决定作用的是人体内在的正气。诊断疾病采用"四诊合参"，辨证主要以"八纲辨证""脏腑辨证"为基础，治疗强调"辨证论治""审证求因""治病求本"和因时、因地、因人制宜，同时强调"治未病"。但究其最基本的特点就是整体观念和辨证论治。

一、针灸疗法

针灸疗法是指运用刺法和灸法作用人体的经络腧穴，起到改善关节活动度、增强肌力、减轻疼痛等作用，从而改善功能障碍，提高日常生活活动能力。其具有适应证广、疗效显著、经济简便等优点。

（一）针灸疗法的作用

1. 改善肢体运动功能障碍　中枢神经系统受损、周围神经损伤及骨关节病变等引起的肢体运动功能障碍，通过针灸疗法可以起到疏通气血、舒筋活络的作用。增加骨骼肌肉系统的血液供应，促进关节液的分泌，软化瘢痕及粘连的组织，维持关节的正常活动范围，改善和提高平衡及协调能力。

2. 改善吞咽功能障碍　吞咽障碍是由于下颌、唇、舌、软腭、咽喉、食管上括约肌或食管功能受损而引起的进食障碍，通过毫针、电针刺激腧穴，改善局部血液循环，加速吞咽反射的恢复和重建，改善因吞咽功能障碍导致的营养不良、误吸、呛咳、吸入性肺炎、窒息，甚至危及生命等情况。

3. 改善言语功能障碍　言语功能障碍多发生在脑损伤优势半球受损后，主要表现有失语症和构音障碍。通过体针、舌针或头针结合治疗的同时还要加强言语训练，包括口语、听力、阅读、书写的训练。

4. 改善感知与认知功能障碍　感知与认知功能障碍是指脑损伤导致大脑为解决问题而摄取、储存、重整和处理信息的基本功能障碍而出现的异常表现。头针多用于感知与认知功能障碍中，头针既能刺激头部经络，又能刺激大脑皮质功能在头皮的投射区。

5. 止痛　通则不痛，痛则不通，当经络不通时，气血运行受阻，针灸可使气血通畅，从而起到镇痛的作用。针灸可以促进大脑皮质、尾状核、下丘脑和小脑等处的内啡肽分泌增多，产生镇痛效应。

（二）操作方法

1. 针刺疗法

（1）进针　分单手进针法、双手进针法和套管进针法。

（2）进针角度和针刺深度　进针角度是指进针时针身与皮肤表面构成的夹角。针刺深度指针身刺入皮肉的深度。要根据患者的病情、年龄、体质、经脉循行的深浅灵活掌握。

（3）行针与得气　行针也称运针，常用的行针手法有提插法和捻转法两种。得气也称针感，是指将针刺入腧穴后所产生的经气感应。当这种经气感应产生时，医者会感到针下有沉紧的感觉；同时患者在针刺部位有酸、麻、重、胀等感觉，甚至有沿着一定部位向一定方向扩散传导的感觉。

（4）针刺补泻　针刺补泻是通过针刺腧穴，激发经气以补益正气，疏泄病邪而调整人体脏腑经络功能，促使阴阳平衡而实现的。

2. 灸法　灸法是指用艾绒或其他药物放置在腧穴或病变部位上烧灼、熏熨，借灸火的温和热及药物的作用，通过体表经络的传导，起到温通气血、扶正祛邪等作用，从而改善功能障碍的一种外治方法。常用的方法有 3 种。

（1）艾炷灸　将艾绒制成圆锥形艾炷，置于穴位上点燃施灸。

（2）艾条灸　即将艾绒制成艾条进行施灸的方法。

（3）温针灸　是针刺与灸法并用的一种方法，是在针刺得气后留针至适当深度，在针柄上装上约 2cm 长的艾条一段，或在针尾处搓捏少许艾绒，点燃施灸，待艾燃尽后出针。

（三）注意事项

1. 严格掌握针刺角度及深度，以免刺伤内脏，孕妇腰部、下腹部禁止针刺。

2. 预防针刺异常情况的出现，进针时认真检查针体有无倒针、弯针现象。

3. 施灸时避免烫伤，如灸后出现小水疱时，无须处理，可自行吸收。如水疱较大时，可用无菌注射器抽去疱内液体，然后覆盖消毒纱布，保持干燥，防止感染。

二、推拿疗法

推拿疗法又称按摩疗法，是在中医基础理论指导下，根据病情在人体体表特定部位或穴位上，运用各种手法及某些特定的肢体活动，以调节机体生理、病理状态，从而达到防治疾病的一种方法。推拿疗法具有疏通经络、滑利关节、舒筋整骨、活血祛瘀、调整脏腑气血的功能、增强人体抗病能力等作用。

（一）操作方法

1. 一指禅推法　手握空拳，腕掌悬屈，拇指伸直，盖住拳眼，用拇指指端螺纹面或桡侧偏峰着力于体表部位，腕部放松，沉肩，垂肘，悬腕，指实掌虚，运用腕部的来回摆动带动拇指关节做屈伸运动。

2. 攘法　通过腕关节的屈伸和前臂的旋转、协调带动小指掌指关节背侧及部分小鱼际在体表部位往返滚动的手法。

3. 揉法　用大鱼际、手指或掌根在体表做环形运动，以带动皮下组织回旋运动的一种手法。

4. 摩法　手掌或手指指腹附着于一定部位，以腕关节连同前臂做缓和而协调的节律性环绕运动。

5. 擦法　用手掌的大鱼际、小鱼际或掌根紧贴皮肤，稍用力下压，进行直线来回摩擦的手法。

6. 推法　用手指、手掌或肘着力于一定部位，进行单方向直线移动的一种手法。

7. 搓法　用双手掌面夹住一定部位，相对适当用力，做快速搓揉，同时做上下往返移动。

8. 抹法　用拇指螺纹面或掌面紧贴皮肤，做上下或左右直线或弧形曲线往返移动。

9. 按法　分为指按法和掌按法。用拇指指端或指腹按压体表，称为指按法；用单掌或双掌，也可双掌重叠按压体表，称为掌按法。

10. 捏法　用手指挤捏受术部位称为捏法，分为三指捏法和五指捏法。三指捏法是用拇指与食、中两指夹住受术部位，相对用力挤压；五指捏法是用拇指与其余四指夹住受术部位，相对用力挤压。

11. 拿法　用拇指与其余四指相对用力，夹提受术部位的一种方法。

12. 点法　术者用手指的指峰或屈曲的近端指关节，或肘部尺骨鹰嘴突部按压或点击体表。

13. 捻法　用拇指、食指螺纹面捏住一定部位，同时两指相对用力搓揉，用力要缓和、持续，动作灵活、快速，不可重滞。

14. 抖法　用双手握住患者上肢或下肢远端，微用力做连续的小幅度、高频率的上下颤动，使关节有松动感。

（二）注意事项

1. 手法要做到准确、持久、有力、均匀、柔和、渗透。

2. 对初次推拿者、老年人及小孩，手法要轻柔。

3. 注意禁忌证，如肿瘤、出血性疾患，妇女月经期，孕妇腹部、腰骶部及皮肤破损处，急性传染病，结核进展期。

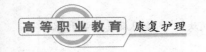

三、 拔罐法

拔罐法又称"吸筒疗法"，古代称为"角法"。是利用燃烧、抽吸等方法排除罐内空气，造成负压，使罐吸附于体表腧穴或患处产生刺激，使被拔部分的皮肤充血、瘀血，以达到治疗疾病的目的。临床常用的罐有竹罐、玻璃罐、抽气罐等。此法适用于风寒湿痹、腰背疼、胃痛、腹痛、消化不良、慢性腹泻、头痛、感冒、哮喘、痛经等。

（一）操作方法

1. 火罐法　是用在罐内燃烧排除空气，形成负压，使罐吸附在皮肤上。火罐的操作方法有闪火法、投火法、滴酒法、贴棉法。

2. 抽气法　先将抽气罐紧扣在皮肤上，用抽气筒将罐内的部分空气抽出，使之产生负压，可吸附于皮肤上。

取罐：取罐时，一手握住罐子，一手拇指或食指从罐口旁边按压一下，使空气进入罐内，罐体自然脱落。切不可用力猛拔，以免擦伤皮肤。抽气罐打开罐顶气阀即可。

（二）注意事项

1. 拔罐要选择适合的体位和肌肉丰厚的部位；要根据施罐部位选择适合的罐，操作动作要迅速。

2. 注意避免烫伤或灼伤皮肤。取罐后如果出现水疱，只要不擦破，可任其自然吸收。若水疱过大，用消毒针将水放出，再用消毒敷料覆盖。

3. 皮肤过敏、溃疡、水肿及大血管分布部位，不宜拔罐。高热、孕妇的腹部及腰骶部也不宜拔罐。

四、 其他疗法

以中医基础理论为指导的康复疗法还包括功法训练、文娱作业、情志调摄、自然沐浴康复法、饮食康复法、药物康复法等。

复习思考

1. 试述针灸疗法在康复医学中的应用。

2. 推拿疗法的治疗作用有哪些？

3. 拔罐法的注意事项有哪些？

项目五 心理治疗

【学习目标】
　　掌握常用心理治疗方法、慢性疾病及残疾的心理治疗，以及心理治疗的注意事项。

　　心理治疗（psychotherapy）又称精神疗法，是治疗者应用心理学的原则与方法，通过治疗者与被治疗者的相互关系，医治患者各种心理困扰，包括情绪、心理、认知与行为等问题。广义的心理治疗是通过使用各种方法、语言和非语言的交流方式，通过说服、支持、同情等达到相互之间的理解来改变对方的认知、信念等，从而达到排忧解难、降低痛苦的目的。狭义的心理治疗的概念专指医生给患者所采用的心理治疗技术和治疗措施等。

一、心理治疗的常用方法

（一）精神分析疗法

　　精神分析是由奥地利神经精神科医生弗洛伊德19世纪末创立的，在心理治疗发展史上具有非常重要的作用。精神分析非常重视人的无意识的心理过程，强调把无意识的心理冲突提升到意识当中，揭露了防御机制的伪装，使来访者了解症状的真正原因和真实意义，使其摆脱自身症状，重塑健康人格。精神分析疗法包括自由联想、阻抗分析、移情分析、梦的分析等。精神分析是一种深刻、冗长、花费昂贵的治疗，故其治疗范围局限。

（二）行为治疗法

　　行为学派认为，人的一切行为习惯都是通过学习而获得的。行为治疗基本原则即是采用经典条件反射、操作条件反射和社会学习理论，通过某些特殊设计的治疗程序，逐步纠正或消除来访者的病态及不良行为，建立新的行为反应。行为治疗包括系统脱敏疗法、厌恶疗法、强化疗法、冲击疗法、生物反馈法等。

（三）人本治疗法

　　人本治疗法由著名的心理学家罗杰斯于20世纪40年代建立的，是以接受治疗的当事人为中心的一种治疗方法，是人本主义的心理治疗之一。罗杰斯认为，自我实现是人性的本质，而个性自我实现境界又是不易达到的。这是因为个人的自我观念有时可能与别人的评价观念不一致。为了寻求别人赞许，不得不掩饰自我的真面目，就形成不真实的自我观念，而以心理防御机制应付心理冲突。这种个人自我观念中的冲突与矛盾，正是导致心理

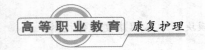

异常的自我原因。人本治疗法即协助来访者由认识自我而重建其真实的自我观念。治疗要点是以来访者为中心，重视其人格尊严，将心理治疗的过程视为治疗者为来访者设置的一种自我成长的教育机会。其治疗程序为：①掌握真实的经验。②找回失去的信心。③培养独立的人。④培养应变能力。

（四）认知疗法

心理学中的"认知"是指一个人对事物或人（包括自己和别人）的认识、看法和见解等。认知疗法及其理论于 20 世纪 60 年代出现于美国心理领域的认知学派，认为行动是脑活动的结果，是可以应用神经心理学方法研究人的感知、思维情感和动机与人脑的关系的。认知疗法就是通过改变人的认知或认知过程来达到减弱或消除情绪障碍和其他不良行为的目的。认知疗法中比较有代表性的是艾利斯的合理情绪疗法、贝克的认知治疗等。

（五）支持性心理治疗

通过治疗者对患者的指导、劝解、鼓励、安慰和疏导等方法来支持和协助患者处理问题，适应所面对的现实环境，度过心理危机的过程，称为支持性心理治疗。该方法主要针对处于震惊、否定和抑郁阶段的患者。治疗程序包括倾听、解释、指导、支持等。

二、慢性疾病及残疾的心理治疗

无论患何种疾病，当一个人觉察到自己失去健康时，就会产生某种痛苦或不适的信息。而对疾病，尤其是严重损害功能或威胁生命的疾病，任何人都不可能无动于衷，都会产生不同程度的心理反应或精神症状。

（一）急性期或新近残疾的心理治疗

1. 合理使用医疗技术和措施　要认识到只要使用合理的医疗技术和措施，患者的情况就能够改善。急性期患者较易接受暗示，自然环境和心理环境的稳定和平静与否对患者影响很大。处理时应以平静、理解、审慎和合作的态度开展工作，还要帮助亲属认识到这一点。

2. 行为治疗的基本原则　是重建新的替代行为，目的是帮助残疾者在重建的新的病房环境中生活，以提高患者的适应能力和技巧，从而追求新的康复目标。

（二）残疾认同过程中的心理治疗

在残疾者的潜意识中，康复治疗如同惩罚。惩罚是良性强化刺激的丧失或恶性刺激的开始。患者可能表现为不参与康复过程的行为，以回避他认为是惩罚的各种活动。在这个过程中，关键是建立良好的医患关系。

1. 强调有效行为　在康复治疗的开始阶段，心理治疗师应强调有效行为，要与康复护理人员一起，用积极、双向临时性强化代替自然强化。当患者获得较多的功能行为，并重新参加家庭和工作活动时，有效行为就容易为患者所采用。

2. 注意训练强度　康复训练开始时，康复护理人员应将注意力放在康复训练过程中每次训练任务的强度方面，当增加训练内容时要识别和找出什么是积极的强化刺激，并在初始阶段按1:1的比例连续实施。然后，在维持或减少强化刺激的同时，通过增加训练任务的内容，来增加预期要完成的训练量。避免强化刺激成为恶性刺激。

3. **适度调整强化**　当遇到患者出现退缩或攻击行为时，应设法减弱这种强化。一方面，康复护理人员要留意患者的日常活动，并与康复内容结合起来，以达到更好的康复疗效。另一方面还应帮助家属认识到配合完成康复计划的重要性。

（三）抑郁状态的心理治疗

抑郁是一种对不良外界刺激发生长时间的沮丧感受反应的情绪改变。后天性肢体残疾最常见的心理问题就是抑郁。脑卒中及严重脑损伤后至少有50%的患者出现抑郁。在多发性硬化、运动神经元疾病等进行性神经疾病的患者中几乎都有不同程度的抑郁。抑郁被看作是一种丧失强化刺激的状态，由于残疾发生所带来的生活方式的突然变化，患者失去了过去生活中的鼓励因素，其结果是萌生忧伤和抑郁。抑郁可只表现为情绪低落，也可出现为自杀倾向。

抑郁的治疗，除必要时应用药物外，主要依靠心理治疗。心理治疗的重点是帮助患者迅速得到鼓励因素，对患者过去从事的在住院条件下易于做到的活动进行分析，并早日向患者提供与治疗有关的操作任务，以诱发患者对强化刺激的反应。抑郁的心理治疗依赖于医患之间建立的相互理解和同情关系。信息和交谈很重要，详细解释能使患者了解自己的病情及给家庭、工作和社会带来的影响，并能挖掘出患者深层的压力，解决患者的心理问题。帮助患者做可以做的事，可以治疗忧伤和抑郁。然后让患者完成能胜任的最大训练任务，规定活动周期并弄清发生频率，识别强化刺激因素，开始时可将强化刺激安排得较紧凑些，并在执行这些计划中进行认真的监督。对抑郁十分严重，以致不能对强化刺激有反应者，可选用抗抑郁药物治疗，同时逐步给予一些与治疗有关的作业及能起到强化的临时性任务。

（四）焦虑状态的心理治疗

焦虑是对刺激产生不适当的严重和长时间的恐惧、焦急和忧虑反应的情绪和情感异常。严重疾病或损伤能使患者处于焦虑状态，偏瘫、截肢或其他影响身体稳定性的疾病能使患者产生明显的害怕跌倒心理，慢性阻塞性肺疾病、心脏功能损害可使患者产生与未来生存有关的焦虑，这些反应会进一步加重功能障碍。而焦虑几乎总是导致回避。永久性的情感基础和信念会持续加重焦虑。认知疗法能纠正这些信念，促进康复；脱敏策略和广泛的放松技术也是可以利用的；小剂量的抗抑郁药在不产生明显副作用的情况下可以产生较好的抗焦虑作用；镇静药相对安全有效，但尽可能短期使用。

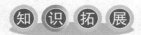

心理护理方法之环境要求

要针对患者的不同疾病特点、性格特点、心理特点等进行病房和床位的选择。例如，将积极、开朗、乐观的患者与消极、抑郁、悲观的患者安排在同一病房，或将康复迅速、成功的患者与病情反复、情绪低落的患者安排在同一病房，用一方积极的情绪去感染另一方，从而激发患者的积极心理状态。同时，还应主动与患者交流，尊重患者，善于倾听。当患者有疑问时，应积极予以解决，以建立和谐的医患沟通关系。

三、 注意事项

1. 应选择安静的房间，避免干扰。

2. 训练前应根据对患者的评定结果及上次训练的反应，制定具体训练计划。预先准备好训练用品，应尽量减少患者视野范围内的物品，避免杂乱无章。

3. 训练时康复护理人员必须真正做到以不批评、不包办代替和中立的态度对待患者。

4. 康复护理人员既要宽容患者的弱点和缺陷，又要重视和欣赏患者的长处和优点。对患者要真诚的理解、尊重和认同，得到患者的信任，与患者建立一种具有治疗一致的亲密关系。

5. 成功的治疗应重视患者今后对克服各种困难和矛盾能力的提高，要增强患者的自尊、自信、独立自主和对自己负责的意识。

复习思考

1. 广义的心理治疗是指什么？

2. 人本治疗法的治疗要点及治疗程序有哪些？

3. 心理治疗的注意事项有哪些？

项目六　文体治疗

【学习目标】

掌握太极拳的动作要领。

熟悉文体治疗的概念。

了解文体治疗包括的项目。

目前国际上对于文体治疗有几种称谓：适应性体育、娱乐疗法、体育运动疗法，我国将其称为问题疗法，也称康复体育、娱乐疗法。文体治疗是采用体育运动项目和娱乐项目作为手段对患者进行治疗的一种疗法。文体治疗在康复治疗中起到对物理治疗、作业治疗的补充和延伸作用。文体治疗在提高患者的身体功能、改善不良的心理状态、增强对生活的勇气和信心、积极参与社会活动、提高生活质量、体现自身价值等方面起到重要作用。

一、体育项目

（一）现代体育项目

主要有体操、田径、游泳、篮球、排球、足球、乒乓球、羽毛球、网球、台球、硬地滚球、盲人射门球、保龄球、射箭、举重、射击、击剑、滑雪、自行车、登山等。

（二）传统健身项目

1. 太极拳　太极拳是我国优秀的民族文化遗产，它的动作均强调以柔为主，刚柔相济。在长期的实践中，人们认识到太极拳既是一种强身健体的运动，又是一种防治疾病的手段。为了便于太极拳的推广，1956 年在杨式太极拳的基础上，删去繁难和重复的动作，选取 24 式，编成"简化太极拳"。

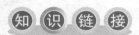
知 识 链 接

太极拳的流派

太极拳发展至今主要有陈、杨、武、吴、孙五大流派。中华人民共和国成立以后，还创编有二十四式（简化太极拳）、四十八式、八十八式、四十二式太极拳和三十二式、四十二式太极剑。太极拳虽有不同流派，但基本理论和技术是相通的，只是风格上有所区别。

（1）治疗作用　①对运动系统的作用：太极拳在练习时要求上身立身中正，下肢轻灵稳健、虚实分明、匀速缓慢，躯干含胸拔背松腰，人体重心在两腿之间不断转移。对脊柱的形态、骨骼、肌肉及关节韧带都有良好的保健作用，对维持人体灵活、柔韧、协调功能有良好的作用。②对中枢神经系统的作用：太极拳的练习要求心静体松，动作自然，行如流水，绵绵不断。无论是意念调整，还是运动控制过程，对增强中枢神经系统功能都有良好的锻炼作用。③对呼吸、循环系统的作用：练习时要求呼吸与动作相配合，且要气沉丹田。通过对呼吸的控制增强呼吸肌的肌力，改善换气功能和通气功能，增加肺活量；还能促进血液循环，改善冠状动脉血供、增加心肌供氧，达到增强心功能

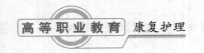
的目的。

（2）动作要领　①头部动作：虚领顶颈，舌顶上腭，微收下颚，两眼平视，眉舒面和。②躯干动作：含胸拔背，松腰敛臀。③上肢动作：沉肩坠肘，舒指坐腕。④下肢动作：圆裆松胯，活膝扣足。

2. 五禽戏　五禽戏是中国传统导引养生的一个重要功法，是由东汉末年著名医学家华佗根据中医学原理，以模仿虎、鹿、熊、猿、鸟5种动物的动作和神态编创的一套导引术。此功法首见于《三国志·华佗传》，故又称"华佗五禽戏"。

（1）治疗作用　五禽戏具有导引气血、疏通经络、调节脏腑、强身健体、延年益寿的作用。实践证明，虎戏能益肺气；熊戏能舒肝气；鹿戏能健脾气；猿戏能固肾气；鸟戏能调心气，对人体五脏均有益。本法常用于肺气肿、高血压、冠心病、脑血管病后遗症、风湿性关节炎、类风湿关节炎等的康复，也可用于抗衰老及保健。

（2）动作要领　五禽戏是一种"外动内静""动中求静"的功法。练功时要意守丹田，排除杂念；呼吸自然、平稳、均匀；动作柔和形象。虎戏要表现出威猛雄壮；熊戏要做到浑厚沉稳；猿戏要表现出敏捷好动；鹿戏要尽量做到心静体松；鸟戏要表现鸟的展翅凌云之势。五禽戏既可以单练一禽之戏，也可根据患者的需要选练几个动作。

3. 其他　如八段锦、易筋经、练功十八法等。

二、　娱乐项目

娱乐项目主要有娱乐性体育活动（包括体操、跳绳、乒乓球、羽毛球、台球、高尔夫球、保龄球、门球等）；各种游戏活动；旅行、游览（公园游玩、野营、徒步旅行、驾车郊游、自行车旅游等）；音乐（唱歌、乐器演奏、音乐欣赏等）；消遣活动（划船、骑马、飞镖、飞盘、钓鱼、放风筝等）；棋牌活动（各种棋牌、扑克、麻将等）；舞蹈（民族舞蹈、交谊舞、迪斯科等）；观赏各种比赛、节目和展览；手工制造（制陶、雕刻、剪纸等）；园艺活动（种植花木、盆景、修剪花草等）；绘画、书法等。

文体治疗的训练以促进功能改善为目的，根据疾病特点、损伤范围、损伤程度、全身功能水平、个性特点及不同时期治疗目标而制定活动，可大大提高患者的人际交往能力。

复习思考

文体治疗包括的项目有哪些？

项目七 康复工程

【学习目标】

　　熟悉假肢、矫形器、助行器、轮椅和自助具的使用。

　　康复工程（rehabilitation engineering，RE）是利用现代工程技术，对残疾者进行测量和评估，然后按照代偿或（和）适应的原则，设计和生产出能减轻残疾和改善独立生活能力的产品。康复工程是现代生物医学工程的一个重要分支。本节主要介绍矫形器、假肢、轮椅、助行器及自助具的分类、使用及注意事项。

一、矫形器

　　矫形器（orthosis）是装配于人体四肢、躯干等部位的体外器具的总称。其目的是为了预防或矫正四肢、躯干的畸形，或治疗骨关节及神经肌肉疾病并补偿其功能。矫形器的基本功能包括：稳定与支持、固定与矫正、保护与免负荷、代偿与助动。近年来，随着各种新型材料，特别是各种高温及低温热塑性板材在矫形器制作方面的广泛应用，矫形器不仅增加了许多新品种，同时也在结构、外观及作用力的合理分布等方面有了较大的改进。

　　（一）矫形器的分类

　　1. 上肢矫形器　包括肩关节外展矫形器（图3-1）、肘矫形器（图3-2）、腕手矫形器（图3-3、图3-4）、手矫形器（图3-5）等。

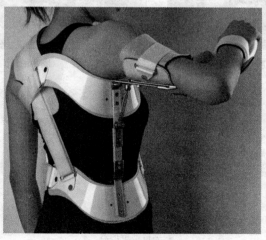

图3-1　肩关节外展矫形器

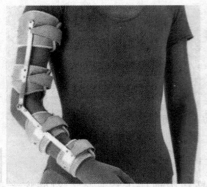
支条型肘矫形器

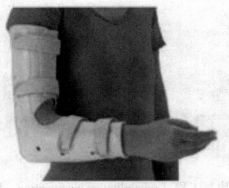
铰链型肘矫形器

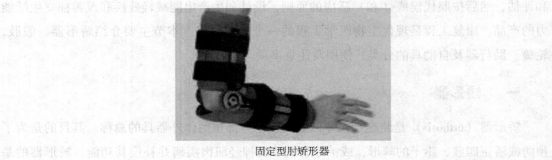
固定型肘矫形器

图3-2 肘矫形器

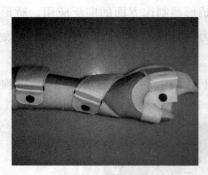
固定型腕手矫形器

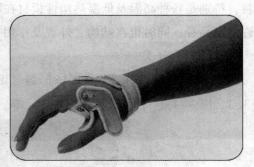
对掌矫形器

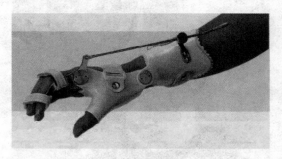
夹持型矫形器

图3-3 腕手矫形器

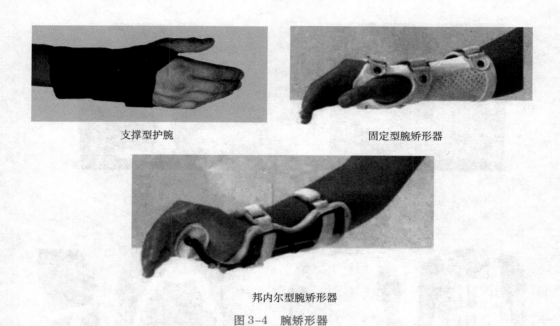

支撑型护腕　　　　　　　　　　固定型腕矫形器

邦内尔型腕矫形器

图3-4　腕矫形器

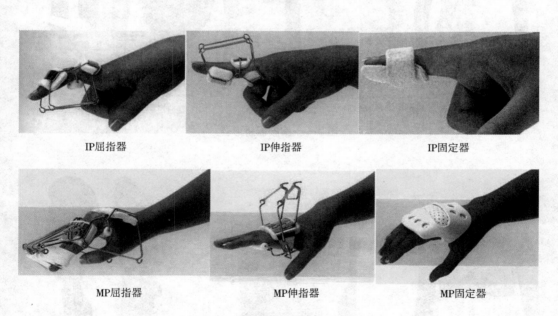

IP屈指器　　　　　　IP伸指器　　　　　　IP固定器

MP屈指器　　　　　　MP伸指器　　　　　　MP固定器

图3-5　手矫形器

2. 脊柱矫形器　包括颈矫形器（图3-6）、胸腰骶矫形器（图3-7）、腰骶椎矫形器（图3-8）等。

3. 下肢矫形器　包括膝矫形器（图3-9）、踝矫形器（图3-10）、踝足矫形器（图3-11）等。

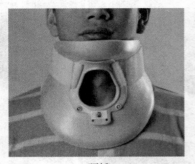
颈托

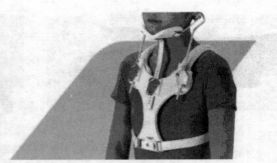
颈胸椎矫形器

图 3-6 颈矫形器

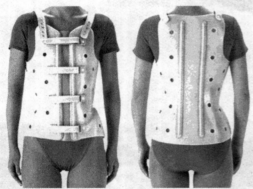
模塑夹克式胸腰骶椎矫形器

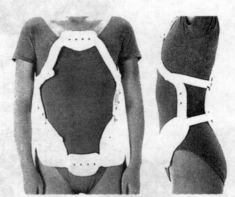
脊柱过伸矫形器

图 3-7 胸腰骶矫形器

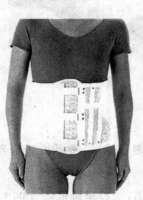
奈特型腰骶椎矫形器

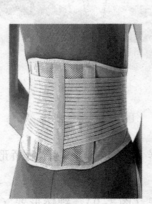
软性腰围

图 3-8 腰骶椎矫形器

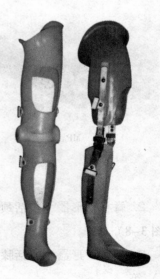
图 3-9 膝矫形器

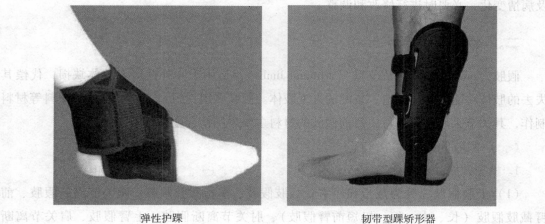

弹性护踝　　　　　　　　　　　　韧带型踝矫形器

图 3-10　踝矫形器

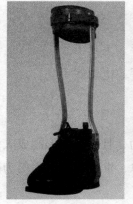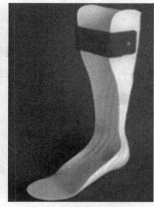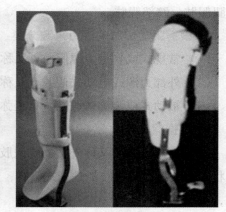

金属支条式踝足矫形器　　　　　塑料踝足矫形器　　　　髌韧带承重式踝足矫形器

图 3-11　踝足矫形器

（二）矫形器使用的注意事项

1. 初检　矫形器正式使用前，要进行试穿（初检），了解矫形器是否达到处方要求，舒适性及对线是否正确，动力装置是否可靠，并进行相应的调整。然后，教会患者如何穿脱矫形器，如何穿上矫形器进行一些功能活动。

2. 终检　训练后，再由专业人员负责检查矫形器的装配是否符合生物力学原理，是否达到预期的目的和效果，了解患者使用矫形器后的感觉和反应，这一过程称为终检。终检合格后方可交付患者正式使用。

（三）随访

对需长期使用矫形器的患者，应每 3 个月或半年随访 1 次，以了解矫形器的使用效果及病情变化，必要时进行修改和调整。

二、假肢

假肢（prosthesis）也称义肢（artificial limbs），是用于弥补截肢者肢体缺损，代偿其失去的肢体功能而专门制造、装配的人工肢体。假肢多用铝板、木材、皮革、塑料等材料制作，其关节采用金属部件，目前假肢的材料主要采用钛合金和碳素纤维。

（一）假肢的分类

1. 根据截肢部位分类

（1）上肢假肢　分为截指和经掌骨截肢假肢、掌指截肢假肢、腕关节离断假肢、前臂截肢假肢（长、中、短、极短前臂假肢）、肘关节离断假肢、上臂假肢、肩关节离断假肢。

（2）下肢假肢　分为足部截肢假肢、踝关节离断假肢、小腿假肢、膝关节离断假肢、大腿假肢、髋部假肢。

2. 根据驱动假肢的动力来源分类

（1）常规式或自身力源假肢　又称内动力假肢，包括机械假手、工具手。

（2）外部力源或电动式假肢　又称外动力假肢，包括肌电假手、电动假手。

（3）被动式或装饰式假肢　只是弥补外观的缺陷。

3. 根据假肢结构分类

（1）壳式假肢　又称外骨骼式假肢，是由壳体承担假肢的外力，且壳体外形制成人体形状的假肢。传统假肢都是壳式假肢，这种假肢的特点是结构简单、重量轻，但表面为硬壳，易损伤衣裤。

（2）骨骼式假肢　又称内骨骼式假肢，其结构与人体肢体相似，由位于假肢内部的连接管或支条等承担外力，外部包裹用泡沫塑料等软材料制成的整形装饰套。

4. 根据安装时间分类

（1）临时假肢　用临时接受腔和假肢的一些其他基本部件装配而成的简易假肢，一般用于截肢的早期康复，促进残肢定型之用。

（2）正式假肢　为正常长期使用而制作的完整假肢。

5. 根据假肢的主要用途分类

（1）装饰性假肢　如装饰性假手足、假指（趾）。

（2）功能性假肢　既有假肢外形，又能代偿部分肢体功能的假肢。

（3）作业性假肢　一般没有肢体外形，主要用于代偿肢体功能，以辅助截肢者完成某些特定作业的假肢。

（4）运动性假肢　辅助截肢者参加各种残疾人运动的专用假肢。

6. **组件式假肢** 组件式假肢是由单元化标准组件组装而成的假肢。这类产品为工业化大生产，组装假肢方便、快捷，产品质量好，价格相对也低，也便于维修，是现代假肢发展很快的品种。

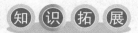

廖智：感谢生命的美好

廖智，是绵竹汉旺镇的一名舞蹈老师。5·12汶川地震中，她失去了婆婆和女儿，失去了双腿。但灾难并没有击垮她，她戴着假肢依旧跳舞。在一次舞蹈表演中，她的假肢飞出。于是，她梦想着能有可以跳舞的假肢。偶然的机会，她帮助了来震区的美国人，半年后，他们带廖智到美国安装了可以跳舞的假肢。这个假肢虽然可以跳舞，但练习使用的过程非常艰难，但她没有放弃，克服了一切困难。终于，廖智再次站了起来，重新成为一名舞者。

（二）假肢使用的注意事项

1. **评估和诊疗** 配置假肢前的患者评估和诊疗包括评估截肢前的功能状态，找出潜在影响康复的骨骼肌肉、神经系统和心肺疾病，确定可用的社会支持网络，以及了解患者的目标和期望。对患者及家庭进行截肢后果教育和有步骤地进行假肢康复，将帮助患者减轻对未来的恐惧。

2. **临时假肢和正式假肢** 假肢通常分为临时假肢和正式假肢两个阶段。临时假肢促进残肢定型；当残肢定型时，正式假肢能满足截肢者的需求。安装下肢假肢者需要在物理治疗师的指导下进行一段时期的步态训练。上肢假肢与下肢假肢相比，更多的是要了解安装上肢假肢者的职业和爱好需求。

（三）随访

在最初的6~18个月期间，大部分截肢者的残肢体积将持续减少，导致假肢接受腔过大。在此期间，应经常回访，适当修改假肢接受腔。当残肢体积足够稳定并且患者已经很好地适应了假肢，每年1次的临床回访是适合的。对于一名新的上肢截肢者来说，常规的随访在假肢配发之后的最初4~6周进行，随后每2~6个月1次，直到配置正式假肢。如果一具正式假肢在临床上稳定使用，应每年1次随访或者出现问题就要去随访。从平均使用情况来看，一具假肢在更换之前可以使用3~5年。接受腔要比假肢其他部件更换得更为频繁。

三、助行器

助行器（walking aids）是辅助人体支撑体重、保持平衡和行走的工具。助行器的主要作用是步行中辅助身体平衡，减少下肢承重，缓解疼痛，改善步态，改进步行功能。

（一）助行器的种类

1. 杖 根据结构和使用方法，可将杖分为手杖、前臂杖、腋杖和平台杖 4 大类，每一类又包括若干类（图 3-12）。

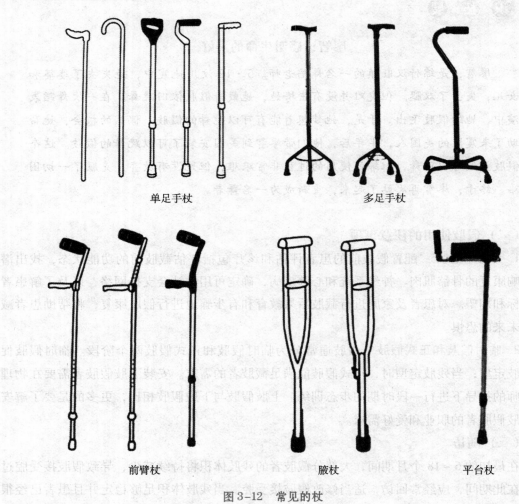

单足手杖   多足手杖

前臂杖   腋杖   平台杖

图 3-12 常见的杖

（1）手杖 ①单足手杖：适用于无力时的辅助支撑，用来稳定关节，缓解疼痛；在平衡受损时，用来加宽步行的基底，保护软弱的骨或受损的关节等。②多足手杖：包括三足手杖和四足手杖，其支撑面积大，稳定性好。适用于平稳能力欠佳，用单足手杖不能安全行走的患者。

（2）前臂杖 是一种带有立柱、一个手柄和一个向后倾斜的前臂支架的拐杖，其立柱的长度和手柄的位置是可以调节的。适用于握力差、前臂力量较弱、平衡严重受累的患者。

（3）腋杖　可靠稳定，具有较好的减轻下肢负重和保持身体平衡的作用。适用于下肢骨折、下肢双侧功能不全、双髋石膏固定患者。

（4）平台杖　又称类风湿拐，是一种带有一个特殊设计的手柄和前臂支撑支架的拐杖。适用于下肢单侧或双侧无力而上肢的腕、手又不能承重的患者，如类风湿关节炎，上、下肢均有损伤者。

2. 步行器　步行器也称为助行架，包括以下几种（图3-13）。

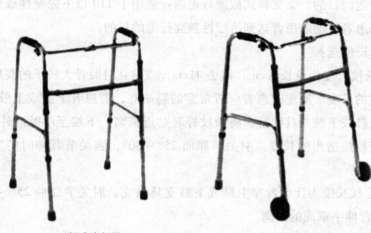

框式步行器　　　　　　　　　　两轮步行器

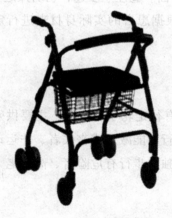
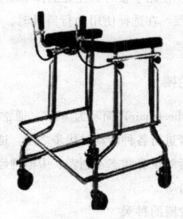

四轮步行器　　　　　　　　　　平台式步行器

图3-13　常见的步行器

（1）框式步行器　是一种三边形（前面和左右两侧）的金属框架，是步行器中最简单的形式，有的带有铰链结构，称为交互式助行架。

（2）轮式步行器　轮式步行器带脚轮，行走时助行架始终不离开地面，分为两轮式、三轮式、四轮式。其中，四轮助行架操作灵活，分为四轮均可转动和前轮转动、后轮固定位置两种形式。

（3）平台式步行器 是一种带有轮子、前臂托或台的助行支架。

（4）截瘫行走器 是根据钟摆工作原理而设计的一类行走器，适用于颈椎以下损伤的截瘫患者，需要根据患者的情况定做。根据损伤阶段又分为两种：①铰链式截瘫行走器：适用于 T10 或以下损伤导致的完全性截瘫或部分高位不完全性截瘫患者，辅助截瘫患者达到治疗性独立行走的目的。②交替式截瘫行走器：适用于 T10 以下完全性或更高节段的不完全性脊髓损伤患者，辅助患者达到治疗性独立行走的目的。

（二）杖的长度选择

1. 腋杖 腋杖长度为身长（cm）减去 41cm，或站立时股骨大转子的高度即为把手的位置，也是手杖的长度。测定时患者应着常穿的鞋站立，若患者下肢或上肢有短缩畸形，也可让患者穿上鞋或下肢支具仰卧，将腋杖轻轻贴近腋窝。下端至小趾前外侧 15cm 与足底平齐处即为腋杖最适当的长度。肘关节屈曲 25°～30°，腕关节背伸时的掌面即为把手部位。

2. 手杖 手杖长度为让患者穿上鞋或下肢支具站立，肘关节屈曲 25°～30°，小趾前外侧 15cm 处至背伸手掌面的距离。

（三）助行器使用的注意事项

1. 杖 ①使用手杖时要注意选择平坦宽敞的路面。②注意步速，切勿操之过急。

2. 助行器 在选择使用助行器具时，一定要根据患者的实际身材来进行定做，使用时要注意安全。

四、轮椅

轮椅（wheelchair）简写为 W/C，通常是指带有行走轮子的座椅，主要供残疾人或其他行走困难者进行各种活动时代步之用。适用于步行功能减退或丧失者、非运动系统本身的疾病但步行对全身状态不利者、中枢神经疾患使独立步行有危险者、高龄老人步履困难易出现意外者等。

（一）轮椅的种类

轮椅分为普通轮椅、电动轮椅和特形轮椅 3 类。普通轮椅适合于脊髓损伤、下肢伤残、颅脑疾患、年老、体弱、多病者。特形轮椅是根据乘坐轮椅者残存的肢体功能及使用目的从普通轮椅中派生出来的，常用的有站立式轮椅、躺式轮椅、单侧驱动式轮椅、电动式轮椅、竞技用轮椅等（图 3-14）。

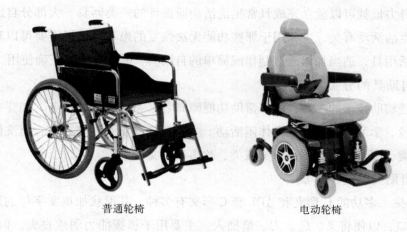

普通轮椅   电动轮椅

图 3-14　轮椅

（二）轮椅的使用方法

1. **自己操纵轮椅**　①向前推时，先将刹车松开，身体向后坐下，眼看前方，双上肢后伸，稍屈肘，双手紧握轮环的后半部分。推动时，上身前倾，双上肢同时向前推并伸直肘关节，当肘完全伸直后，放开轮环，如此重复进行。②对一侧肢体功能正常，另一侧功能障碍（如偏瘫）或一侧上、下肢骨折者，可利用健侧上、下肢同时操纵轮椅。方法如下：先将健侧脚踏板翻起，健足放在地上，健手握住手轮。推动时，健足在地上向前踏步，与健手配合，将轮椅向前移动。③上斜坡时，保持上身前倾，重心前移，否则容易发生轮椅后翻。

2. **他人操纵轮椅**　①沿石阶下马路或下一级台阶时：让轮椅后方先下，以免前方先下时轮椅前倾，使患者向前跌出。然后协助者握牢把手，脚踏轮椅后下方两侧的任一倾斜杆，使轮椅后倾，缓慢地降低靠背，拉轮椅向后缓缓地同时降落到地面上。②沿石阶上马路或上一级台阶时：让轮椅前轮先上，首先轮椅前轮靠近石阶或台阶，协助者握牢把手，脚踏倾斜杆，翘起前轮，再往前推，将前轮落在上一级石阶或台阶上，然后再推上后轮。③越过门槛：方法与上台阶时相仿，让翘起的前轮越过后再越后轮。④上下一段楼梯：需两人协助，一人紧握靠背上方的把手，另一人面对患者，双手分别从前部握患者扶手前部的下方，一次一级地上下。每上下一级，让椅子的后轮保持平衡，再进行另一级，两人动作要协同。⑤其他：推轮椅时不能跑，也不能不看前方，应先看好路面情况再推，对躯干不稳的患者应系好安全带。

（三）轮椅使用的注意事项

使用轮椅前，要先检查轮椅安全装置是否完好；高位截瘫患者在使用轮椅时，要有专人看护，避免发生意外。

五、自助具

自助具（self help devices）是利用患者残存功能，在不需要借助外界能源的情况下，单靠患者自身力量就可以独立完成日常生活活动而设计的一类器具。大部分自助具与上肢功能和日常生活活动有关，主要用于那些功能无法恢复的患者。根据需要可以利用患者现有的日常生活用具，适当加以改造制作成简单的自助具，并指导患者正确使用。

（一）自助具的分类

自助具是辅助技术的一种，用于帮助功能障碍者来完成每天的任务，如穿衣戴帽、步行或控制环境、学习、工作或从事休闲活动。主要包括进食类、穿衣类、梳洗修饰类、取物类、沐浴类、阅读书写类、通讯交流类、炊事类、文娱类等。

（二）自助具的使用方法

1. **C形夹**　多功能C形夹和ADL套C形夹有多种，其形状如英文字母的形状，套口有一V形缺口，以便将叉、匙、刀、笔插入。主要用于抓握能力弱或丧失，但前臂旋前、旋后和腕的功能尚好者。

2. **进食类自助具**　进食类自助具如弹性筷子，把手加粗、加长的叉、匙，弯曲成角的匙、叉，多功能叉、匙，碟挡和杯类，带吸管夹及吸管的杯子，特殊类型的刀具等。适用于手功能受限的患者。

3. **厨房自助具**　厨房自助具如切菜板带有竖直向上的钉子，用于固定蔬菜如土豆、洋葱等；刷柄固定在吸盘上的刷子，应用时将杯口向下套入刷中转动，即可刷洗杯子等。适用于仅一手有功能的患者。

4. **个人卫生自助具**

（1）**洗脸、刷牙、梳头**　如要拧毛巾可将毛巾绕在水龙头上，用健手拧干；清洗假牙或手指，可用带有吸盘的毛刷，固定在洗手池边，操作起来很方便；或是手柄延长及弯曲成角的梳子或镜子。

（2）**修剪指甲**　可将指甲刀改造，利用患手的粗大运动即用手掌或肘按压指甲刀给健手剪指甲。

（3）**更衣类**　系扣器；穿衣棒，棒端有"L"形钩；拉锁环，以便手指抓捏功能不佳的患者将手指伸入环内即可拉动拉锁；穿袜自助器，将袜子翻卷向上套入自助器外，将脚伸入自助器内，向上抽出自助器，袜子即套在脚上。

（4）**入浴类**　对于沐浴困难者，可备用专用沐浴椅或沐浴床，患者借助水温控制阀用单手操作带有软管的笼头自己沐浴，洗澡时可用健手持毛巾或用带长柄的海绵刷擦后背。如没有专用沐浴椅，浴缸中应放置防滑垫，池内外附有牢固的扶手。

5. **取物类自助具**　常用的如拾物器，其一端为手枪柄状或握把状，另一端为张开口的夹子，扣动手枪柄（或）握紧两个握把时，另一端的夹子即闭合，可以抓取需要的物品。

6. **阅读书写类自助具**　如翻页器、打字自助器（敲键杖）、持笔器、增重笔、床上阅读器等。

7. **通讯交流类自助具**　带 C 形夹的电话，用于抓握困难者，若同时利用打字自助具可完成按键（或拨号）动作；说话声音小者，可采用语音放大器；完全性失语者可利用交流板、低技术的语音输出系统和高端的语音合成器等进行交流。

8. **视力缺损辅助自助具**　视力缺损辅助自助具如阅读用的手持放大镜、大字印刷品、高对比色的文本等。用于辨别方向的风铃、娱乐活动中用带有声音的球类和体育器械等。对视力缺损者的高技术解决包括一台电脑及带有语言合成器和读屏软件的成套设备，读屏软件能把文本、软件菜单及其他写在电脑屏幕上的信息转变为较大的声音，以便使视力差而不能阅读者能听到。对于一些有视觉能力者来说，屏幕放大软件对操作电脑是有用的。

9. **学习和认知辅助技术**　对于那些有学习功能障碍者，目前有许多专门设计的软件程序供其使用。例如，当打一个单字的首个或前几个字母的时候就能预知拼写的单字或短语（如软件 Writer）。还有一些提供突出显示的文本和语音输出，使患者能听到正在电脑上生成的单字。最新的技术开发包括手持式个人数字助理 PDAs。

10. **听力辅助技术**　对耳聋或听力困难者，助听器和 FM 无线调频系统用于促进听觉输入和语音输出。其他类型的自助器具可提供听觉信号的视觉表现，如用闪光来提示一种警报（火灾、大雷雨），提示电话铃声或提示某人在门外。最新的适应产品是电脑辅助翻译。

11. **人体工程学和预防继发性损伤的辅助技术**　对许多功能障碍者来说，使用计算机会增加继发性损伤的机会，如键盘、电脑桌、工作台、座椅等，并不总是与操作者的身体相配。当有功能障碍者（或一些没有功能障碍者）维持不适当的姿势，长时间做同样的动作，可能会发生损伤。解决方案包括升高或降低椅子或桌子来适配；工作中要适当休息，休息时间要起身活动或做不同的事情；腰和其他部分要支撑，还要专门设计人体工学键盘及其他的辅助技术。

12. **日常生活的电子辅助器具**　日常生活的电子辅助器具（EADLs）也可以描述为环境控制单元，对环境设施提供替代控制，从而改善日常生活的独立性。它主要用于家庭，但也能用于工作环境和学校。

（三）自助具使用的注意事项

在使用自助具前，应先对患者进行必要的训练，可从日常生活开始。自助具使用一段时间后要对其进行评估，必要时进行调整和更换。

复习思考

1. 根据康复医学工程的概念，你能设计出哪些对功能障碍患者有帮助的康复器具？
2. 对于偏瘫恢复期的老年患者如何指导其利用拐杖步行和上下楼梯？
3. 阐述自助具的分类和使用。

模块四

常用康复护理技术

项目一　康复环境指导

【学习目标】

熟悉康复环境要求及康复设施。

　　环境是指影响机体生命和生长的全部外界条件和机体内部因素的总和，包括内环境和外环境。内环境是指人体细胞所处的环境，包括生理和心理环境；外环境是指围绕着人类的空间及其中可以直接或间接影响人类生存和发展的各种物理环境因素与社会环境因素的总和，即通常所说的环境。良好的环境能够给患者的身心状态带来有益的影响，从而促进患者康复。对于康复对象而言，无障碍环境的建设尤为重要。

　　无障碍环境指的是一个既可通行无阻又易于接近的理想环境，包括物质环境、信息和交流的无障碍。物质环境无障碍主要是要求：城市道路、公共建筑物和居住区的规划、设计、建设应方便残疾人通行和使用，如城市道路应满足坐轮椅者、拄拐杖者通行和方便视力残疾者通行，建筑物应考虑出入口、地面、电梯、扶手、厕所、房间、柜台等设置残疾人可使用的相应设施和方便残疾人通行等。信息和交流的无障碍主要是要求：公共传媒应使听力、言语和视力残疾者能够无障碍地获得信息，进行交流，如影视作品、电视节目的字幕和解说，电视手语，盲人有声读物等。物质环境的无障碍是无障碍环境建设中一个首先要解决的问题。国际上对于物质环境无障碍的研究可以追溯到 20 世纪 30 年代初，我国最早提出无障碍设施建设的时间是 1985 年 3 月。2012 年 8 月 1 日，国务院颁布的《无障碍环境建设条例》开始施行。2012 年 9 月 1 日，住房和城乡建设部、国家质检总局联合发布的修订后的《无障碍设计规范》（GB50763-2012）国家标准正式实施。

　　康复环境指导应首先收集所有相关资料，从患者的角度出发进行推理和思考，综合考虑物理环境、社会环境、文化因素，把握患者及与之相关人员将来生活的基本要素，形成一个患者在改造环境后的生活整体观，从而制定具体的环境改造方案，保证患者最大限度的功能水平。我国《无障碍设计规范》（以下简称规范）对于医疗康复建筑包括综合医院、专科医院、疗养院、康复中心和其他所有与医疗、康复有关的建筑物制定了相应的规定。

一、 医院及病房的康复环境指导

1. 无障碍通道

　　（1）宽度　①轮椅及行人双向通行通道宽度不应小于120cm。②双向轮椅通行通道宽度不宜小于150cm。③轮椅单向通行通道宽度不应小于90cm。

　　（2）建筑要求　①无障碍通道应连续，其地面应平整、防滑、反光小或无反光，不宜设置厚地毯。②无障碍通道上有落差时，应设置轮椅坡道。③室外通道上的雨水箅子的孔洞宽度不应大于15cm。④固定在无障碍通道的墙、立柱上的物体或标牌距地面的高度不应小于200cm，如小于200cm时，探出部分的宽度不应大于10cm，如突出部分大于10cm，则其距地面的高度应小于60cm。⑤斜向的自动扶梯、楼梯等下部空间可以进入时，应设置安全挡牌。

2. 无障碍门

　　（1）弹簧门和玻璃门　不应采用力度大的弹簧门和玻璃门。当采用玻璃门时，应有醒目的提示标志，门把手安装的高度为距地面85～90cm处，应低于一般门所安装的高度。门把手或锁可为杠杆式，门锁最好为按压式，可减少用力，方便患者开启。有条件的医院可设置自动开关门装置。

　　（2）自动门　自动门开启后通行净宽度不应小于100cm。

　　（3）平开门、推拉门、折叠门　开启后的通行净宽度不应小于80cm。有条件时，不宜小于90cm。

　　（4）门扇内外　在门扇内外应留有直径不小于150cm的轮椅回转空间。

　　（5）墙面　在单扇平开门、推拉门、折叠门的门把手一侧的墙面，其宽度不应小于40cm。

　　（6）门扇　平开门、推拉门、折叠门的门扇应设距地面90cm的把手，宜设视线观察玻璃，并宜在距地面35cm范围内安装护门板。

　　（7）门槛　门槛高度及门内外地面高差不应大于15cm，并以斜面过渡。

　　（8）无障碍通道　无障碍通道的门扇应便于开关。

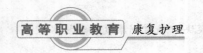

（9）色彩　门宜与周围墙面有一定的色彩反差，方便识别。

3. 扶手

（1）扶手高度　无障碍单层扶手的高度应为 85～90cm，无障碍双层扶手的上层扶手高度应为 85～90cm，下层扶手高度应为 65～70cm。

（2）扶手连贯性　扶手应保持连贯，靠墙面的扶手的起点和终点处应水平延伸不小于 30cm 的长度。

（3）扶手末端　应向内拐到墙面或向下延伸不小于 10cm，栏杆式扶手应向下呈弧形或延伸到地面上固定。

（4）扶手内侧与墙面的距离　不应小于 4cm。

（5）扶手直径或截面　扶手应安装坚固，形状易于抓握，扶手的直径应为 3.5～5cm。

（6）扶手的材质　宜选用防滑、热惰性指标好的材料。

4. 出入口　应设置平坡出入口，出入口的地面坡度不应大于 1：20，当场地条件比较好时，不宜大于 1：30。同时设置台阶和轮椅坡道的出入口。

5. 轮椅坡道

（1）坡形　轮椅坡道宜设计成直线形、直角形或折返形。

（2）宽度　净宽度不应小于 100cm，无障碍出入口的轮椅坡道净宽度不应小于 120cm。

（3）高度　高度超过 30cm 且坡度大于 1：20 时，应在两侧设置扶手，坡道与休息平台的扶手应保持连贯，扶手应符合有关规定。轮椅坡道的最大高度和水平长度应符合相关规定。

（4）坡面　坡面应平整、防滑、无反光。

（5）长度　轮椅坡道起点、终点和中间休息平台的水平长度不应小于 150cm（表 4-1）。

（6）安全措施　轮椅坡道临空侧应设置安全阻挡措施；轮椅坡道应设置无障碍标志，且无障碍标志应符合有关规定。

表 4-1　轮椅坡道的最大高度和水平长度

坡度	最大高度（m）	水平长度（m）
1：20	1.2	24
1：16	0.9	14.4
1：12	0.75	9
1：10	0.6	6
1：8	0.3	2.4

6. 无障碍楼梯

（1）无障碍楼梯数量　同一建筑内应至少设置 1 部无障碍楼梯。

（2）无障碍楼梯标准　①宜采用直线形楼梯。②公共建筑楼梯的踏步宽度不应小于

28cm，踏步高度不应大于16cm。③不应采用无踢面和直角形突缘的踏步。④宜在两侧均做扶手。⑤如采用栏杆式楼梯，在栏杆下方宜设置安全阻挡措施。⑥踏面应平整防滑或在踏面前缘设防滑条。⑦距踏步起点和终点25～30cm宜设提示盲道。⑧踏面和踢面的颜色宜有区分和对比。⑨楼梯上行及下行的第一阶宜在颜色或材质上与平台有明显区别。

7. 无障碍电梯

（1）候梯厅　①候梯厅深度不应小于多台梯中最大轿箱深度，且不宜小于150cm，公共建筑及设置病床梯的候梯厅深度不宜小于180cm。②呼叫按钮高度为90～110cm。③电梯门洞的净宽度不宜小于90cm。④电梯出入口处宜设提示盲道。⑤候梯厅应设电梯运行显示装置和抵达音响。

（2）轿厢　①轿厢门开启的净宽度不应小于80cm。②在轿厢的侧壁上应设高90～110cm带盲文的选层按钮，盲文宜设置于按钮旁。③轿厢的三面壁上应设高85～90cm扶手，扶手应符合相关规定。④轿厢内应设电梯运行显示装置和报层音响。⑤轿厢正面高90cm处至顶部应安装镜子或采用有镜面效果的材料。⑥轿厢的规格应依据建筑性质和使用要求的不同而选用。最小规格为深度不应小于140cm，宽度不应小于110cm；中型规格为深度不应小于160cm，宽度不应小于140cm；医疗建筑与老人居住的建筑宜选用病床专用电梯。⑦电梯位置应设无障碍标志。

8. 低位服务设施

（1）设置地点　诊区、病区的护士站、公共电话台、查询处、饮水器、自助售货处、服务台等应设置低位服务设施。

（2）标准　①低位服务设施表面距地面高度宜为70～85cm，其下部宜至少留出宽75cm、高65cm、深45cm，供乘轮椅者膝部和足尖部移动的空间。②低位服务设施前应有轮椅回转空间，回转直径不小于150cm。

9. 无障碍厕所（图4-1～图4-4）　面积不应小于4m²，位置宜靠近公共厕所，应方便乘轮椅者进入和进行回转，回转直径不小于150cm；当采用平开门，门扇宜向外开启，如向内开启，需在开启后留有直径不小于150cm的轮椅回转空间；门的通行净宽度不应小于80cm，平开门应设高90cm的横扶把手，在门扇里侧应采用门外可紧急开启的门锁；地面应防滑，不积水；内部应设坐便器、洗手盆、多功能台、挂衣钩和呼叫按钮；厕位内应设坐便器，厕位两侧距地面70cm处应设长度不小于70cm的水平安全抓杆，另一侧应设高140cm的垂直安全抓杆；无障碍洗手盆的水嘴中心距侧墙应大于55cm，其底部应留出宽度不小于85cm、高度不小于70cm、深度不小于40cm，供乘轮椅者膝部和足尖部移动的空间，并在洗手盆上方安装镜子；水龙头宜采用杠杆式水龙头或感应式自动出水方式；多功能台长度不宜小于70cm，宽度不宜小于40cm，高度宜为60cm；安全抓杆应安装牢固，直径应为 3～4cm，内侧距墙不应小于 5cm，挂衣钩距地高度不应大于 120cm；在坐便器旁的墙面上应设高 40～50cm 的救助呼叫按钮；入口应设置无障碍标志，无障碍标志应符合有关规定。

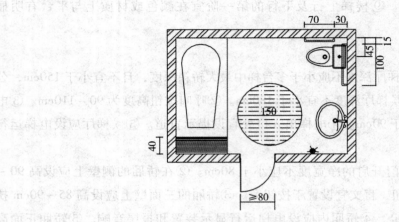

图 4-1　无障碍盆浴式洗手间（单位：cm）

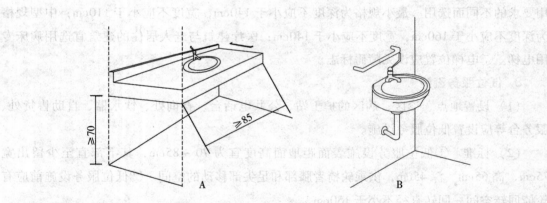

图 4-2　无障碍式洗手台（单位：cm）

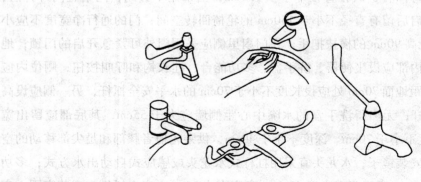

图 4-3　水龙头

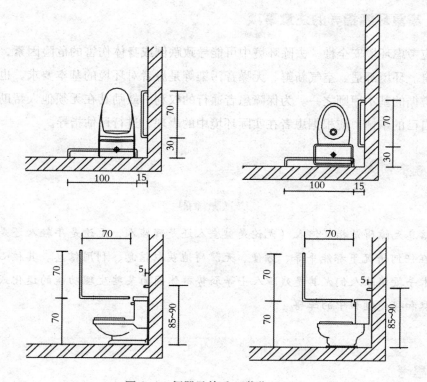

图4-4　便器及扶手（单位：cm）

10. 无障碍标志　在有康复建筑的院区主要出入口处，宜设置盲文地图或供视觉障碍者使用的语音导医系统和提示系统，供听力障碍者需要的手语服务及文字提示导医系统。

11. 其他　院区室外的休息座椅旁，应留有轮椅停留空间；儿童医院的门诊部、急诊部和医技部，每层宜设置至少一处母婴室，并靠近公共厕所；挂号处、收费处、取药处应设置文字显示器及语言广播装置和低位服务台或窗口；候诊区应设轮椅停留空间。

二、 浴室的康复环境指导

1. 无障碍淋浴间　无障碍淋浴间的短边宽度不应小于150cm；浴间坐台高度宜为45cm，深度不宜小于45cm；淋浴间应设距地面高70cm的水平抓杆和高140～160cm垂直抓杆；淋浴间内淋浴喷头的控制开关高度距地面不应大于120cm；毛巾架的高度不应大于120cm。

2. 无障碍盆浴间　在浴盆一端设置方便进入和使用的坐台，其深度不应小于40cm；浴盆内侧应设高60cm和90cm的两层水平抓杆，水平长度不小于80cm；洗浴坐台一侧的墙上设高90cm、水平长度不小于60cm的安全抓杆；毛巾架的高度不应大于120cm。

三、 康复环境指导的注意事项

首先应考虑环境安全性，去除环境中可能导致跌倒或身体伤害的危险因素，确保患者的使用安全。环境舒适、空气新鲜、无噪音污染等是患者对环境的基本要求，也是康复环境指导时遵循的基本原则之一。为保障患者通行的权利，鼓励其在无须他人帮助的情况下独立完成自己的事情。应根据患者在实际环境中的表现，进行评估指导。

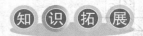

信息无障碍

信息无障碍是指任何人（无论是健全人还是残疾人，无论是年轻人还是老年人）在任何情况下都能平等、方便、无障碍地获取信息、利用信息。其核心是利用技术手段消除人们尤其是残障人士等弱势群体因为某些生理功能的退化或丧失在获取和接受过程中的障碍。

复习思考

1. 何谓无障碍环境？
2. 低位服务设施的设置地点有哪些？
3. 无障碍通道的建筑要求是什么？

项目二 排痰、呼吸训练

【学习目标】
掌握排痰、呼吸训练的常用方法。
熟悉排痰、呼吸训练的目的及注意事项。

一、排痰训练

【概述】

咳嗽是一种防御反射，当呼吸道黏膜的咳嗽感受器受到刺激时，引起的一种呈突然、爆发性的呼吸运动，以清除气道分泌物。无效的咳嗽只会增加患者的痛苦和体力的消耗，加重呼吸困难和支气管痉挛。咳痰是借助支气管黏膜上皮的纤毛运动、支气管平滑肌的收缩及咳嗽反射，将呼吸道分泌物经口腔排出体外。一旦咳嗽反射减弱或消失，可引起肺不张和肺内感染，甚至因窒息而死亡。排痰技术的目的是促进呼吸道分泌物的排出，保持呼吸道通畅，减少反复感染的发生。排痰技术主要包括有效咳嗽、辅助咳嗽技术、体位引流、胸部叩击、振动、机械吸痰等方法。

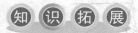

气道清除系统

气道清除系统包括气动脉冲发生器、空气软管、充气背心。气动脉冲发生器可以对充气背心进行快速充气和放气，以缓慢压缩和释放胸壁，在肺中产生气流。这个过程与咳嗽类似，它朝着大气道的方向移动黏液，在大气道中可以通过咳嗽将黏液清除。这种气道清除治疗称为高频率胸壁振荡。

【主要技术】

排痰训练主要康复护理技术包括有效咳嗽、辅助咳嗽技术、体位引流、胸部叩击、胸部振动、机械吸痰等。

1. **有效咳嗽** 有效咳嗽的作用在于加大呼气压力，增加呼气气流流速，提高咳嗽效率。适用于神志清醒、一般状况良好、能主动配合的患者。其方法是：患者尽可能取坐位，双足着地，身体稍向前倾，双手环抱一个枕头，有助于膈肌上升。嘱患者做几次腹式呼吸，在深吸气末屏气，然后缩唇缓慢均匀地用口呼气。再深呼吸后屏气3～5秒，身体向前倾，然后进行2～3次爆发性短促有力的咳嗽，将痰液咳出。咳嗽时收缩腹肌，或指导患者用手按压上腹部，帮助咳嗽，有效咳出痰液。

2. **辅助咳嗽技术** 主要适用于腹部肌肉无力、不能引起有效咳嗽的患者，以及胸、腹部手术后，不敢进行有效咳嗽的患者。让患者仰卧于硬板床或坐在有靠背的椅子上，面对着康复护理人员。康复护理人员的手置于患者肋骨角处，嘱患者深吸气，并尽量屏住呼吸。当患者准备咳嗽时，康复护理人员的手向患者腹部内上用力推，帮助患者快速呼气，引起咳嗽。手术后患者，康复护理人员双手从伤口两侧向伤口方向按压，防止咳嗽造成对局部伤口的牵拉。患者应进行爆发性短促有力的咳嗽，将痰液咳出。

3. **体位引流** 体位引流是利用重力作用使肺、支气管内分泌物排出体外，并根据肺段解剖采取不同的引流体位（图4-5）。将病变位于高处，使引流支气管的开口方向向下，以消耗少量的能量而高效率地排痰；也可通过改变床的倾斜度、垫枕头或木架等实现。本法适用于气道分泌物多且不易咳出的患者，如慢性支气管炎、支气管扩张、肺脓肿等患者。此方法禁用于有严重高血压、心力衰竭、高龄、极度衰弱、意识不清的患者。

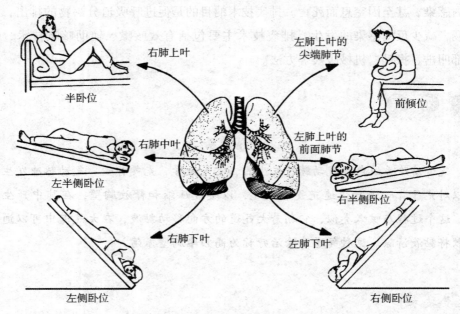

图 4-5　体位引流（顺位排痰）示意图

根据不同的引流部位，所采取的体位如下。

（1）引流右肺上叶，取半卧位。

（2）引流右肺中叶，取左半侧卧位，头低 30°。

（3）引流右肺下叶，取左侧卧位，头低 45°。

（4）引流左肺上叶尖后段，取前倾位。

（5）引流左肺上叶舌叶段，取右半侧卧位，头低 30°。

（6）引流左肺下叶，取右侧卧位，头低 45°。

引流开始时可适当变动体位，稍抬高或放低上身，以增减侧卧位的俯仰角度，找到引流的最佳位置。引流同时配合拍背及腹式呼吸，可使排痰的效果更佳。进行体位引流的次数根据分泌物多少而定，分泌物少者，每天上、下午各引流 1 次；分泌物多者，每天引流 3~4 次。引流宜在两餐之间进行，每次引流时间 5~10 分钟，可逐渐增加到每次 15~30 分钟，不宜时间过长，以免疲劳。引流期间鼓励患者咳嗽，痰液黏稠不易排出者，可先雾化吸入或用祛痰药，如氯化铵、溴己新等以稀释痰液。引流完毕后给予漱口，然后记录排出的痰量及性质，必要时送检。

4. **胸部叩击**　通过胸部叩击可间接使附在肺泡周围及支气管壁的痰液松动脱落。适用于久病体弱、长期卧床、排痰无力者。在操作之前要明确患者的病变部位，宜用单层薄布保护胸廓部位。避免衣服过厚，降低叩击时的震荡效果，避免直接叩击引起皮肤发红。胸部叩击时，患者取侧卧位，若体力允许也可取坐位，叩击时操作者手指并拢，掌心微屈成杯状，腕部放松以手腕力量迅速而有规律地叩击胸部病变部位。从肺底到肺尖，由外向内，每一肺叶叩击 1～3 分钟。叩击同时鼓励患者做深呼吸、咳嗽、咳痰。叩击时间以每次 15～20 分钟为宜，每天 2～3 次，宜在餐后 2 小时或餐前 30 分钟进行。

5. 胸部振动　操作者双手掌重叠，置于要引流的胸廓部位。嘱患者深呼吸，在吸气时手掌随胸部扩张慢慢抬起，不施加任何压力，在呼气时手掌紧贴胸壁，施加一定压力，并做轻柔地上下抖动，即胸部震颤，以震颤患者胸壁。连续做 3～5 次，再做叩击，如此重复 2～3 次，再嘱患者咳嗽以排痰。使用气道清除系统，接通气动脉冲发生器的电源，将空气软管与气动脉冲发生器连接、固定，穿戴充气背心，将充气软管与充气背心的接口相连、固定。启动气动脉冲发生器，调整频率、压力和治疗时间，通过高频率胸壁振荡，促进痰液排出。

6. 机械吸痰　机械吸痰适用于年老体弱、危重、昏迷、麻醉未清醒等各种原因引起的不能有效咳嗽、排痰的患者。可先行翻身、叩背，再进行机械吸痰。吸痰装置有中心负压装置和电动吸引器，其利用负压吸引的原理，连接导管吸出痰液。

【注意事项】

1. 有效咳嗽　①对胸、腹部外伤或手术后的患者，应避免因咳嗽而加重疼痛。可用双手或枕头轻压伤口的两侧，起扶持或固定作用。②手术后伤口疼痛明显者，可遵医嘱应用止痛剂，30 分钟后进行深呼吸及有效咳嗽，以减轻疼痛。

2. 体位引流　①有明显呼吸困难伴发绀的患者，近 1～2 周内有咯血者，患有严重高血压、心力衰竭者，高龄患者，均应禁止体位引流。②在体位引流排痰训练前，应明确患者病变部位，以提高引流效果。③引流过程中应注意观察患者的病情，如有咯血、发绀、呼吸困难、出汗、疲劳等要随时终止体位引流。

3. 胸部叩击、振动　①未经引流的气胸、肋骨骨折、咯血及低血压、肺水肿患者，禁用胸部叩击、振动的方法。②胸部叩击时应避开乳房、心脏等部位，还应避开衣服拉链、纽扣处，不可在裸露的皮肤上进行。③使用气道清除系统时，严格执行设备操作流程和说明书的要求，掌握禁忌证、相对禁忌证。④操作过程中注意患者的反应。

4. 机械吸痰　①严格执行无菌操作，选择粗细、长短、质地适宜的吸痰管，吸痰管应一用一换。②调节吸引器压力不要过大，动作轻柔，以免损伤呼吸道黏膜。③吸痰时避免反复上提，每次吸痰时间<15 秒。如需再次吸痰，要间隔 3～5 分钟后进行。④如患者处于吸氧状态，吸痰前后给予高流量氧气吸入 2 分钟。

呼吸训练器

呼吸训练器是一种新型恢复正常呼吸功能的理疗辅助用具，通过吸入空气，肋间外肌和膈肌收缩，使胸廓的前后径和上下径增大。胸廓扩大，肺随着扩张，肺的容量增大，有效帮助胸、腹部手术后呼吸受损的患者。适用于胸外科手术、麻醉、机械通气、慢性疾病与长期卧床的患者。不适用于慢性阻塞性肺疾病和气胸的患者。

二、呼吸训练

【概述】

呼吸是指机体与外环境之间的气体交换，由外呼吸、气体在血液中运输及内呼吸三部分组成。呼吸是维持机体新陈代谢和生命活动所必需的基本生理过程之一。正常呼吸的实施需要有完整而扩张良好的胸廓、健全的呼吸肌、富有弹性的肺组织及与之相匹配的肺循环、调节灵敏的呼吸中枢和神经传导系统。呼吸肌并不直接作用于肺和支气管，而是通过改变胸腔容积，使胸腔内压产生相应变化，从而导致肺泡扩张和回缩，驱动气体出入。正常成人安静状态下呼吸频率为 16 ~ 20 次/分，节律规则、平稳，呼吸运动均匀无声，不费力。男性及儿童以腹式呼吸为主，女性以胸式呼吸为主。呼吸训练是改善呼吸功能，促进血液循环，减轻心脏负担的一种训练，是肺疾病患者整体肺功能康复方案的一个重要组成部分。呼吸训练的方法有放松训练、腹式呼吸训练、缩唇呼吸法训练技术、呼吸肌阻力训练、吹烛练习、局部呼吸法训练、预防及解除呼吸急促的训练技术等。

【主要技术】

1. 放松训练　放松训练可使患者肌肉放松，以减轻或消除紧张和焦虑情绪，让患者处于休息、轻松状态，有利于患者全面康复。肌肉放松的要点是先紧张，后放松，在感受紧张之后，再充分体验到放松的效果。放松的顺序依次是：手臂部、头部、躯干部、腿部。训练时配合呼吸运动，吸气时收缩，呼气时放松。

（1）局部肌肉放松训练

1）放松训练时患者采取仰卧位，熟练后可选择坐位、站位进行。双下肢分开，双上肢掌心向下内旋位伸展，并稍与身体分离，手和足不要交叉。

2）开始时让患者闭眼安静休息 3 ~ 4 分钟。将腕关节保持背屈数分钟，前臂背侧肘关节感觉到一种模糊、部位不明确的紧张感（如果不能体会到这种肌肉的紧张感，就不能做到以后的放松）。当体会到紧张感后，一旦停止背屈，手掌就会自然下落，紧张感就会减弱甚至消失，这种紧张感的消失也就是肌肉放松。总之，肌肉放松的结果是自然产生的，而不是积极地进行放松。

3）再次强烈背屈腕关节，然后反复进行放松；在松弛状态下放松30分钟。

4）第二天除反复训练前日腕关节伸肌放松以外，要做腕关节掌屈，进一步体会屈肌的紧张，进行屈肌放松训练。

上述训练需每天进行1次，每次1小时，反复练习。

（2）全身肌肉放松训练　在局部肌肉放松训练的基础上，逐渐增加关节的屈肌放松训练，然后是伸肌放松训练，并逐渐扩展到左上肢、左下肢、右上肢、右下肢、胸部、颈部、面部等。如果放松训练适应了，那么一部分肌肉进行放松时，已经受过训练的其余部分也可同时得到放松。虽然局部的训练可以达到局部放松目的，但是康复训练最好是达到全身松弛。

2. **腹式呼吸训练（膈肌呼吸训练）**　慢性阻塞性肺疾病患者呼气时，因气体排出困难，肺泡内残留气体过多而膨胀，引起呼吸幅度下降（呼吸短促）。腹式呼吸可增加膈肌和腹肌的活动，通过增大横膈的活动范围以提高肺的伸缩性来增加肺通气量。横膈运动增加1cm，可增加肺通气量250～300mL，深而慢的呼吸可减少呼吸频率和每分钟通气量，增加潮气量和肺泡通气量，有利于气体交换，提高动脉血氧分压和动脉血氧饱和度，增加动脉血氧含量。另外，膈肌较薄，活动时耗氧量少，减少了辅助呼吸肌不必要的使用，因而改善呼吸功能，呼吸效率提高，呼吸困难缓解。开始训练时，康复护理人员应先做示范，然后给予具体的指导和纠正。

（1）训练要领　思想集中，肩背放松；先吸后呼，吸鼓呼瘪；吸时经鼻，呼时经口，深吸细呼，不可用力。

（2）训练方法

1）指导患者采取舒适体位（坐位或卧位），初学时，以半卧位容易掌握，两膝半屈式，膝下垫软枕。

2）一只手放于上腹部感觉横膈活动，另一只手置于上胸部感觉胸部和呼吸肌的活动。

3）全身肌肉放松，静息呼吸。吸气时用鼻缓慢吸入，肩部及胸廓保持平静，尽力挺腹，使膈肌最大限度下降，腹肌松弛，腹部手感觉向上抬起，胸部手在原位不动，抑制胸廓运动。

4）呼气时用口呼出，腹肌收缩，上腹部向内回缩，膈肌松弛随腹腔压力增加而上抬，腹部手感觉下降，胸廓应保持最少的活动幅度。

5）放松呼吸。重复上述动作，同时可配合缩唇呼吸，每天2次，每分钟呼吸7～8

次，每次训练 10~20 分钟。患者掌握熟练后，训练时间可由短到长，逐步增加次数和时间，使患者逐渐习惯于平稳而缓慢的腹式呼吸。让患者在各种体位（坐、站）及活动中（行走、上下楼梯）练习膈肌呼吸。

3. **缩唇呼吸法（吹笛样呼气法）训练技术**　肺气肿患者因肺泡弹性回缩力减低，小气道阻力增加，呼气时小气道提前闭合，致使气体滞留于肺内。进行缩唇呼吸能提高支气管内压，防止呼气时小气道过早关闭，有利于肺泡内气体排出，改善肺泡有效通气量。

（1）训练要领　用鼻吸气，同时闭嘴。强调噘嘴呼气（接吻或 O 形嘴），吸呼时间比为 1:2~1:3，呼吸频率<20 次/分。

（2）训练方法

1）指导患者取舒适放松姿势，坐位或头胸部抬高，双肩向后倾，使膈肌活动不受限制。

2）呼吸时指导患者用鼻深吸气，同时紧闭嘴，默数"1、2"，并做短暂停顿。

3）将口唇缩小，呈吹口哨样将气体呼出，就像正在轻柔地吹动蜡烛火焰一样，心中默数"1、2、3、4"。

4）吸气与呼气时间之比为 1:2 或 1:3，呼气的时间至少是吸气的 2 倍。

5）尽量深吸慢呼，每天 2 次，每分钟 7~8 次，每次训练 10~20 分钟，可配合腹式呼吸。

4. **呼吸肌阻力训练**　改善呼吸肌的肌力和耐力过程称为呼吸肌阻力训练。临床用于治疗各种急性或慢性肺疾病，主要针对吸气肌无力、萎缩或进行吸气肌的训练。训练有 3 种形式。

（1）横膈肌阻力训练技术　患者仰卧位，头稍抬高的姿势，在腹式呼吸训练的基础上，患者掌握横膈吸气。在上腹部放置 1~2kg 重的沙袋，让患者深吸气同时保持上胸廓平静，沙袋重量必须以不妨碍膈肌活动及上腹部鼓起为宜。逐渐延长患者阻力呼吸时间，当患者可以保持横膈肌呼吸模式且吸气不会使用到辅助肌约 15 分钟时，则可增加沙袋重量。

（2）吸气阻力训练技术　使用特别设计的呼吸阻力仪器以改善吸气肌的肌力和耐力，并减少吸气肌的疲劳。吸气阻力训练器有各种不同直径的管子提供吸气时气流的阻力，气道管径愈窄则阻力愈大。开始训练时每天进行阻力吸气 3~5 次，每次 3~5 分钟。以后训练时间逐渐增加到每次 20~30 分钟，以增加吸气肌耐力。当患者的吸气肌肌力或耐力有改善时，逐渐将训练器的管子直径减小。训练中避免任何形式的吸气肌长时间的阻力训练。如果出现颈部肌肉（吸气辅助肌）参与吸气，则表明膈肌疲劳。

（3）诱发呼吸训练技术　诱发呼吸训练是一种低阻力的训练方式，或称为持续最大吸气技巧，强调最大吸气量的维持。患者仰卧或半仰卧位，放松舒适姿势，做 4 次缓慢、轻松的呼吸。在第 4 次呼吸时做最大呼气，然后将呼吸器放入患者口中，经由呼吸器做最大吸气并且持续吸气数秒钟，每天重复数次，每次练习 5～10 次。

5. **吹烛练习** 患者取坐位，桌上放上点燃的蜡烛，患者的嘴应与桌上烛光高度一致，相距 20cm。指导患者由鼻深吸气，同时紧闭嘴，然后缩唇缓慢对着烛光呼气，使火苗向对侧摆动。下一次练习时患者与烛光的距离增加 10cm，直到 90cm 为止。

6. **局部呼吸法训练** 局部呼吸是通过延长呼吸道长度和直径，增加呼吸潮气量，帮助通畅气道，促进肺泡扩张，增加肺容量、肺通气量。该法有利于肺组织膨胀、扩张，促进胸廓运动，改善通气-灌注关系，有助于松动、移动过多支气管分泌物，有助于呼吸肌群的训练。适用于因手术后疼痛、防卫性肺扩张不全或肺炎等原因导致的肺部特定区域的换气不足。

（1）**单侧或双侧肋骨扩张法** 患者取坐位或屈膝仰卧位，康复护理人员双手置于患者下肋骨侧方（图 4-6、图 4-7）。让患者呼气，同时可感到肋骨向下向内移动，康复护理人员手掌置于肋骨上并向下施压，恰在吸气前，快速地向下向内牵张胸廓，从而诱发肋间外肌的收缩，让患者吸气时抵抗康复护理人员手掌的阻力，以扩张下肋。患者吸气，胸廓扩张且肋骨外张时，给予下肋区轻微阻力以增强患者抗阻意识。当患者再次呼气时，康复护理人员用手轻柔地向下向内挤压胸腔来协助。教会患者独立使用这种方法。患者可将双手置于肋骨上或利用布带提供阻力（图 4-8、图 4-9）。

（2）**后侧底部扩张法** 患者取坐位，垫枕，身体前倾，髋关节屈曲，双手置于肋后侧。按照上述的"单侧或双侧肋骨扩张法"进行。这种方法临床上适用于手术后需长期在床上保持半卧位的患者，因为其分泌物很容易堆积在肺下叶的后侧部分。

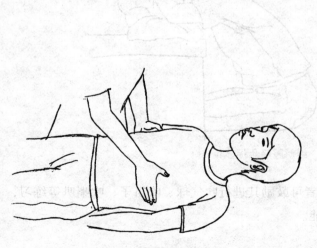

图 4-6 仰卧位局部呼吸

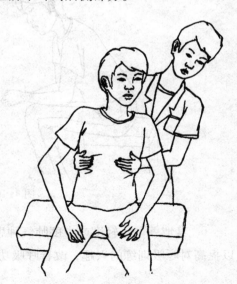

图 4-7 坐位局部呼吸

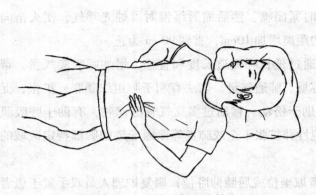

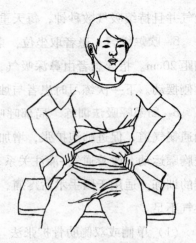

图4-8　双手施压做侧肋扩张　　　　　图4-9　用布带做肋骨呼吸训练

7. 预防及解除呼吸急促的训练技术　预防及解除呼吸急促的训练技术适用于患者正常的呼吸模式被干扰而产生的呼吸短促，如慢性阻塞性肺疾病周期性呼吸困难发作；患者用力过度或接触过敏源时。患者取坐姿，身体放松前倾，前臂置大腿上，或趴在枕头上（图4-10）。该体位可刺激膈肌，缓解呼吸急促。按医嘱使用支气管扩张剂，让患者吹笛式呼气，同时减少呼气速率，呼气时不要用力。每次吹笛式呼气后，以腹式吸气，不要使用辅助肌，让患者保持此姿势并尽可能地放松吸气。

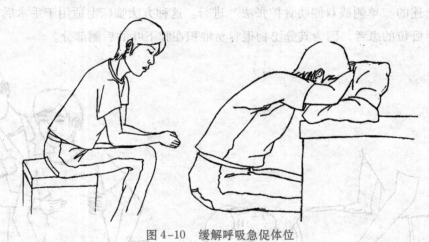

图4-10　缓解呼吸急促体位

8. 其他练习　轻度或中度肺气肿患者可鼓励其进行吹气球、吹笛子、吹喇叭等练习，以提高对呼吸训练的兴趣，改善呼吸功能。

【注意事项】

1. 在进行呼吸训练前需指导患者全身放松，以消除紧张情绪，让患者处于一个轻松的状态，降低耗氧量，减慢呼吸速度。

2. 注意摄入合理的饮食。指导进行呼吸训练的患者摄入高蛋白、高热量、高维生素、易消化饮食，避免过冷、过热及产气食物，以防腹胀影响膈肌运动，影响呼吸训练效果。

3. 每次呼吸训练时应观察患者的反应，如患者在训练时或训练后出现头晕、目眩、胸闷、呼吸困难加重等症状，可适当减少练习的次数。如每次练习3次，休息片刻再练，使患者逐步做到习惯于在日常生活中进行腹式呼吸。

4. 在指导患者进行呼吸训练的康复过程中，也应指导患者进行全身运动锻炼。全身运动锻炼结合呼吸训练能有效挖掘呼吸功能的潜力，增加呼吸运动效率，提高整体活动能力，促进康复。

5. 训练方案应个体化，选择适宜的环境训练，训练要适度。病情变化时应及时调整训练方法，并适当吸氧。

复习思考

1. 简述排痰、呼吸训练的目的。
2. 试述排痰、呼吸训练的常用方法。
3. 简述排痰、呼吸训练的注意事项。

项目三 膀胱、肠道康复护理技术

【学习目标】

掌握膀胱、肠道康复护理评估、康复护理措施及健康教育。

熟悉膀胱、肠道康复护理适应证及目的。

一、 膀胱康复护理技术

【概述】

膀胱功能障碍是指调节膀胱的中枢及周围神经发生病变产生排尿功能障碍，即神经源性膀胱，表现为尿失禁或尿潴留。膀胱康复护理技术适用于因颅脑损伤、脑卒中、脊髓损

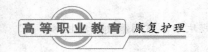

伤等神经源性膀胱患者。通过膀胱康复护理，能够维持膀胱正常压力，减少残余尿，预防和消除泌尿系统并发症的发生，恢复和改善患者的膀胱功能，提高患者的生活质量。

【康复护理评估】

1. **一般评估**　评估尿量、颜色、尿气味、尿频、尿潴留、尿失禁、泌尿系统感染等；了解引起膀胱功能障碍的原因。

（1）**尿潴留**　尿液大量存留在膀胱内不能自主排出，称为尿潴留。

（2）**尿失禁**　尿液不受主观意志控制而由尿道溢出，称为尿失禁，属储尿期功能异常。依据病因常分为真性尿失禁、假性尿失禁（即充溢性尿失禁）、压力性尿失禁。

2. **尿流动力学评估**　尿流动力学检查是应用流体力学和电生理学的基本原理和方法，依据尿路各部位的解剖特点，检测尿路各部位的尿液流率、压力及生物电活动，了解尿路排送尿液的功能及机制。尿流动力学检查可以用来了解患者储尿及排尿的动态过程，获得患者膀胱储尿及排尿时膀胱内的压力变化、逼尿肌和括约肌的协调程度、尿流率等，有助于为康复护理提供参考。

3. **残余尿简易评估**　患者自行排尿后，立即插入导尿管所导出的尿注液量。该法适用在社区内无法进行尿流动力学检查者。

【主要技术】

1. **膀胱功能训练**

（1）**手法排尿训练**　当脐下两横指可触及膀胱底时，即可进行手法按摩排尿：①双手拇指置于髂嵴处，其余手指放在膀胱底，逐渐施力向内下方挤压。②先用一手掌触摸膀胱，由膀胱底向体部环形按摩 3 ~ 5 分钟，再把双手重叠放于膀胱上慢慢向耻骨后下方挤压，手法由轻到重，忌用暴力，直到排出尿液。脊神经损伤平面在腰以下者，可指导患者自己操作：取半坐位，深吸气后屏住呼吸，尽量缩紧腹肌，依照以上方法逼尿而出。白天每隔 2 ~ 3 小时排尿 1 次，晚上 8 点后不再喝水，每隔 4 小时排尿 1 次。

（2）**激发排尿训练**　如叩击、触摸耻骨上区，牵拉阴毛，挤压阴蒂或阴茎，摩擦大腿内侧，听流水声等。

（3）**Valsalva 屏气法训练**　即增加腹压排尿。让患者取坐位，身体前倾，然后屏住呼吸 10 ~ 12 秒，向下用力做排尿动作，促使尿液排出。

（4）**排尿意识与体位训练**　指导患者每次排尿时，有意识地做正常排尿动作，以利于排尿反射的形成。对能站立的患者进行站立排尿意识训练。

2. **尿潴留的康复指导**

（1）为患者提供隐蔽的排尿环境。

（2）根据患者的病情和残疾状况，调整体位和姿势，尽量使患者以习惯姿势排尿。取站位或坐位，对需绝对卧床休息或某些手术的患者应术前有计划地训练床上排尿，以避免排尿姿势改变而造成尿潴留。

（3）诱导排尿。利用排尿反射诱导排尿，让患者听流水声、温水冲洗会阴等措施诱导排尿。可采取针灸治疗，针刺足三里、中极、三阴交、阴陵泉等穴位，必要时遵嘱进行中药治疗。

（4）尿潴留患者，常常会感到紧张、焦虑，康复护理人员应尽量稳定患者和家属的情绪，鼓励其树立信心，积极配合治疗和护理。

3. 留置导尿

（1）保持尿管通畅　注意观察有无扭曲、受压、折叠或堵塞等导致引流不畅。

（2）注意外阴部清洁　保持外阴清洁干燥，会阴部擦洗，每日 2 次；每日更换导尿管与集尿袋；及时放出集尿袋内尿液并记录尿量。

（3）避免尿路感染　注意集尿袋的高度须低于耻骨联合的水平，保持每天尿量不少于2500mL，以增加尿液对尿路的冲洗作用，减少尿路感染、结石的发生率。

（4）训练膀胱收缩功能　定时开放引流，每 4~6 小时开放 1 次，膀胱贮尿在 300~400mL 时有利于膀胱自主收缩功能的恢复。应注意记录液体出入量，以判断放尿的时机。

（5）观察尿液 pH 值　患者尿液的 pH 值是影响微生物繁殖和尿液沉淀的重要因素，为防止导尿管堵塞，对尿液 pH 值<6.7 的患者，每 4 周或更长时间更换 1 次导尿管；尿液 pH 值>6.8 的患者，每 2 周更换 1 次导尿管。

4. 间歇性清洁导尿　间歇性清洁导尿能使膀胱周期性地扩张与排空，维持近似正常的生理状态，促使膀胱功能恢复，目前临床已推广应用。因需要长期使用时，最好能教会家属或手功能尚可的患者掌握间歇性自行导尿术的操作方法。

适应证：①不能自主排尿或自主排尿不充分（残余尿>80~100mL）的脊髓损伤或其他神经瘫痪。②神志清楚并主动配合。

禁忌证：①尿道严重损伤或感染，以及尿道内压疮。②患者神志不清或不配合。③接受大量输液。④全身感染或免疫力极度低下。⑤有显著出血倾向。

5. 尿失禁的康复指导

（1）尿失禁患者心理压力大，常感到忧郁、自卑、丧失自尊等，康复护理人员应给予理解和安慰，随时做好帮助和护理。

（2）对尿失禁患者应保持外阴及周围皮肤的清洁干燥，加强对被褥及衣物护理，防止感染和压疮的发生。

（3）尿意习惯训练可帮助患者建立规律性排尿习惯，每天规定特定的排尿时间，如餐前半小时、晨起或睡前鼓励患者如厕排尿。排尿白天每 3~4 小时 1 次，夜间 2 次，根据情况适当调整；对夜间尿频者，晚餐可适当控制饮水量。排尿时取正确体位并指导患者用手轻压膀胱，向尿道方向用力，将尿液排空。

（4）男性患者可用阴茎套型集尿装置，女性患者多用"尿不湿"。

（5）对长期尿失禁患者可给予留置导尿管持续导尿或定时放尿，应注意加强护理，预防感染。

（6）指导患者缩肛运动，每次持续 10 秒，重复 10 次，每日 5~10 次，以减少漏尿的发生。

【注意事项】

1. 留置导尿

（1）解释留置导尿的目的和护理方法。

（2）教会患者及家属进行膀胱功能训练，如听流水声，刺激肛门、股内侧，轻叩击下腹部靠会阴处，热敷下腹部等，无效时可行导尿，不可憋尿过久。

（3）保持情绪稳定，焦虑和紧张可引起尿频、尿急、尿潴留，影响膀胱功能的恢复。

2. 间歇性清洁导尿

（1）选择光滑、较细的一次性导尿管，最好不超过 14 号，以防括约肌松弛导致漏尿发生。每 4~6 小时导尿 1 次，导尿管拔出后用清水清洗，再放入无黏膜刺激的医用消毒液或 0.9% 氯化钠溶液内保存，也可以采用煮沸消毒的方法，目前多采用一次性导尿管。同时记录导尿时间及尿量。

（2）每次导尿前，让患者试行排尿，一旦开始排尿，需测定残余尿量，对于患者完全不能自主排尿，则每天导尿 3~4 次；如能部分排尿，使用频率为每天 1~2 次。每次导出的尿液一般以 400mL 左右（生理性膀胱容量）为宜。

（3）每天液体摄入量应严格限制在 2000mL 以内，必须给患者制定定时定量喝水、定时排尿的制度，以便合理选择导尿时机，即每小时摄入 100~125mL，并均匀摄入。当残余尿量少于 100mL 或为膀胱容量 20% 以下时，即停止导尿。

（4）操作手法应轻柔、缓慢，并润滑导尿管，以免损伤尿道黏膜。

（5）在间歇性清洁导尿期间应定期进行尿常规检查、尿液培养，一旦出现泌尿系统感染征象，应使用抗菌药，必要时可进行膀胱冲洗。

二、 肠道康复护理技术

【概述】

肠道疾病或其他系统的疾病均可影响正常排便，出现排便功能障碍，主要表现为便秘、腹泻、大便失禁。当食入过多的产气性食物，肠蠕动减少、肠梗阻及肠道手术后等引起肠道内有过量的气体积聚，不能排出称肠胀气。

肠道康复护理的目的是帮助患者建立排便规律，排出肠道内过量的气体积聚，消除或减少由于肠道功能障碍而引起的便秘、腹泻、大便失禁等并发症，维持人体生理环境的稳定，从而提高患者的生活质量。

排便功能障碍分类：根据脊髓骶段排便反射弧的损伤情况，临床将排便障碍分为两类：①反射性大肠：S2～S4 以上脊髓损伤，骶反射弧完好，应充分运用胃结肠反射促进排便。②无反射性直肠：S2～S4 以下脊髓损伤及马尾损伤，骶反射弧破坏。

【康复护理评估】

1. 注意评估患者的排便规律及习惯、饮食情况等，了解排便障碍的病因及类型。

2. 评估腹泻次数、形状与颜色、气味与混合物，是否伴有腹痛、肠鸣、恶心、呕吐、里急后重等。

3. 大便时是否不能控制地自主排出或粪便干硬，排便困难。

4. 肠胀气常伴有腹胀、痉挛性疼痛、呃逆，严重者可出现呼吸困难，腹部检查可见腹部膨隆，叩诊呈鼓音。

【主要技术】

1. 大便失禁的康复指导

（1）加强心理护理，尊重和理解患者，使其树立信心。

（2）改善饮食结构，给予清淡易消化食物，规律饮食，大便失禁严重者可行肠道外营养。

（3）保持肛周、臀部皮肤清洁干燥，减少尿不湿使用，以免影响排便感觉的恢复。

（4）定时排便，对认知能力好、有自控能力的患者可做肛门括约肌和盆底肌的训练，增强对排便的控制能力，养成定时排便的良好习惯。

（5）根据病情，鼓励患者多做促进直肠神经控制的恢复运动，如桥式运动、床上翻身、坐起、转移等活动。

2. 便秘的康复训练

（1）肛门牵张技术　即用食指或中指戴指套，涂润滑油，缓缓插入患者的肛门，将直肠向肛门外缓慢持续地拉；或用指腹沿肛门环行按摩 30～60 秒，可有效缓解肛门外括约肌痉挛，扩张肠腔，诱发直肠肛门反射，促进粪便排出。如患者肛门有粪块阻塞，可先用手指将粪便挖除，再进行指力刺激。

（2）取坐位排便　自然排便时需要腹压、重力和直肠收缩力的协调作用，这 3 种力于坐位时作用最强，且坐位时有利于减少排便阻力，促进排便。

（3）定时排便　充分利用"胃结肠反射""排便反射"有意识地训练餐后排便的习惯，特别是早餐后最佳。

（4）神经阻滞治疗　对因肛门括约肌的痉挛导致的便秘患者使用，以缓解肌肉痉挛。

适应证与禁忌证：适用于上运动神经元综合征有直肠控制障碍，并能够主动配合者；对神志不清或无法配合者，肛门和直肠皮肤黏膜不完整、感染、肿瘤者则禁止进行训练。

3. 腹泻的康复指导

（1）向患者耐心地解释和给予安慰，做好清洁护理，增加患者的自信心。

（2）卧床休息，注意腹部保暖。

（3）低脂少渣流质或半流质饮食，避免饮食过冷或过热，避免易产气的食物。

（4）观察排便的次数和性质，及时记录，注意留取标本送检。疑为传染病时，按肠道隔离原则护理。

（5）保护肛周皮肤。便后软纸拭擦干净肛门，并用温水清洗，必要时肛门周围涂油膏或滑石粉，以保护局部皮肤。

（6）遵医嘱用药，如止泻剂、抗感染药物，注意维持体液和电解质的平衡。

4. 肠胀气的康复指导　针对肠胀气的患者，首先要去除肠胀气的原因，并指导患者养成良好的饮食习惯。病情允许应鼓励下床活动，可行腹部热敷、按摩或采取针刺疗法，有助于排气；严重胀气时，遵医嘱给予药物治疗或行肛管排气。

【注意事项】

1. 大便失禁患者注意饮食卫生，坚持肛门括约肌和盆底肌的训练，增强对排便的控制能力，养成定时排便的良好习惯。

2. 直肠功能恢复需要一定的时间，应循序渐进，对有脑、脊髓损伤患者应注意有无痉挛，因直肠活动与痉挛有关。

3. 便秘患者应养成定时排便习惯，建立合理的饮食结构，多食含纤维的食物，适当运动，避免长期使用缓泻药。

4. 肠胀气的患者，指导患者养成良好的饮食习惯，减少产气食物的摄入。

复习思考

1. 尿潴留的康复指导措施有哪些？

2. 尿失禁的康复指导措施有哪些？

3. 便秘患者的康复训练包括哪些内容？

4. 大便失禁患者的康复护理指导包括哪些内容？

项目四　吞咽障碍的康复护理技术

【学习目标】

掌握吞咽障碍康复护理评估、康复护理措施及健康教育。

熟悉吞咽障碍疾病的概念、病因、临床表现。

【概述】

1. **概念**　吞咽障碍是指各种原因所致食物不能由口腔到胃的过程。

2. **病因**　吞咽的过程根据食物停留的部位可分为口腔期、咽期和食管期3个阶段。引发吞咽障碍原因繁多，除口、咽、食管病变外，主要为中枢神经系统疾病，其中以脑卒中急性期多见。但多数患者的吞咽障碍随着疾病的恢复会逐渐得到缓解；不能自行缓解者，必须进行康复护理及治疗。

3. **临床表现**　吞咽障碍主要表现为一口食物需分几次才能咽下，或吞咽时引起咳嗽，或咽喉部有异物感，进食困难、呛咳和发音不清晰等。吞咽障碍影响食物的正常摄入或误咽，其中误咽是吞咽障碍患者最常见、最大的威胁。误咽的食物进入气管，导致吸入性肺炎甚至窒息死亡。此外，摄入不足，亦可造成水和电解质紊乱及营养不良等。吞咽障碍应及早进行康复治疗和护理，以改善吞咽功能。

【康复护理评估】

（一）一般评估

对有可能吞咽障碍的患者应首先进行吞咽功能的筛查，结果异常者需要进行全面的吞咽评估，分析吞咽障碍病因、程度，有无误咽的危险因素等。

1. **全身情况**　注意评估患者营养情况，有无发热、脱水，了解导致吞咽障碍的原发疾病的病情进展等。

2. **意识状态**　采用 Glasgow 昏迷评价表评价患者意识状态，确认是否可以进食。

3. **高级脑功能情况评定**　采用不同量表评定患者语言、认知、行为等高级脑功能情况。

（二）吞咽能力评估

吞咽能力评估的目的是通过筛查判断患者是否可以进食或需要进行吞咽功能康复护理

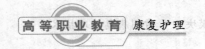

和训练，常用的评估方法有两种。

1. 空吞咽试验　空吞咽试验也称反复唾液吞咽试验，通过观察患者有无喉部上抬运动来判断吞咽反射的发生。操作方法为：患者取坐位，检查者将手指放在患者的喉结及舌骨处，观察 30 秒患者进行吞咽运动的次数和喉结上下移动情况。若为高龄患者可做 3 次即可，口腔干燥无法吞咽时，可在患者舌面注 1mL 的水。

2. 洼田饮水试验　患者取坐位，先小剂量饮用开始，观察吞咽完成情况，有无出现咳嗽等，如无障碍，嘱患者将 30mL 温水一口咽下，观察并记录饮水情况（表 4-2）。

表 4-2　洼田饮水试验

分值	表现	结果判断
1 分	5 秒内可喝完一口，无呛咳、停顿	正常
2 分	可一口喝完，但超过 5 秒；或分两次喝完，无呛咳、停顿	可疑有吞咽障碍
3 分	能一次喝完，但有呛咳	有吞咽障碍
4 分	两次以上喝完，且有呛咳	有吞咽障碍
5 分	常发生呛咳，难以全部喝完	有吞咽障碍

（三）辅助检查

为正确评估吞咽功能，了解是否存在误咽可能及误咽发生的时期，必须借助影像学检查、内窥镜、超声波等手段。其中录像吞咽造影法（VF）是目前可信度较高的误咽评价检查方法。

录像吞咽造影法是借助 X 线及录像设备，利用含钡食物记录患者咽和食管在吞咽活动时的情况。通过 VF 检查，还可以鉴别吞咽障碍是器质性还是功能性，确切掌握吞咽障碍与患者体位、食物形态的关系；还可显示咽部的快速活动及食管的蠕动、收缩的程度和速度、钡剂流动的量和方向、梨状隐窝及会厌谷的残留物等细节，对功能和动力性病变的诊断有重要价值。

（四）摄食-吞咽障碍的程度评分

主要根据口腔期和咽期患者摄食的表现加以评定，同时评定在摄食-吞咽过程中误咽的程度（表 4-3）。

表 4-3　摄食-吞咽障碍的程度评分

表现	分值
口腔期	
不能把口腔内的食物送入咽喉，从口唇流出，或者只是依靠重力作用送入咽喉	0 分
不能把食物形成食块送入咽喉，只能零零散散地把食物送入咽喉	1 分
不能 1 次就把食物完全送入咽喉，1 次吞咽动作后，有部分食物残留在口腔内	2 分
1 次吞咽就可完成把食物送入咽喉	3 分

续表

表现	分值
咽期	
不能引起咽喉上举、会厌的闭锁及软腭弓闭合，吞咽反射不充分	0分
在咽喉凹及梨状隐窝存有多量的残食	1分
少量贮留残食，且反复几次吞咽可把残食全部吞咽入咽喉下	2分
1次吞咽就可完成把食物送入食管	3分
误咽程度	
大部分误咽，但无呛咳	0分
大部分误咽，但有呛咳	1分
少部分误咽，无呛咳	2分
少量误咽，有呛咳	3分
无误咽	4分

【主要技术】

吞咽障碍的康复护理主要是防止咽下肌群发生失用性萎缩，提高吞咽反射能力，改善对不同食物的吞咽能力，避免误咽等。康复护理人员需配合医师、言语治疗师、物理治疗师、作业治疗师、护士、营养师等，通力合作，才能取得满意的效果。

（一）心理指导

吞咽障碍患者易产生紧张、恐惧等不良情绪，康复护理人员应耐心指引、鼓励，帮助患者稳定情绪，积极配合康复治疗及训练。

（二）吞咽功能训练

当患者病情稳定、意识清楚、能配合康复训练时，应尽早进行康复训练，越早则效果越好。吞咽功能训练包括基础训练和摄食训练，亦可采用传统方法。

1. 基础训练 是针对与摄食-吞咽活动有关的各个器官进行功能训练，也称间接训练。主要是有针对性地进行口腔周围肌肉的运动训练，尤其适用于中、重度摄食-吞咽障碍患者进行摄食训练前的准备训练。

（1）构音训练 先从单音、单字开始，逐渐到词、句等加大难度进行康复训练。大声发"啊"音，促进口唇肌肉运动和声门的关闭功能，训练时患者对着镜子，要求发声、发音准确，渐进式训练语言肌群协调功能，每次5～10分钟，每天4～5次。

（2）舌肌与咀嚼肌训练 张嘴伸舌，做舌头舔唇、口角及硬腭部动作，完成后缩舌闭口，再进行上下齿的咀嚼训练。对不能自行进行舌运动者，可用纱布包住患者舌头，协助运动，轻托下颌帮助闭口，再进行咀嚼训练。每组10次，分别于早、中、晚餐前进行，每次5分钟。在患者尚未出现吞咽反射时，应先进行舌肌和咀嚼肌的按摩。

（3）面部与喉部训练　鼓腮，呼气进行颊肌训练，每组 5 次，每天 2 次；喉部训练时，康复护理人员可将拇指和食指轻置于患者喉部适当位置，或是让患者将自己的手指置于甲状软骨上，让患者照镜子，反复做吞咽动作练习，每天 2 次。

（4）颈、肩部放松训练　项部向前后、左右活动或左右旋转运动，提肩、沉肩运动。在训练前和进食前做放松训练可有效防止误咽。

（5）咽部冷刺激　咽部寒冷刺激可有效提高软腭和咽部的敏感度。用冰冻的棉棒刺激腭、舌根和咽后壁，然后嘱患者做空吞咽的动作；或将小冰块放在患者的舌上，嘱患者吞下。

（6）呼吸训练　指导患者进行腹式呼吸和缩唇呼吸训练，学会快速随意地咳嗽，强化摄食-吞咽时的呼吸，防止误咽的发生。

（7）吞咽训练　先深吸一口气，屏住呼吸，缓慢吞咽唾液，再呼气，最后咳嗽。利用停止呼吸时声门闭锁的原理进行吞咽训练，咳嗽可清除喉头周围残留的食物。

（8）门德尔松手法　此法主要用于提升咽喉部，以利于吞咽。具体方法是在患者进行吞咽的同时，康复护理人员（或患者本人对着镜子）用食指及拇指托起环状软骨和甲状软骨，使之上提，直至食物咽下为止。此法强调动作应轻柔，与吞咽动作同步。

2. 摄食训练　摄食训练是训练患者的摄食-吞咽功能，又称为直接训练。适用于意识清醒、全身状态稳定、能产生吞咽反射、少量误咽能通过随意咳嗽咳出的患者。训练前后应做好口腔护理，保持口腔清洁卫生，训练过程中注意有无误咽发生，必要时床边备电动吸引器。

（1）进食体位　进食体位是气道保护最重要的因素之一，对吞咽障碍较严重者取床头抬高 30°的半坐卧位，颈部前屈放松，偏瘫患者可在患肩垫枕头，头偏向健侧，减少向鼻腔逆流及误咽的危险。

（2）食物的性状、量　根据吞咽障碍的程度选择食物的性状，本着先易后难的原则，应先从患者接受并容易吞咽的食物开始，一般选择柔软、密度及性状均一、容易变形、不易松散、不易粘在黏膜上、不易误咽的食物进行训练，如香蕉、蛋羹等。此外，应注意食物的色、香、味及温度等。随着吞咽功能的改善，逐渐依次过渡为糊状食物、软食、普食和水；注意"一口量"即最适合吞咽的一次入口量。正常人一口量为 20mL，有吞咽障碍患者，量过少不利于诱发吞咽反射，过多则易引起食物残留或误咽，一般先以 3 ~ 4mL 开始，逐渐增加，找出患者最适合的一口量。进食后嘱患者反复吞咽数次，以防食物残留和误咽。

（3）咽部残留食物去除法　因吞咽无力，会出现食块不易一次吞下，残留在口腔和咽部，清除残留食物的方法有：①重复吞咽：指吞入食物后做多次吞咽动作。②点头式吞咽：会厌谷处易残留食物，当颈部后屈，会厌谷变窄可挤出残留食物，接着一边做点头动作，一边吞咽，可去除残留物。③侧方吞咽：咽部两侧的梨状隐窝是另一处容易残留食物的地方。让患者分别左、右转头，做侧方吞咽，可除去隐窝部的残留食物。④交互吞咽：是固体食物与流食交互吞咽，或在极少量水（1～2mL）的刺激下，引发吞咽。

（4）饮水训练　将水杯边缘靠近患者的下唇，鼓励患者饮一小口水，如果患者不能完成，可将少量水沿着下齿前部倒入口腔。注意开始阶段应饮少量水，避免将水倒入口中。

3. 中医传统方法　中医在治疗吞咽障碍方面具有较大的优势：①针灸治疗：如卒中后吞咽障碍常取风池、翳风祛风化痰通窍，廉泉利咽开窍，配穴合谷平肝潜阳、足三里补益气血。②中药治疗：多体现在辨证施治方面。

【注意事项】

1. 介绍疾病相关的基本知识，让患者及其家属了解疾病的发展和预后。

2. 指导患者掌握摄食的要领，注意摄食一口量，饮水用汤匙不用吸管。每次进食后轻咳数声，进食时多做几次吞咽动作等。

3. 吞咽障碍的康复是一个漫长的过程，嘱患者将训练充分运用到日常生活活动中，自觉坚持自我训练和家庭训练，以巩固训练效果。

4. 指导患者及家属掌握各种常见并发症的预防措施，嘱患者在餐后应保持原体位半小时以上，学会必要的抢救方法。

复习思考

1. 简易的吞咽能力评估包括哪些内容？

2. 如何对吞咽障碍者进行基础训练？

项目五　体位摆放

【学习目标】

掌握体位摆放的要求及方法。

熟悉良肢位、功能位的概念。

了解体位摆放在康复护理中的作用与意义。

【概述】

体位（posture）是指身体的位置，体位摆放临床上通常是指根据治疗、护理和康复的需要，所采取并能保持的身体姿势和位置。常用的体位包括仰卧位、侧卧位、半卧位、坐位、俯卧位、膝胸卧位、截石位、头低足高位、头高足低位等。在康复护理中，康复护理人员应根据疾病的特点，协助并指导患者摆放正确、舒适的体位。如偏瘫患者，采取对抗痉挛模式的体位，可以防止或减轻痉挛；烧伤患者，采取抗挛缩的功能体位，可减轻因畸形造成的功能障碍。在护理脑卒中、颅脑损伤、脊髓损伤及小儿脑瘫患者时，床上正确体位的摆放可以预防和减轻肌肉痉挛、关节变形、软组织挛缩等。因此，要针对疾病的特点选取合适的体位。

【主要技术】

（一）脑损伤患者的体位摆放

在脑损伤偏瘫患者的康复护理中，通常保持良肢位。所谓良肢位，是指为防止或对抗痉挛姿势的出现、保护关节及早期诱发分离活动、预防并发症而设计的一种治疗体位。

1. 床上良肢位

（1）患侧卧位　偏瘫患者患侧卧位时，患侧在下，健侧在上。头枕于合适高度的软枕上，患侧肩部前伸、将患肩拉出，确保肩胛骨与胸壁在一平面，避免肩关节受压和后缩，肘关节伸展，前臂旋后，掌心向上，手指伸展。患侧髋关节伸展，膝关节轻度屈曲。健侧下肢髋、膝关节屈曲，置于体前支撑软枕上。患侧卧位是所有体位中最有治疗意义的体位。该体位既可以增加患侧感觉输入，又可使整个患侧肢体伸展，有助于防治痉挛。另外，健侧在上，健手可以自由活动（图4-11）。

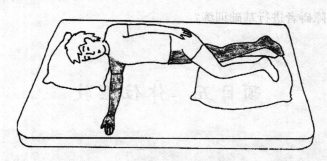

图4-11　脑损伤偏瘫患者患侧卧位

（2）健侧卧位　健侧卧位是偏瘫患者最舒适的体位，健侧在下，患侧在上。患侧肩关节前屈，上肢向前方伸出，下垫一个软枕，肘关节伸展，前臂旋前，腕关节背伸，指关节伸展，健侧上肢可以自由摆放。患侧下肢髋、膝关节屈曲，置于软枕上。注意患足与小腿尽量保持垂直位，避免足悬在枕头边缘造成足内翻。健侧下肢髋关节伸展，膝关节轻度屈曲（图4-12）。

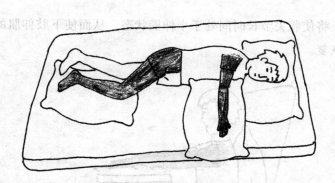

图 4-12　脑损伤偏瘫患者健侧卧位

（3）仰卧位　患者头部放在枕头上，头呈中立位。枕头高度要适当，不能使颈部悬空。胸椎不得出现屈曲。患侧肩关节下方垫一个软枕使肩胛骨向前突。患侧上肢稍外展，肘伸直置于身旁的软枕上，腕关节背伸，手指关节伸展。患侧臀部至大腿外侧下方可放置软枕，使骨盆向前突，防止患侧髋关节外展及患腿外旋。膝关节稍垫起使其微屈。足部处于中立位，足尖向上。在所有体位中，注意尽量减少仰卧位的时间，因为仰卧位受颈紧张反射和迷路反射的影响，异常反射活动最强，也容易使骶尾部、足跟外侧或外踝部发生压疮（图 4-13）。

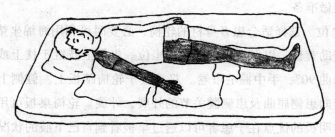

图 4-13　脑损伤偏瘫患者仰卧位

2. 正确的坐位

（1）床上坐位　为避免长期卧床造成心肺功能下降，并为将来的功能恢复创造条件，应在患者能够耐受的时间内，尽早采取坐位，并尽可能在坐位情况下进食与作业活动。由于患者身体各部位的肌紧张状况分布不均，经常会出现头颈偏向患侧、躯干侧屈、骨盆倾斜的坐姿，这种姿势容易引起部分肌肉的过度疲劳，而且会逐渐失去平衡，甚至跌倒，必须注意随时纠正不良坐姿。无论何种方式的坐位都必须掌握两侧对称的原则。

1）床上长坐位：取床上坐位时，患者背后给予软枕支撑，伸腰挺胸，头颈保持直立，使脊柱伸展，头部无须支持固定，以利于患者主动控制头的活动。患侧肘及前臂下垫软枕，抬高上肢，有条件者可给予一个横过床的可调节桌子，桌上放一软枕，让患者的上肢放在上面。髋关节屈曲大约90°（图 4-14）。患者如采取斜靠在被褥上的坐姿，背部弯曲，骨盆向后方倾斜，将使髋关节长时间处于半伸展状态，从而使下肢伸肌的痉挛加重，阻碍下肢运动功能的恢复。

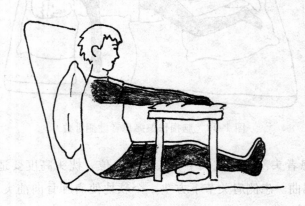

图 4-14　脑损伤偏瘫患者床上长坐位

2）床边端坐位：床上长坐位能够持久后，可逐步采取床边端坐位。患者伸腰挺胸，头颈保持直立，整个脊柱垂直于骨盆，上身的重心平分在臀两侧，双上肢自然放在体侧、大腿上或身前桌板上。双下肢自膝部向下垂于床沿，保持髋、膝、踝关节屈曲90°，为进一步的轮椅上坐位做准备。

（2）轮椅上坐位　选择适合患者身材的轮椅，必要时可利用海绵坐垫来调整轮椅的高度和深度，也可借助背板，以保持躯干直立的坐位。患侧上肢置于枕上或轮椅配置的桌板上，保持肘关节屈曲90°，手中握毛巾卷。双足置于轮椅踏板上。健侧上肢自然放置。防止患肩下沉、躯干向患侧屈曲及患侧髋关节的外展、外旋。轮椅桌板可用木板或透明的塑料板制作，使用透明板的优点在于患者可以透过桌板看到自己下肢的状况。

（3）椅上坐位　选择有扶手的椅子，抬头，躯干挺直，不可倾侧，确保患者坐于两股及紧靠椅背，患侧上肢放在椅子扶手上或者大腿上，用软枕支撑；双脚分开，小腿伸直，髋关节、膝关节、踝关节屈曲90°，双脚着地，脚趾向前。

（二）脊髓损伤患者的体位摆放

1. 四肢瘫患者的良肢位

（1）仰卧位　患者头、颈下置枕，头呈中立位。双肩下垫枕，确保双肩不致后缩。双上肢放于身体两侧枕上，肘关节伸展位，腕关节背伸约45°以保持功能位。手指自然屈曲，颈髓损伤者可握毛巾卷，以防功能丧失形成"猿手"。臀部及大腿外侧下方放置一长枕，两腿间放一长枕，保持髋关节轻度外展，防止髋关节外旋。膝关节下用小枕垫起保持微屈。踝关节背屈90°，足底用小枕垫足，足趾伸展。

（2）侧卧位　患者头、颈下置枕，和躯干呈直线，头枕不宜过高，避免头部侧屈及颈部悬空，背部与床面夹角>90°，背部放置枕头保持稳定。下方的肩胛骨着床，肩前屈，肘关节屈曲，前臂后旋；上方的前臂放在胸前软枕上，腕关节伸展，手指自然屈曲。当手指出现屈曲内收时，可手握一毛巾卷以对抗指屈肌痉挛。下方的腿屈髋屈膝20°；上方的髋关节屈曲约20°，膝关节屈曲约60°放于软枕上。

2. 截瘫患者的良肢位

（1）仰卧位　患者头、颈下放置薄枕，头呈中立位。双上肢舒适摆放。伸髋并稍外展，两侧髋关节至大腿外侧下方放置一长枕，防止髋关节外旋，膝关节下用小枕垫起保持微屈。踝关节背屈90°，足底用小枕垫足，足趾伸展（图4-15）。

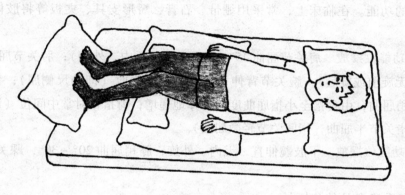

图4-15　截瘫患者仰卧位

（2）侧卧位　患者头、颈下置枕，和躯干呈直线，背部与床面夹角>90°，背部放置枕头保持稳定。下方的上肢自然放置；上方的上肢肩保持伸展位，稍屈肘，前臂旋前，胸前部和上肢间放一软枕。下方的腿屈髋屈膝20°，上方的腿屈髋屈膝30°，在两膝和踝关节之间垫枕（图4-16）。

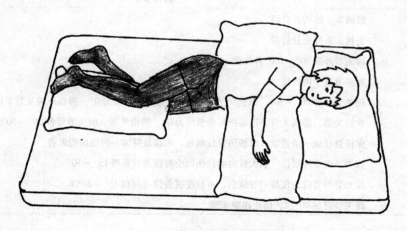

图4-16　截瘫患者侧卧位

（3）俯卧位　患者面朝下，颈、胸下各置一枕，保持舒适位，肩关节外展90°，肘关节屈曲90°，前臂旋前位，或双上肢自然下垂于床两侧。髋关节伸展，髋部两侧垫枕，双膝关节和踝关节下垫枕，踝关节保持垂直，这种体位一般用于压疮预防或治疗时使用。

（三）骨关节损伤患者的体位摆放

骨关节损伤患者通常保持功能位摆放。所谓功能位，是指当肌肉、关节功能不能或尚未恢复时，必须使肢体处于发挥最佳功能活动的体位。功能位有利于肢体恢复日常生活活动能力，如进食、穿衣、行走等，即使发生挛缩或僵直，只要做出最小的努力即可获得最基本的功能。在临床上，常采用绷带、石膏、矫形支具、夹板等将肢体固定于功能位。

1. 上肢功能位摆放　肩关节屈曲45°，外展60°（无内、外旋）；肘关节屈曲90°；前臂中间位（无旋前或旋后）；腕关节背伸30°~45°并稍内收（即稍尺侧屈）；各掌指关节和指间关节稍屈曲，由食指至小指屈曲度有规律地递增；拇指在对掌中间位（即在掌平面前方，其掌指关节半屈曲，指间关节轻微屈曲）。

2. 下肢功能位摆放　下肢髋伸直，无内、外旋，膝稍屈曲20°~30°，踝关节中间位，以防足下垂。

（四）烧伤患者的体位摆放

患者在烧伤的急性期，正确的体位摆放可减轻水肿，维持关节活动度，防止烧伤部位瘢痕增生、挛缩及肢体关节的功能障碍。抗挛缩体位原则上取伸展和外展位，但不同烧伤部位体位摆放也有差异，也可使用矫形器协助。烧伤患者身体各部位抗挛缩体位见表4-4。

表4-4　烧伤患者身体各部位的抗挛缩体位

部位	具体要求
头面部	戴面具，使用开口器
颈	去枕，头部充分后仰
肩	肩关节外展90°~100°并外旋
肘	肘关节处于伸展位
手背部	腕关节背伸20°~30°，掌指关节屈曲90°，指间关节均为0°，拇指外展及对掌位
手掌部	掌指关节、指间关节、远端指间关节均为0°，拇指外展，腕关节背伸20°~30°
脊柱	保持脊柱成一条直线，以预防脊柱侧弯，尤其是身体一侧烧伤的患者
髋	髋关节中立伸展位，如大腿内侧烧伤则应将髋关节外展15°~30°
膝	膝关节伸直位，仅膝前方烧伤，可轻度屈曲位（屈曲10°~20°）
踝	踝关节背屈90°位，防止跟腱挛缩

【注意事项】

1. 正确体位摆放前，应向患者说明目的和要求，以取得患者的配合，并对全身的皮肤进行检查，包括有没有潮红和破损，有无肿块与其他疾病等征象。

2. 正确体位摆放中，康复护理人员动作要轻柔，不可采取暴力拖、拉、拽等，尽可能发挥患者残余的功能进行体位变换，同时给予患者必要的协助和指导。

3. 正确的体位摆放有助于增加患者身心舒适，减轻症状，不影响休息，起到协助治疗的作用。护理瘫痪或者神志不清的患者，至少每2小时变换体位1次，并加强受压部位的皮肤护理，避免骨突处皮肤破损，预防压疮的发生。

4. 正确的体位摆放应符合人体力学的要求，降低关节的压力和活动限制，维持正常的功能位置，避免关节及肌肉挛缩。

复习思考

1. 何谓体位摆放？其作用有哪些？

2. 何谓良肢位？脑损伤偏瘫患者床上正确的体位摆放有几种？

3. 何谓功能位？功能位摆放的作用是什么？

4. 床上正确的坐姿有几种？

5. 体位摆放的注意事项有哪些？

项目六　体位转移

【学习目标】

掌握体位转移的要求及方法。

熟悉体位转移的概念。

了解体位转移在康复护理中的作用与意义。

【概述】

体位转移是指体位发生改变，即身体从一种姿势或位置转移到另一种姿势或位置的过程。根据体位转移完成过程中患者主动用力程度，可将体位转移分为主动体位转移、被动体位转移和助动体位转移。主动体位转移是指患者不需任何外力帮助，能够按照自己的意志和生活活动的需要，或者根据治疗、护理及康复的要求，通过自己的能力转换移动，使身体达到并保持一定的姿势和位置。被动体位转移是指患者完全依赖他人搬动，并借助支撑物（软枕、棉被、浴巾和沙袋等）保持身体的姿势和位置。助动体位转移是指患者在外力协助下，通过主动努力而完成体位转移的动作，并保持身体的姿势和位置。

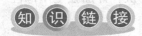

体位转移的意义

定时的体位转移可促进血液循环，预防因静止卧床而引起的坠积性肺炎、压疮、肌肉萎缩、关节挛缩和深静脉血栓等并发症的发生，最大限度地保持各关节活动范围。另外，在康复训练过程中，常需要有体位转移的配合，才能达到康复训练的目的。因此，体位转移对于促进康复和增强康复效果具有极其重要的意义。

【主要技术】

（一）脑损伤患者的体位转移

1. 床上翻身

（1）主动翻身 ①向健侧翻身：患者仰卧，健足置于患足下方。双手 Bobath 握手上举后向左、右两侧摆动，利用躯干的旋转和上肢摆动的惯性向健侧翻身。②向患侧翻身：患者仰卧，健侧髋、膝屈曲，双上肢 Bobath 握手伸肘，肩上举约90°，健侧上肢带动患侧上肢先摆向健侧，再反方向摆向患侧时健侧下肢用力蹬床，并借助摆动的惯性翻向患侧。

（2）辅助翻身 ①一人协助患者翻身：患者仰卧位，双手交叉相握于胸前上举或放于腹部，双膝屈曲，双足支撑于床面上。康复护理人员站在病床一侧，先将患者两下肢移向近侧床缘，再移患者肩部，然后一手扶托肩部，一手扶托髋部，轻推患者转向对侧（图4-17）。如果在此卧位下进一步翻转，则可成俯卧位。②二人协助患者翻身：患者仰卧，双手置于腹上或身体两侧。两位康复护理人员站在床的同侧，一人托住患者颈肩部和腰部，另一人托住患者臀部和腘窝后，两人同时抬起患者移向自己，然后分别扶住患者肩、腰、臀、膝部，轻推患者转向对侧（图4-18）。

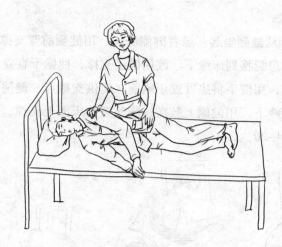

图 4-17　一人协助患者翻身

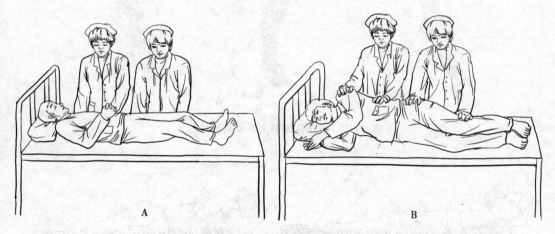

A　　　　　　　　　　　　　　　　　B

图 4-18　两人协助患者翻身

2. 床上移动

（1）床上主动移动　患者仰卧，健足置于患足下方；健手将患手固定在胸前，利用健侧下肢将患侧下肢抬起向一侧移动；用健足和肩支起臀部，同时将臀部移向同侧；臀部侧方移动完毕后，再将肩、头向同方向移动。

（2）床上被动移动　①卧位移动：患者仰卧，双腿屈曲，双脚平放在床上。康复护理人员一手将患膝下压，并向床尾方向牵拉，另一手扶持患者髋部稍下处，嘱患者抬臀，并向一侧移动，然后患者移动肩部使身体成直线。患者向床头或床尾移动，也可采用此动作。②坐位移动：患者取坐位，双手交叉前伸，在康复护理人员帮助下，将重心转移到一侧臀部，再到对侧臀部，一侧负重，对侧向前或向后移动，犹如患者用臀部行走。康复护理人员站在偏瘫侧，把住患者的股骨大转子部位，帮助患者转移重心，促进移动。

3. 卧位到床边坐位

（1）独立坐起 ①从健侧坐起：患者健侧卧位。用健侧前臂支撑体重，头、颈和躯干向上方侧屈。用健腿将患腿移到床缘下。改用健手支撑，使躯干直立（图4-19）。②从患侧坐起：患者患侧卧位，用健手将患臂置于胸前，提供支撑点。健腿插入患腿下方，在健腿帮助下将双腿置于床缘下。用健侧上肢横过胸前置于床面上支撑，头、颈和躯干向上方侧屈起身、坐直。（图4-20）。

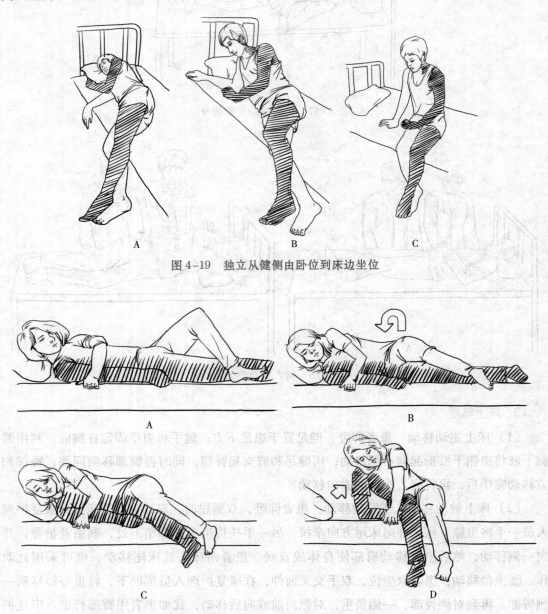

图4-19 独立从健侧由卧位到床边坐位

图4-20 独立从患侧由卧位到床边坐位

（2）协助坐起　患者仰卧，双上肢置于身体两侧。康复护理人员位于患者健侧，双手扶托患者双肩并向上牵拉，嘱患者利用双肘的支撑抬起上部躯干后，逐渐用双手掌撑住床面，支撑身体坐起；调整坐姿，保持舒适坐位（图4-21）。

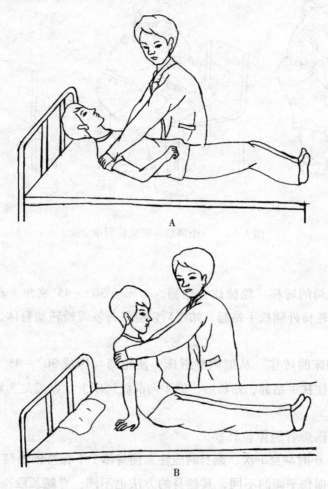

图4-21　一个协助从仰卧位到长坐位

4. 坐位到站立位

（1）独立由坐位到站立位　适用于患肢有一定支撑能力的患者，也称"前伸上肢法"。患足稍在健足后方落地以便负重；双手采用Bobath握手，向前上方伸直，同时躯干向前倾，呈屈膝屈髋位；臀部离开椅子，保持好平衡后，在此位置上慢慢站起。

（2）协助由坐位到站立位　适用于下肢支撑能力较差的患者。将患者臀部移至椅前1/2，躯干前倾，健足在后。康复护理人员面向患者站立，膝部抵住患者患侧膝部，患者双手交叉置于康复护理人员颈后。康复护理人员屈膝身体前倾，双手托住患者臀部或抓住其腰带，将患者向前上拉起，与患者同时用力完成抬臀、伸膝至站立动作；调整患者站立位的重心，使双下肢承重，维持站立平衡（图4-22）。

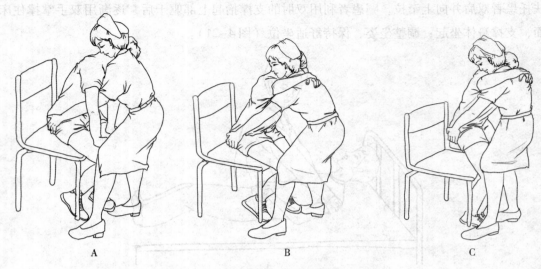

图4-22 一个协助从椅坐位到站立位

5. 轮椅-床转移

（1）从床到轮椅的转移 轮椅放在健侧，与床成30°～45°夹角，刹住车轮，移开足托。患者健手握住轮椅外侧扶手站起，站稳后以健足为轴缓慢转动身体，使臀部对着椅子后缓慢坐下。

（2）从轮椅到床的转移 从健侧靠近床，使轮椅与床成30°～45°夹角，刹住车轮，移开足托。健手抓住扶手站起，站稳后，健手向前放到床上，以健足为转轴，缓慢转动身体，然后坐下。

（二）脊髓损伤患者的体位转移

1. 翻身 每2小时翻身1次，翻身时应注意使身体上下保持轴线翻身，防止出现脊柱的扭转。由于脊髓损伤平面的不同，其翻身的方法也不同：脊髓颈段损伤常需他人协助，胸、腰段损伤患者经过训练可完成独立翻身。例如，脊髓C6损伤的患者进行翻身时，可指导其双上肢向身体两侧用力摆动，当双上肢用力甩向翻身侧时，带动躯干旋转，此时位于上方的上肢用力前伸，进一步促使其完成从仰卧位到侧卧位的翻身动作。

2. 坐位移动 截瘫患者双上肢功能正常，较易完成床上长坐位移动。而四肢瘫患者因肱三头肌瘫痪，缺乏伸肘能力，移动较为困难。

（1）前方移动 患者取长坐位，双下肢外旋，膝关节放松。头、肩、躯干充分向前屈曲，头超过膝关节，使重心线落在髋关节前方，以维持长坐位平衡。双手靠近身体，在髋关节稍前一点的位置支撑。双手用力支撑上抬臀部。保持头、躯干向前屈曲，使臀部向前移动。

（2）侧方移动　患者取长坐位，一只手紧靠体侧，另一只手置于身体侧方 30cm 的床面上，用双上肢支撑躯干，充分伸展肘关节将臀部抬起，使身体向侧方移动。

3. 坐起

（1）四肢瘫独立坐起　以脊髓 C6 损伤为例，患者先翻身至侧卧位，移动上身使其尽量靠近下肢；利用上方上肢勾住膝关节的同时，下方肘关节用力支撑于床面，使其身体重心向上方移动，下方上肢完全伸展，进一步支撑床面，完成由侧卧位至双手支撑的长坐位。

（2）截瘫独立坐起　患者利用向两侧翻身，完成双肘支撑，再将身体重心左右交替变换，同时变成手支撑，完成坐起动作。

4. 轮椅–床转移

（1）独立转移　分为直角前向转移、直角后向转移和侧方转移。

1）直角前向转移：轮椅正面靠近床，其间距离约为 30cm，以供抬腿之用，然后制动。四肢瘫患者躯干控制能力差，需用右前臂勾住轮椅把手以保持平衡。将左腕置于右膝下，通过屈肘动作，将右下肢抬起，放到床上。用同样方法将左下肢放到床上。打开轮椅手闸，向前推动轮椅紧贴床缘，再关闭手闸。双手扶住轮椅扶手向上撑起，同时向前移动坐于床上，此过程中要保持头和躯干屈曲。

2）直角后向转移：轮椅从后方靠近床沿，制动，拉下轮椅靠背上的拉链或卸下靠背。在轮椅与床之间架上滑板，滑板的一端插入患者臀下并固定好。患者用双手支撑于床面将身体抬起，向后移动坐于床上，再用双手将下肢抬起移至床上并摆正，最后撤除滑板。

3）侧方转移：轮椅右侧靠近床，与床呈 30°～45°角，制动，移开右侧脚踏板。患者在轮椅中先将臀部向前移动，右手支撑床面，左手支撑轮椅扶手，同时撑起臀部并向前、向右侧方移动到床上。

（2）助动转移　患者坐在轮椅中，双足平放于地面上。康复护理人员面向患者，采用髋膝屈曲、腰背伸直的半蹲位，用自己的双脚和双膝抵住患者的双脚和双膝的外侧，双手抱住患者的臀部，同时患者躯干向前倾，将下颏抵在康复护理人员的一侧肩部。然后康复护理人员用力将患者向上提起，呈站立位后，再向床边转动。康复护理人员左手仍扶住患者臀部，右手向上移动至其肩胛骨部位以稳定躯干，同时控制住患者的膝关节，屈曲其髋关节，将患者臀部轻轻放到床上。

【注意事项】

1. 根据病情、康复治疗和护理的需要选择适当的体位及体位转移的方式、方法和间隔时间，一般 2 小时 1 次。在体位转移时注意观察皮肤有无红斑、破溃，以及肢体血液循环是否良好等情况，发现异常要及时处理，并缩短间隔时间。

2. 体位转移前，询问患者有无头晕和其他不适。应向患者及家属说明体位转移及各种转移训练的目的和要求，以取得理解和积极的配合。对使用各种引流管的患者，应先固定好导管，以防脱落，并注意保持导管通畅。

3. 体位转移时，康复护理人员应站于患者患侧，确保安全。动作协调轻稳，不可拖拉患者，并鼓励患者尽可能发挥自己的残存能力，同时给予必要的协助和指导。

4. 体位转移后，要确保患者舒适、安全，并保持肢体的功能位。

5. 尽量让患者独立完成体位转移，被动转移应作为最后选择的转移方法。残疾较重和认知障碍患者，不要勉强进行独立转移活动。

6. 任何的体位及体位转移都要以不影响临床救治为前提，同时防止病情的进一步发展及恶化。

复习思考

1. 何谓体位转移？其分类有哪些？

2. 脑损伤患者的床上移动有几种？

3. 脊髓损伤患者的轮椅–床转移方式有几种？

4. 体位转移训练的注意事项有哪些？

项目七 关节活动康复护理技术

【学习目标】

掌握关节活动度训练方法。

熟悉关节活动度的概念。

【概述】

（一）概念

关节活动度又称关节活动范围（ROM），是指关节运动时所通过的运动弧，关节活动度训练就是为了维持关节正常活动范围或者促进运动受限关节恢复功能的康复治疗技术。关节活动障碍的患者极为常见，既影响了患者的工作、学习，又影响其生活和社会参与能力。为了减轻患者的关节活动受限程度，恢复各个关节的运动功能，运用关节活动度恢复训练是最基本、最有效的方法。

（二）**适应证、禁忌证**

1. **适应证** 四肢骨折和脱位复位固定术后，如脊柱骨折、关节手术、手部外伤、断肢再植、关节炎，肩周炎、颈椎病、腰椎间盘突出症、腰椎滑脱症、脊椎畸形；儿童脑瘫、脑血管意外、周围神经疾病。

2. **禁忌证** 明显衰弱、无力、无运动意愿；骨折、伤后尚有出血危险，肌肉、肌腱、韧带、关节囊和皮肤手术后初期；结核、类风湿、感染的急性期；神经损伤时或神经吻合后 3 周内；心肌损害的急性期、心律不齐、哮喘患者及心绞痛发作；严重骨质疏松症。深静脉血栓、关节旁的异位骨化。

【主要技术】

（一）**被动训练**

适用于肌力在 3 级以下的患者，在患者肢体完全放松的情况下进行，一般采取仰卧位，先大关节再小关节，动作要求柔和缓慢，逐渐加大至最大范围。重点是进行与关节挛缩倾向相反的运动，充分牵伸关节、肌肉、肌腱及关节周围组织，每日 1~2 次。

1. **肩关节** 治疗人员握住患者的前臂，固定后进行肩关节训练：①屈曲和外展：肘伸位进行，治疗人员一手握住患者的上肢做运动，另一手固定肩关节予以保护。②内旋和外旋：上臂外展位，肘屈曲位，进行运动。

2. **肘关节** 治疗人员手握住患者的前臂，另一手握上臂，固定上臂进行肘关节的屈伸运动。

3. **前臂** 患者屈肘位，治疗人员一手握住患者上臂下部，另一手紧握腕部，缓慢地充分旋转前臂。

4. **腕关节** 固定前臂进行腕关节屈、伸、桡侧偏和尺侧偏。

5. **手指关节** 治疗人员一手的食指和拇指握住患者的四指，另一手对患者的拇指进行内收、外展和对掌运动，然后逐个进行其余四指的活动训练。治疗人员采用一手固定患者的单个掌指关节近端，另一手进行各指间关节伸展和屈曲运动。

6. **髋关节和膝关节** ①髋膝屈伸和内旋：治疗人员一手托患者患侧膝后部，另一手托同侧足跟，进行一侧髋膝的屈曲伸展运动，在屈曲位进行髋关节内旋运动。②髋关节内收和外展：治疗人员双手托患侧下肢做内收外展运动，用沙袋固定健侧膝部。③俯卧位：治疗人员抬起患者整个大腿后伸，避免骨盆上抬。

7. **距小腿关节** 治疗人员握住患者足跟牵拉跟腱，同时利用前臂屈侧推压患者足底。

（二）**辅助关节活动度训练**

在外力的辅助下，患者主动收缩肌肉来完成的运动和动作。助力可以由治疗师、患者健肢、器械、引力或水的浮力等来提供。辅助关节活动度训练常被认为是被动运动向主动运动的过渡形式。其目的就是逐步增加肌力，建立协调动作模式：①由治疗人员或患者的健侧肢体通过棍棒、绳索和滑轮等装置帮助患者主动运动，即有主动运动特点，又有被动运动的特点。②训练时，助力常加在运动的开始和终末，并随着病情的好转逐渐减少。③训练应以患者的主动用力为主，并做最大的努力，尽量给予最小的助力，以免助力替代主动用力。④关节的各个方向依次进行训练。⑤每一个动作重复 10～30 次，每日 2～3 次。

（三）主动关节活动度训练

适用于肌力在Ⅲ级的患者，主要通过患者主动用力收缩完成的训练。既不用助力和克服外来阻力，其目的就是改善与恢复肌肉和关节功能、神经协调功能等：①根据患者的情况选择进行单关节或者多关节、单方向或者多方向的训练。②根据病情选择体位，如卧位、站位、跪位、坐位和悬挂位等。③主动训练时，动作宜平稳缓慢，尽可能达到最大幅度，即用力到引起轻度疼痛为度。④关节的各个方向依次进行运动。⑤每一动作重复 10～30 次，每日 2～3 次。

（四）四肢关节功能牵引法训练

通过将挛缩关节的近端肢体固定，对其远端肢体进行重力牵引，以扩大关节活动范围的一种关节活动度训练方法，适用于各种原因所致的关节及关节周围的组织挛缩或粘连导致的关节活动度障碍的患者：①根据患者关节障碍的不同，选择专用的支架或特制的牵引器。②将需要牵引关节的近端肢体固定于牵引器上。③在关节的远端肢体施加牵引力，并使牵引力作用点在被牵拉组织的张力最大点上。④牵引力稳定而柔和，患者的肌肉有一定的紧张或轻度疼痛，但不引起反射性肌肉痉挛，并且能耐受。⑤牵引时间 10～30 分钟，不同关节、不同方向的牵引可依次进行，每日 2～3 次。

（五）牵张训练

通过治疗人员牵张患者的肌肉和肌腱的被动牵张训练，或者通过自身的姿势改变进行主动牵张训练等，使肌肉、肌腱和韧带恢复长度、肌张力下降和关节活动度增加。

1. 被动牵张　①股骨骨折后股四头肌牵张：患者取俯卧位，治疗人员用一手固定骨折远端，用另一手的前臂支持小腿部，并缓慢用力地协助患者做屈膝动作，再指示患者用力伸展膝部，进行膝关节的等长运动，然后继续牵拉膝部，再指示患者用力伸展膝部。②双下肢屈膝肌群的牵张：患者坐位，双上肢向前伸展。治疗人员位于患者身后，双手轻推患者肩部，嘱患者向前弯腰，尽量用手触足尖。训练时，应保持双膝伸展。③屈肘肌短时的牵张：治疗人员用双手放在肘关节屈侧轻轻向下压，反复进行。每次牵张持续时间 10～20 秒，休息 10 秒，再牵张 10～20 秒，不同关节、不同方向的牵张可依次进行，每日 2～3 次。

2. 自我牵张　①右肘屈曲位挛缩时，患者双手握肋木，身体向后挺，进行牵张。②肩上举受限时，患者双手握肋木悬空身体进行伸展，也可使躯干前屈进行牵张。③右膝关节伸直位挛缩时，以肋木作为支点，利用重力使膝关节屈曲。也可利用平衡杠进行：手握平衡杠，利用重力上下活动躯干，屈膝关节。④右足发生下垂时，站立在距小腿关节矫正板上，利用重力进行牵张。每次持续 5~10 秒，重复 10~20 次，每日 2~3 次。

【注意事项】

（一）被动运动的注意事项

1. 在肢体无疼痛或轻微疼痛的情况下进行，不可勉强。

2. 在关节活动范围内进行运动。

3. 根据病变及损伤程度，循序渐进。

4. 肌腱缝合及骨折手术后，要在充分固定和保护下进行运动。

5. 如多个运动能在同一体位下进行尽量集中进行，不要频繁翻动体位。

（二）牵张训练的注意事项

1. 施行之前，用温热或寒冷疗法，以减轻疼痛。

2. 训练时不可急躁和使用暴力，应缓慢、分次进行。

3. 根据不同情况，采用患者舒适的松弛体位或抑制反射的体位，消除患者精神紧张。

4. 慎重考虑支持点和受力点，避免二次损伤。

5. 训练后注意局部和全身反应，如有发生肿胀和发热应立即治疗，暂停训练。

复习思考

1. 关节活动度训练的禁忌证有哪些？

2. 关节活动度训练的注意事项是什么？

项目八　日常生活活动能力康复护理技术

【学习目标】

掌握日常生活活动能力训练的原则、方法及注意事项。

熟悉日常生活活动能力训练的概念。

了解日常生活活动能力训练的内容。

【概述】

日常生活活动是人们维持生活最基本的活动，如洗漱、更衣、进食、如厕、家务劳动、利用交通工具等。偏瘫、截瘫、脑瘫等疾病造成患者在日常生活各方面不同程度的障碍，需要对其进行日常生活护理及训练。日常生活活动能力训练目的在于建立或维持患者的基本日常生活活动，调动或发挥体内的潜能，使其能生活自理，或将生活依赖性降低到最低限度；改善患者的身体功能，如灵活性、协调性，增加活动能力，使其能独自或借助最少的帮助，完成个人卫生、更衣、进食、转移等日常生活活动。日常生活活动能力康复护理技术主要包括个人卫生训练、修饰能力训练、更衣训练、进食训练、如厕训练、家务劳动训练。

【训练原则】

1. 根据日常生活活动能力评定的结果，制定简单、切实可行的训练计划。制定的康复目标应与患者的康复目标保持一致。

2. 设计的活动难度应比患者的能力稍高，并针对患者的生活习惯、活动表现及学习态度灵活应用。

3. 在训练过程中，要遵循反复实践的原则。每一项活动要反复练习，直至能够在实际环境中完成。

4. 训练应与实际生活相结合，要督促和指导患者将训练内容应用于日常生活活动中。

5. 鼓励患者尽量自己完成所有的训练步骤，必要时操作者再给予协助。

6. 家庭成员共同参与训练过程，指导家属学会用最恰当的方式帮助患者自理生活。

7. 配合其他治疗性锻炼和活动，促进体能和运动的协调性，增强活动的技巧性。

8. 在某些情况下，可应用自助具做辅助。

【主要技术】

（一）个人卫生训练

个人卫生训练包括刷牙、洗手、洗脸、洗澡等。患者因上肢和颈部关节活动受限、肌力低下、协调性障碍、上肢偏瘫、认知和知觉障碍导致洗漱活动难以完成，需给予一定的护理支持和必要的自助具协助个人卫生活动的完成。

1. 刷牙

（1）一侧上肢或身体障碍者可用嘴打开盖子或把牙膏夹在两腿之间用健手打开盖子。

（2）用健手完成刷牙动作。

（3）手抓握功能障碍者可进行牙刷手柄的改造，如加粗牙刷柄。

（4）上肢和颈部关节活动受限者，可进行牙刷手柄加长或成角的改造。

（5）一侧上肢或身体障碍者，可以将牙刷固定在水池边，用于刷假牙。

2. 洗脸、洗手

（1）患者取坐位，洗手池中放满水，用健手放水并试水温，将患侧上肢放入洗手池内，用健手清洗面部及患侧上肢。

（2）洗健侧时，将肥皂涂于毛巾表面，铺在池边，利用健侧上肢的运动来清洗。

（3）擦干健侧上肢时，将毛巾放在健腿上，利用健侧上肢及躯干的屈伸将健侧上肢擦干。其他部位用健手擦干。

（4）可将毛巾套在水龙头上，用健手拧干。

3. 洗澡

（1）盆浴　①患者坐在紧靠浴盆外的轮椅或椅子上，尽量使用木制椅子，高度与盆浴边缘平齐。脱去衣物，用健手托住患腿放入浴盆内，再用健手握住浴盆沿，健腿撑起身体前倾，抬起臀部移至浴盆内，再把健腿放入盆内；亦可用一块木板，下面拧两个橡皮柱固定在浴盆一端，患者将臀部移向盆内木板上，将健腿放入盆内，再帮助患腿放入盆内。②洗浴时，用健手持毛巾擦洗或将毛巾一端缝上布套，套于患臂上协助擦洗，也可借用长柄的海绵浴刷擦洗背部和身体的远端。③拧干毛巾时，将其压在腿下或夹在患侧腋下，用健手拧干。④洗毕，出浴盆步骤与进浴盆的步骤相反。⑤穿好衣裤。

（2）淋浴　淋浴时，患者可坐在淋浴凳或椅子上进行。有条件者可将浴室改造，建成浴室专用座位，并将阀门和喷头设在患者坐位可及处。其步骤为：①患者先脱去衣物，转移到浴室专用座位上。②坐稳后先开冷水管，后开热水管调节水温，直接淋浴。③淋浴时，用健手持毛巾擦洗，用长柄的海绵浴刷擦洗背部和身体的远端。对于患侧上肢肘关节以上有一定控制能力的患者，将毛巾一端缝上布套，套于患臂上协助擦洗。拧干毛巾时，将其压在腿下或夹在患侧腋下，用健手拧干。④浴毕擦干水，转移到干燥处穿好衣物。

（二）修饰能力训练

修饰是患者在完成洗漱后，对自身仪表的一种完善，主要包括梳头、剃须（男性）和剪指甲。

1. 梳头

（1）训练要领　患者应尽量保持平衡，可靠于小台上，或采取坐位。教会患者自己学习调整好镜子的角度，并拿起木梳梳头。适当鼓励患者用健手、患手交替梳头。梳头顺序为先前面、再后面；先患侧、再健侧。练习时可反复进行，直到满意为止。

（2）注意事项　要为患者准备一把抓取方便的木梳。根据患者的实际情况，调整好镜子的高度。

2. 剃须

（1）训练要领　练习时尽量靠近镜子，采用坐位练习。调整好镜子的角度。固定剃刀，用健手去掉剃刀盖子，拿起剃刀，打开电源，剃掉胡须。一般先患侧后健侧，争取将所有的胡须剃净。剃净后，关闭剃刀电源。固定剃刀位置，盖好盖子。将剃刀放回原处。

（2）注意事项　为患者选择合适的剃刀，以充电式电动剃刀替代刀架剃刀。根据患者的实际情况，调整好镜子的高度。

3. 剪指甲　偏瘫患者剪健侧指甲时，需要对指甲刀进行改造。可将大号指甲刀固定在基座上，把刀柄加长、加宽。把改造的指甲刀放在桌面上，用患手按下刀柄来剪健侧指甲即可（图4-23）。

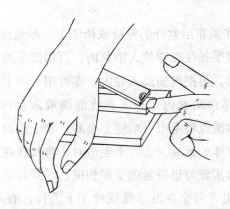

图4-23　用改造的指甲刀剪健手指甲

（三）更衣训练

更衣是日常生活活动不可缺少的动作，对有身体功能障碍而不能完成衣物穿脱动作的患者，应当指导其利用残存功能、运用合理的方法来解决衣物的穿脱问题。训练患者穿衣时，先穿患侧；脱衣时，先脱健侧。如患者关节活动范围受限、穿脱普通衣服困难时，需设计特别的服装，如宽大的前开襟衣服。手指协调性差，不能系、解衣带或纽扣时，可使用系扣器、按扣、松紧带或尼龙搭扣等。下面重点介绍偏瘫患者的更衣训练方法。

1. 穿、脱上衣

（1）穿前开襟上衣　患者取坐位，将上衣内面朝上、衣领朝前平铺在双膝上，患侧衣袖垂于双腿之间；用健手抓住衣领和对侧肩部，将患侧上肢穿入衣袖并将领口部分拉至肩部；用健手沿衣领将衣服从颈后绕过并拉至健侧肩部，然后健手穿入另一只衣袖；用健手整理衣服，系扣（图4-24）。

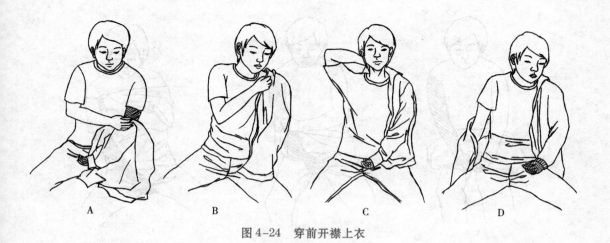

图 4-24　穿前开襟上衣

（2）脱前开襟上衣　脱衣过程与穿衣正好相反，用健手解开扣子或拉链→用健手将患侧衣袖自肩脱至肘部→再脱健侧衣袖至肩下→两侧自然下滑后，先脱出健手衣袖→再脱出患手衣袖（图 4-25）。

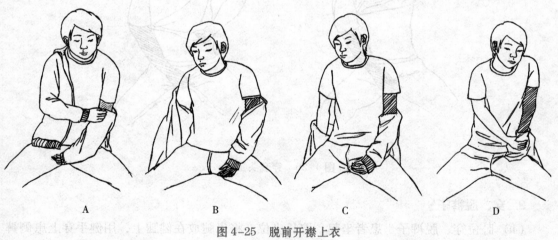

图 4-25　脱前开襟上衣

（3）穿、脱套头上衣　穿套头上衣时，将患侧手臂伸入同侧衣袖内，用健手将袖子拉至肘关节以上；健侧手臂穿入另一只衣袖中，将健手伸出袖口，并用健手把患侧衣袖尽量拉向患侧肩部。用健手抓住套头上衣背面并套过领口伸出头部，用健手整理衣服（图 4-26）。脱衣时用健手抓住衣服后领口向上拉，背部从头脱出，再脱出健手，最后再脱出患手。

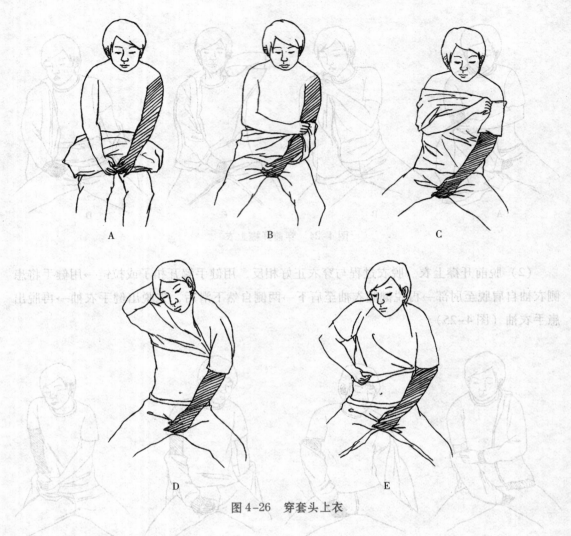

图 4-26　穿套头上衣

2. 穿、脱裤子

（1）卧位穿、脱裤子　患者坐起，取长坐位，将患腿放在健腿上，用健手穿上患侧裤腿并拉至膝部以上，健侧下肢穿入另一侧裤腿，躺下，做桥式动作把裤子上提至腰部，整理腰带。脱裤子的步骤与穿裤子相反。

（2）坐位穿、脱裤子　患者取坐位，健手将患腿抬起放在健腿上，用健手把患侧裤腿穿上，将裤子拉至膝关节以上，放下患腿，再把健腿穿过另一侧裤腿。站起，用健手把裤子提到腰部，整理（图 4-27）。脱裤子时先用健手解开腰带及拉开拉链，然后站起，裤子自然落下。

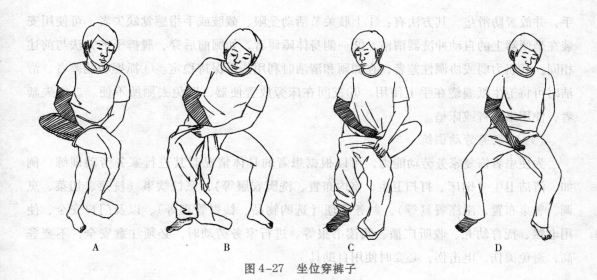

图 4-27　坐位穿裤子

3. 穿、脱鞋袜

（1）穿、脱袜子　患者取坐位，健手将患腿抬起放在健腿上，健手伸入袜口并张开，身体前倾，把袜子套在患侧脚上，放下患腿，用同样的方法穿好健侧。脱袜子的步骤与穿袜子相反。下肢关节活动受限者可用穿袜自助具辅助。

（2）穿、脱鞋　建议穿松紧口鞋或有尼龙搭扣的鞋，避免穿高帮鞋或靴子。穿、脱鞋的方法参考穿袜子的方法。下肢关节活动受限者可用长柄鞋拔辅助。单手系鞋带的方法是在鞋带的一端打一个结，持鞋带相继穿过鞋孔，单手完成打结。

（四）进食训练

首先应当找出影响进食的原因，然后根据问题制定康复护理训练措施。对于不能独立完成进食动作的患者，必须给予一定的护理支持和必要的自助具协助进食动作的完成。其方法有：①用健侧上肢辅助患侧上肢送食品入口，或使用抗重力的上肢支持设备，如用悬吊带辅助患者移动上肢将食物送到口中。②将肘关节放置在较高的台面上以利于手到达嘴边和送食品至口中。③用勺、叉代替筷子，肩肘关节活动受限者可将勺、刀、叉手柄加长或成角，握力减弱者可将手柄加粗或使用多功能固定带。④协调障碍者使用较重的餐具，用双手拿杯子，使用杯盖有饮水孔的杯子或用吸管喝水。⑤不能单手固定餐具或食物者，可使用防滑垫固定碗或盘子，使用盘挡防止食物被推到盘子以外。

（五）如厕训练

在接受康复治疗的患者中，因关节活动受限、协调性障碍、认知功能障碍等原因引起的如厕障碍者较多见，给患者身心带来极大的影响，使之产生畏难情绪。因此，进行如厕训练，对提高患者生活质量、回归社会具有重要的意义。在让患者独立如厕前，需对患者进行坐位、站立平衡及体位转移训练。对下蹲、起立困难者，需对厕所进行改造，安装扶手，并放置防滑垫。其方法有：①上肢关节活动受限、截肢或手指感觉缺失者，可使用安装在坐便器上的自动冲洗器清洁。②一侧身体障碍者，如厕前后穿、脱裤子的方法与前述相同。③肌力弱或协调性差者，在如厕和清洁时利用扶手保持稳定。④抓握功能差者，清洁时可将卫生纸缠绕在手上使用。⑤夜间在床旁放置便器，以免去厕所不便。二便失禁者，使用纸尿裤或床垫。

（六）家务劳动训练

为使患者恢复家务劳动能力，可以根据患者的具体情况对其进行家务劳动训练。例如，清洁卫生（铺床、打扫卫生、室内布置、洗熨衣服等），烹饪炊事（洗菜、切菜、烹调、餐桌布置、洗涤餐具等），财务管理（选购物品、钱财管理等），以及门户安全、使用电器、抚育幼儿、收听广播、阅读书报等。进行家务劳动时，必须注意安全，不要登高，避免烫伤、电击伤，必要时使用自助具。

【注意事项】

1. 穿、脱衣物的注意事项

（1）单手穿、脱衣服有许多不同的方法，采取何种方法以患者在完成穿衣过程中省力、不出现过度用力和联合反应为宜。

（2）穿前准备衣服及脱下后把衣服放好，都要包括在训练程序中。

（3）对有认知障碍的患者，如穿衣失用者可在衣服上缝标记或序号。

（4）要选择稳定性好的座椅，平衡功能差者应选择在床边或床上完成。

（5）在穿袜子及鞋时，应避免因发生联合反应而加重痉挛；穿袜子时要注意提醒患者将患侧肩和臂向前伸并伸直肘关节。根据患者的具体情况也可以选用穿袜自助具。

2. 进食训练的注意事项

（1）进食时椅子的高度要适宜，患者身体要尽量靠近餐桌，保持腰直立，双足着地。

（2）使用健手进食时患手不可垂于体侧，要放在桌子上并尽量向前伸直。

（3）要鼓励患者使用双手进食；当患手有一定功能后，鼓励患者尽量使用患手进食。

3. 其他训练的注意事项

（1）训练前做好各项准备，如帮助患者排空大小便，避免训练中排泄物污染训练器具；固定好各种导管，防止训练中脱落等。

（2）训练应按医嘱进行，注意循序渐进，切忌急躁，注意保护，以防意外情况发生。

（3）患者在完成一项作业时，可能要花费很长时间，康复护理人员要有耐心，对患者的每一个微小的进步，都应给予恰当的肯定和赞扬。

（4）训练后要注意观察患者的精神状态和身体状况，如是否过度疲劳、有无身体不适，以便及时给予必要的处理。

（5）由于残疾程度不同，适当的辅助用具常给患者极大的帮助，康复护理人员要为患者选用适当的辅助用具。必要时需对环境条件做适当的调整。

（6）对坐轮椅的患者，注意洗手池下方的空间及高度是否适合轮椅进入。

复习思考

1. 简述日常生活活动能力训练的目的。

2. 日常生活活动能力训练的内容有哪些？

3. 日常生活活动能力训练中，偏瘫患者穿、脱裤子的方法有哪些内容？

项目九　节省体能技术

【学习目标】
　　熟悉节省体能技术的概念。
　　了解节省体能技术。

【概述】

（一）概念

节省体能技术是指通过利用人体功效学原理，结合自身功能状态，采用合适的姿势、正确的活动方法和（或）使用辅助技术，以减少体能消耗，准确、高质量地完成功能性活动的技术和方法。在临床中各种功能障碍及能力障碍的患者均可以进行节省体能技术训练，尤其是心肺功能差的患者。

（二）应用原则

节省体能其实是尽量避免无谓的体能消耗，要节省体能需要记住以下几项原则，在日常生活和工作中多加应用，并养成良好的习惯。

1. 合理安排活动　提前安排好每日的活动，把繁重及轻巧的工作交替进行，并减少不必要的工作。提前做好准备，在开始活动前，先准备好活动所需的物品，并放于容易拿到的地方，避免不必要的身体前倾和旋转。每办完一件事，都要有足够的休息才做下一件事。尽管不疲劳，仍要注意休息。每工作 1 小时至少休息 10 分钟，最好躺下来休息，因为卧位与坐位的体能消耗比例是 1 : 3。

2. 尽量采用省力的辅助器具　使用现代化家居产品简化工作，如使用吸尘器代替拖把、使用长柄梳子进行修饰、利用手推车搬运比较重的物件。

3. 尽量采用符合人体功效学原理的正确姿势　在活动时尽量保持脊柱生理弯曲，多采取坐位工作，避免久站、屈颈、蹲位或弯腰工作；尽量使用双手做事，双臂紧贴躯干侧，将手肘放置于支撑面上工作，避免双手提举过高、双肩关节外展过大，避免拿重物或推重物。不符合人体功效学原理的错误姿势不仅浪费体力，长时间使用会造成运动系统的慢性劳损。

4. 活动中配合呼吸　控制呼吸节奏，用鼻轻吸气约 2 秒，然后用口慢慢将气吹出，一呼一吸时间为 4～6 秒。在准备用力前吸气，出力时呼气；伸直腰双手上举时吸气，弯腰手收向躯干时呼气。

【主要技术】

（一）在日常生活中的训练技术

1. 进食　①尽量采用坐位，不宜屈颈、旋颈、弯腰或半卧。②双手肘部承托在桌面上，碗碟尽量靠近自己。③使用防洒碗、防滑垫、加粗手柄的勺子或改装的筷子。

2. 梳洗　①尽量采取坐位。②将肘部放置于支撑面上双手进行活动。③洗脸时使用轻便的小毛巾直接洗脸；拧毛巾时配合正确的呼吸方法；抹脸时，不要将口鼻同时掩盖。④留短发节省沐浴时间和活动量，洗发与沐浴同时进行。⑤使用电动牙刷、电动剃须刀及长柄梳子，以减少上肢的活动。

3. 穿脱衣、裤、鞋、袜　①将衣服放于随手可及的地方。②坐下来穿、脱衣服。③先穿患侧，再穿健侧，脱衣时则相反；穿、脱衣时可在前面放一张椅子做扶手。④选择配有免系鞋带的鞋，以免弯腰系鞋带。⑤使用穿衣钩和长柄鞋拔。

4. 如厕　①使用坐厕或坐便器。②留意坐厕高度，必要时对坐便器进行改装或使用坐厕加高垫。③平时多吃蔬菜、水果，以保持大便畅通。④养成良好的排便习惯，大便时可分几次用力，保持均匀的呼吸，以免过度换气或憋气。

5. 洗澡　①选择身体状况及精神最好时洗澡。②提前准备好所需要的洗澡用品。③采用坐位洗澡或使用浴缸洗澡，洗头需用水盆者，可将水盆放高，避免弯腰或蹲下。④保持浴室通风，可使用抽气扇或打开窗。⑤清洁背部时可用长柄海绵刷或长毛巾，并配合呼吸来洗擦。⑥若洗澡时中途需要休息，可用浴巾围着身体保暖，可先洗上身，围着浴巾休息后再洗下身。⑦洗澡完毕，用浴巾包裹身体，抹干水分，保持正确的呼吸并放松休息，然后穿好衣服。⑧利用手柄、扶手及放置防滑垫。

6. 做饭　①提前准备好所需材料及用具。②做饭过程中，不应心急或贪快而同时处理几项工序，这样会使人容易紧张。③尽量少用煎炸的烹饪方法，因为烟熏容易引发呼吸困难。④在厨房内或门外放置椅子，以便中途休息；择菜、削皮及调味等工作应坐下来处理。⑤使用辅助器具，如用长汤匙，避免手部被烫；开瓶子时，使用开瓶器或放一块布在盖子上，容易将瓶盖打开。

7. 洗、熨衣服　①尽量利用洗衣机及干衣机。②坐下来洗、熨或（和）折叠衣物。③如衣物太重，可分数次从洗衣机拿出或放入。④若要将衣物晾干，应先坐下，然后将衣物逐件放在衣架上，再慢慢配合呼吸，将衣架挂起。如距离较远，晾衣服时将衣服放在推车里。

8. 清洁及打扫　①编排好每日家务分工，如周一扫地、周三擦柜子等，避免过于操劳。②如室内多尘，可使用吸尘器并戴上口罩。③使用辅助器具，如利用长柄垃圾铲及用拾物器从地上拾起物件，以减少弯腰、伸腰动作。④用小推车装重物。

9. 收拾房间　①整理床单时在两侧进行，整理完一侧再整理对侧。②床不要靠墙摆放。③叠床单时动作要轻缓。

10. 购物　①先计划购物路线及需要物品，避免浪费气力。②使用购物推车，尽量避免使用手提袋。③重的物品尽量使用送货服务或找家人及朋友帮助购买，必须自己购买时则分开进行。

（二）在工作中的训练技术

1. 保持正确的工作姿势　例如，在坐位下使用电脑工作时，上臂应垂直放于体侧，肘屈曲 70°~90°，腕手放松。

2. 合理的工作环境　以工作台或工作平面的高度为例：①坐位工作时所有物件应在坐位所及范围，手部尽量在 15cm 范围的工作平面内完成工作。②立位下的工作平面高度：女性应在 95~105cm 之间，男性应在 100~110cm 之间。

3. 工作时应避免的活动　①需进行重复或持续性活动时，避免肘部维持在超过头部的位置。②避免肘部过度屈曲。③避免前臂持续旋前或旋后。④避免腕部反复向尺侧或桡侧偏移。⑤避免持续抓握或拧捏。

（三）不同障碍者的节省体能训练技术

对于一些功能障碍的患者来说，通过功能强化训练和使用辅助器具并不能解决活动中的所有问题，患者需要面对功能障碍的现实，对自身或环境做出相应的调整，如修改活动方法、简化活动或降低活动的难度与需求，以适应日常生活的需要。

1. 运动障碍者　骨折、偏瘫等单侧上肢功能障碍者可以训练单手完成扣纽扣、系鞋带、穿脱衣服，或用非优势侧书写、掷球、开锁等活动。此外，在日常活动中可以采用以下方法来适应生活。

（1）穿衣　用大纽扣或魔术贴代替纽扣；用免绑鞋带代替系鞋带。

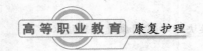

（2）卫生　提高坐厕高度；安装扶手；用长柄镜子检查身上皮肤状态。

（3）进食　使用加重量的餐具以减少患者手抖（如帕金森病患者）；用单柄或双柄杯；把碗碟放在湿毛巾上防滑。

（4）家务　使用杠杆门锁；关节炎患者使用轻金属厨具以减少手腕用力；帕金森病患者使用稍重的厨具防止手抖；使用张力剪刀；开关安装在正面以方便轮椅使用者操作；使用高度可调的桌子。

2. 感觉障碍者　可以采取感觉替代等方法以适应感觉障碍。

（1）听觉缺陷患者　①对于听力丧失者，可用计算机交流甚至利用计算机进行口头与书写语言转换。②调整周围环境，使用地毯、窗帘等减少噪声，家具应放置整齐。③说话时注视对方，引起听者的注意力。④学习通过口型和肢体语言猜出说话者的意思，并可反复询问来确认。

（2）视觉缺陷者　①可以利用听觉和触觉替代视觉，这样可以定位环境和人物。对于盲人而言，这种替代效果很好。②放较大的物品，将物品放在中间或将物品靠近身体。③增强光线，减少反光，形成强烈对比，如将浅色的东西放在黑色背景中；将发光颜料涂在楼梯等的边缘。

（3）触觉缺陷者　①教育患者利用视觉代偿。②常戴手套保护手部免受伤害。③食物、饮料或沐浴时用温度计测温。④不使用尖锐的工具和物品。

3. 认知障碍者　可以修改或适应某些认知活动，计算机辅助是最省力而又能提供反馈的方法：①在患者房间内挂大的钟、大的日历，并利用卡片提醒要做的活动。②将每日经常要进行的活动，分步骤写成清单或画成图画放在床边。③门上贴患者的家庭合照或患者本人的照片帮助他找到自己的房间。④让患者常带记事本，本中记有家庭地址、常用电话号码、生日等，并让他经常做记录和查阅。⑤闹钟提醒需要进行的活动。

4. 言语障碍者　①降低讲话速度。②尽量使用简短句子或关键词。③学习使用手语和表情。④通过书写或图画进行交流。

复习思考

作为一名康复科护士，如何帮助偏瘫患者采用节省体能技术？

模 块 五

常见伤残疾患患者的康复护理

项目一 脑卒中患者的康复护理

【学习目标】

掌握脑卒中患者的康复护理评估、康复护理措施及健康教育。

熟悉脑卒中的概念、病因、危险因素。

案例导入

患者，66岁，5年前诊断为脑出血。Brunnstrom 评定为Ⅳ级。

问题：怎样正确指导患者进行被动运动以恢复肌力？

【概述】

（一）概念

脑血管疾病（cerebrovascular disease，CVD）是指由各种原因导致的脑血管性疾病的总称。脑卒中（stroke）为脑血管疾病的主要临床类型，包括缺血性卒中和出血性卒中，以突然发病、迅速出现局限性或弥散性脑功能缺损为共同临床特征，是一组器质性脑损伤导致的脑血管疾病。按照我国1995年脑血管疾病分类，脑卒中分为蛛网膜下腔出血、脑出血、脑梗死。

（二）病因

脑卒中的主要病因有血管壁病变（动脉粥样硬化、动脉炎、动脉瘤、血管畸形等），

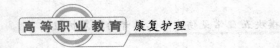

心脏病和血流动力学改变（高血压、低血压、血压急骤波动，以及心功能障碍、心律失常等），血液成分改变（高纤维蛋白血症、白血病、凝血机制异常等），其他如外伤、各类栓子、血管痉挛等。由于病变部位、性质、严重程度不同，其临床表现也有所差异。临床上主要表现为偏瘫、偏身感觉障碍、失语、共济失调等局灶性神经功能缺损的症状或体征，部分患者可有头痛、呕吐、昏迷等全脑症状。

（三）危险因素

1. 第一类：是不可改变的因素　如年龄、性别、种族、家族史等。

2. 第二类：是可以调节控制的因素　如高血压、心脏病、糖尿病、高脂血症、高同型半胱氨酸血症等全身或某些脏器疾病。

3. 第三类：是可以改变的行为因素　如吸烟、酗酒、不良饮食习惯、体力活动少、超重、药物滥用等。

目前，我国脑卒中发病率 120～180/10 万，患病率 400～700/10 万，每年新发病例>200 万，每年死亡病例>150 万，存活者 600 万～700 万，且 2/3 存活者遗留不同程度的残疾。本病高发病率、高死亡率、高复发率和高致残率，给家庭、社会带来沉重的负担和痛苦。因此，开展脑卒中康复，改善脑卒中患者的功能障碍，提高其生活自理能力，使其最大限度地回归家庭、社会，具有重要意义。早期康复甚为重要。

知 识 链 接

世界卒中组织（WSO）

卒中是导致世界人口死亡和致残的主要原因。随着人口老龄化，卒中导致的社会负担将会大大增加。卒中是可以预防的，但是预防工作仍做得远远不够，还需要不断提高。卒中是可以治疗的，对那些证据明确的卒中患者，尽管有各种卒中治疗手段，却不能充分利用当地的医疗资源进行治疗，尤其是资源匮乏的地区更是面临着巨大挑战。卒中也是一个主要的公众健康问题，需要全世界共同协作和努力。

2006 年 10 月 29 日，世界卒中大会在开普敦召开，国际卒中协会（ISS）和世界卒中联盟（WSF）（代表全球卒中的两个主导性组织）决定合并为一个新组织）世界卒中组织（WSO）。WSO 的使命是通过加强对卒中的关注、促进卒中研究及健康教育来促进世界范围内对卒中的防治。为纪念该组织的诞生，普及和推广卒中防治知识，降低卒中危害，将每年的 10 月 29 日定为"世界卒中日"。

（四）主要功能障碍

由于病变性质、部位、病变严重程度等不同，患者可能单独发生某一种功能障碍或同时发生几种功能障碍。其中以运动功能和感觉功能障碍最为常见。

1. **运动功能障碍** 运动功能障碍是最常见的功能障碍之一，多表现为一侧肢体偏瘫。

2. **感觉功能障碍** 主要表现为浅感觉（痛觉、温度觉、触觉）、深感觉（本体觉）的减退或丧失。

3. **平衡及协调功能障碍** 常见的有大脑性共济失调、小脑性共济失调和感觉性共济失调。

4. **言语障碍** 发生言语障碍高达40%～50%，常见的有失语症和构音障碍。

5. **认知障碍** 主要包括意识障碍、智力障碍、失认症和失用症等高级神经功能障碍。

6. **日常生活活动能力障碍** 由于运动功能、感觉功能、认知功能、言语功能等多种障碍并存，常使穿、脱衣裤及进食、行走、个人卫生等基本动作和技巧能力下降或丧失，导致日常生活活动能力障碍。

7. **吞咽功能障碍** 脑卒中患者30%～60%伴发进食水呛咳、食物摄取困难，易引发吸入性肺炎、营养不良等。部分患者需要长期鼻饲进食。

8. **心理障碍** 可因瘫痪、认知障碍使心理活动发生障碍。常见的心理障碍有抑郁、焦虑及情感障碍。

9. **其他功能障碍**

（1）膀胱与直肠功能障碍　膀胱与直肠功能障碍表现为尿失禁、尿潴留和便秘等。

（2）肩部功能障碍　肩部功能障碍多因出现肩痛、肩关节半脱位和肩-手综合征影响肩关节活动。

（3）关节活动障碍　因瘫痪或卧床制动使关节活动减少、肌肉痉挛、废用性肌肉萎缩等，导致关节活动障碍。

（4）面部神经功能障碍　大多数发生中枢性面瘫，出现口角歪斜及鼻唇沟变浅等表情肌运动障碍，影响患者发音及进食。

（5）废用综合征　长期卧床，活动量明显不足，可引起压疮、肺内感染、肌肉萎缩、骨质疏松、体位性低血压、心肺功能下降、异位骨化、下肢深静脉血栓形成等。

（6）误用综合征　病后治疗方法或护理不当可引起关节肌肉损伤、骨折，肩、髋关节疼痛，痉挛加重，异常痉挛模式和异常步态，足内翻等。

【康复护理评估】

在对脑卒中患者康复护理、康复治疗之前，康复护理、康复治疗期间和康复护理、康复治疗结束时都要进行必要的康复评定，即对脑卒中患者存在各种功能障碍的性质、部位、范围、程度做出准确的评估。

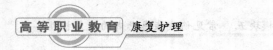

（一）评定原则

1. 及时进行康复评定　脑卒中患者一旦诊断明确，在 24 小时之内就应进行康复评定。此后，每周评定 1 次。

2. 进行正确的功能障碍评定　有效的康复护理措施取决于对功能障碍的正确评定。

3. 使用正确的测量工具　使用标准化、统一的测量工具，以便交流和比较治疗的有效性。

4. 评定与康复治疗同步进行　随着患者病情变化，评定内容也要做相应的调整。

（二）评定内容

1. 昏迷和脑损伤严重程度的评定

（1）格拉斯哥昏迷量表（glasgow coma scale，GCS）　GCS 用以确定患者有无昏迷及昏迷严重程度。GCS≤8 分为重度脑损伤，呈昏迷状态；9～12 分为中度脑损伤；13～15 分为轻度脑损伤。

（2）脑卒中患者临床神经功能缺损程度评分　我国第四届脑血管学术会议推荐应用脑卒中患者临床神经功能缺损程度评分标准来评定脑卒中损伤的程度。评分标准简单实用，评分范围为 0～45 分。0～15 分为轻度神经功能缺损；16～30 分为中度神经功能缺损；31～45 分为重度神经功能缺损。

（3）美国卫生研究院脑卒中评分表（NIH stroke scale，NIHSS）　是国际上使用最多的脑卒中评分量表，有 11 项检测内容，得分低说明神经功能损害程度轻，得分高说明神经功能损害程度重。

2. 运动功能评定　运动功能评定的方法有 Brunnstrom 评定法、上田敏评定法、Fugl-Meyer 评定法和运动功能评定量表等。其中，Brunnstrom 评定法最常用，其分级与偏瘫肢体功能的恢复过程及肌张力的变化有关。Brunnstrom 评定法分为 6 个阶段来评价运动功能，每个阶段的特点是：Ⅰ级无随意运动；Ⅱ级引出联合反应，开始出现痉挛；Ⅲ级随意出现的共同运动，痉挛加重；Ⅳ级共同运动模式打破，开始出现分离运动，痉挛开始减轻；Ⅴ级分离运动出现，痉挛明显减轻；Ⅵ级运动模式接近正常水平（表 5-1）。

表 5-1　Brunnstrom 偏瘫运动功能评定

分级	特点	上肢	手	下肢
Ⅰ	无随意运动	无任何运动	无任何运动	无任何运动
Ⅱ	开始出现共同运动或其成分	仅出现共同运动模式	仅有极细微屈伸	仅有极少的随意运动
Ⅲ	随意出现的共同运动	可随意发起共同运动	钩状抓握，不能伸指	坐和站位上，有髋、膝、踝共同性屈曲

分级	特点	上肢	手	下肢
IV	共同运动模式打破，开始出现分离运动	出现脱离共同运动的活动：肩0°，肘屈90°，下前臂旋前旋后；肘伸直，肩可屈90°；手背可触及腰骶部	能侧捏及松开拇指，手指有半随意的小范围伸展活动	坐位屈膝小于90°，可使足后滑到椅子下方，在足跟不离地的情况下能使踝背屈
V	肌张力逐渐恢复正常，有分离运动、精细活动	出现相对独立的共同运动活动：肘伸直，肩外展90°；肘伸直、肩前屈30°~90°时，前臂旋前和旋后；肘伸直前臂取中间位，上肢上举过头	可做球状和圆柱状抓握，手指同时伸展，但不能单独伸展	健腿站，患腿可先屈膝后伸髋，在伸膝下做踝背屈（重心落在健腿上）
VI	精细、协调、控制运动，接近正常水平	运动协调接近正常，手指指鼻无明显辨距不良，但速度比非受累侧慢（<5秒）	所有抓握均能完成，但速度和准确性比非受累侧差	在站立位可使髋外展到超出抬起该侧骨盆所能达到的范围；坐位下伸直膝可内外旋下肢，能完成合并足内外翻

3. **认知和感觉功能评定** 认知功能评定常用的方法有简易精神状态量表（mini mental status examination，MMSE）、蒙特利尔认知评估量表（Montreal cognitive assessment，MOCA）；感觉功能评定包括浅感觉、深感觉和复合感觉评定（具体评定内容详见模块二项目二）。

4. **日常生活活动能力评定** 包括功能独立性评定（FIM）量表和Barthel指数评定（具体评定内容详见模块二项目二）。

5. **平衡及协调功能评定** 临床上经常使用三级平衡检测法及Berg平衡量表评定平衡功能（具体评定内容详见模块二项目二）。

6. **言语功能评定** 主要通过交流、观察及使用量表和仪器检查等方法进行言语功能评定（具体评定内容详见模块二项目二）。

7. **吞咽功能评定** 临床常用饮水试验、吞咽功能评估进行评定（具体评定内容详见模块四项目四）。

8. **心理评定** 主要评定患者的心理状态，有无抑郁、焦虑等心理障碍（具体评定内容详见模块二项目二）。

9. **上肢并发症的评定**

（1）**肩关节半脱位的评定** 患者取坐位，如有肩关节半脱位，则肩峰下可触及凹陷。肩关节X线片可提供更精确的资料。

（2）**肩-手综合征的评定和分期标准** 根据临床表现，将肩-手综合征分为3期（表5-2）。

表5-2　肩–手综合征分期标准

分期	标准
Ⅰ期	肩痛，活动受限，同侧手腕、指肿痛，出现发红、皮温上升等血管运动性反应。手指多呈伸直位，屈曲活动受限，被动屈曲可引起剧痛。X线检查可见手与肩部骨骼有脱钙表现。此期可持续3~6个月，以后或治愈或进入Ⅱ期
Ⅱ期	手肿胀和肩–手自发痛消失，皮肤和手的小肌肉有日益显著的萎缩。有时可引起Dupuytren挛缩样掌腱膜肥厚。手指关节活动范围日益受限。此期可持续3~6个月，如治疗不当将进入Ⅲ期
Ⅲ期	手部皮肤肌肉萎缩显著，手指关节完全挛缩，X线检查有广泛的骨腐蚀，已无法恢复

10. 其他功能障碍评定　脑卒中患者可出现大、小便功能障碍，社会参与能力障碍等，对患者生存质量造成影响。

【康复护理措施】

（一）康复护理原则及目标

1. 康复护理原则

（1）选择合适的早期康复时机　脑卒中患者生命体征稳定、原发神经疾患稳定48小时无加重即应进行康复治疗。

（2）康复评定应贯穿于康复护理、康复治疗的始终　康复护理、康复治疗措施应建立在康复评定的基础上，并在实施过程中不断修正和完善。

（3）积极配合　康复护理、康复治疗要有患者的主动参与和家属的积极配合，循序渐进，并与日常生活活动和健康教育相结合；康复护理应积极配合康复治疗，采用综合措施，并配合常规的药物治疗和必要的手术治疗。

2. 康复护理目标　预防由于脑卒中可能发生的残疾和并发症，改善患者受损的功能，减少后遗症。提高患者日常生活活动能力和生活质量，重返家庭，早日回归社会。

（二）急性期的康复护理

脑卒中急性期通常是指发病1~2周内，相当于BrunnstromⅠ~Ⅱ期。康复目的是预防压疮、呼吸道和泌尿道感染、深静脉血栓及关节挛缩和变形等并发症；尽快从床上的被动活动过渡到主动活动，为主动活动训练创造条件；尽早开始床上的生活自理活动，为恢复期功能训练做准备。

1. 良肢位摆放　上肢表现为肩下沉后缩，肘关节屈曲，前臂旋前，腕关节掌屈，手指屈曲；下肢表现为髋关节外展、外旋，膝关节伸直，足下垂内翻。良肢位的摆放可保护肩关节，预防或减轻上述痉挛姿势的出现和加重，诱发分离运动的出现。脑卒中患者可采取患侧卧位、健侧卧位和仰卧位3种体位，多主张采取患侧卧位，来增加患者的感觉刺激输入。体位摆放中要保证患肩充分前伸，防止肩胛骨后缩；上肢肘、腕及指关节伸展；下肢髋、膝、踝关节屈曲位，防止足内翻下垂。注意体位变换时，加强对患侧肩关节的保护，避免牵拉患侧上肢，引发肩关节周围组织的损伤而导致肩痛，甚至肩关节脱位（具体护理技术详见模块四项目五）。

2. 肢体被动运动 对昏迷或其他原因（如四肢瘫、严重并发症）不能做主动运动的患者，应做肢体关节的被动活动，以防止关节挛缩和变形。先从健侧开始，从肢体的近端到远端做各关节的活动，每个动作模式根据患者的病情做 5～10 次，每日 2～3 次，预防关节挛缩。动作要轻柔，针对可能出现的痉挛模式，重点进行患侧肩关节外旋、外展，肘关节伸展，前臂旋后，手腕背伸，手指伸展，髋关节伸展，膝关节屈曲，足背屈和外翻等活动。对于神志清醒、能够主动参与的患者鼓励其主动活动健侧肢体，并教会患者用健侧带动患侧做关节活动。

3. 床上活动 对于神志不清或不能进行主动活动的患者，康复护理人员一定要帮助患者每间隔 2 小时变换体位 1 次，变换体位时注意保持肢体的良肢位。患者神志清醒、生命体征稳定，应早期指导患者进行床上主动活动。

（1）翻身训练 ①从仰卧位到健侧翻身：患者仰卧位，双手 Bobath 握手，肘关节伸展，肩关节屈曲 90°，健足插到患足下，头转向健侧。摆动上肢，利用躯干的旋转和上肢的惯性完成向健侧翻身。康复护理人员可一手放在患者肩部，另一手放在患者骨盆处协助翻身。②从仰卧位到患侧翻身：患者仰卧位，双手 Bobath 握手，肘关节伸展，肩关节屈曲 90°，头转向患侧。健侧下肢屈曲，脚支撑床面并配合上肢摆动，向患侧翻身。康复护理人员给予辅助，并注意保护患侧肩关节。

（2）桥式运动 可以防止患侧髋关节外旋和跟腱挛缩，同时能够练习髋部的控制能力。臀部抬高离开床面可减少压疮的发生，方便放置便盆，减少患者床上移动时康复护理人员的帮助：①双侧桥式运动：患者仰卧位，帮助患者双腿屈曲，双足平踏床面，让患者伸髋将臀部抬离床面。②单侧桥式运动：当患者能完成双侧桥式运动后，可让患者伸展健腿，患腿完成屈膝、伸髋、抬臀的动作。必要时，康复护理人员可帮助患者稳定患侧膝部，协助伸髋、抬臀动作的完成。③动态桥式运动：患者仰卧屈膝，双足踏在床面上，双膝平行并拢。健腿保持不动，患腿做幅度较小的内收和外展动作，逐渐学会控制动作的幅度及速度；患腿保持中立位，健腿做内收、外展练习。交替进行，以获得下肢内收、外展的控制能力。

（3）上肢运动训练 ①自助主动运动训练：患者仰卧位，双手采用 Bobath 握手，用健侧上肢带动患侧上肢从胸前开始伸肘上举，屈肘，双手返回置于胸前。反复练习，有利于抑制上肢屈曲模式。必要时，康复护理人员协助完成患侧上肢前伸、上举动作。②主动随意运动训练：患者仰卧位，康复护理人员帮助控制患侧上肢置于前屈 90°位，患者伸肘使患侧手伸向天花板，随康复护理人员的手在一定范围内活动，如让患者用患手触摸自己的前额、嘴等部位，或者让患者肩外展90°，以最小限度地辅助完成屈肘动作，再缓慢地返回至肘伸展位。

（4）下肢运动训练　①自助主动运动训练：患者仰卧位，采取双侧桥式运动使髋关节充分伸展，膝关节屈曲。随着控制能力的提高，增加难度，进行单侧桥式运动。可以把健腿放在患腿上，完成抬臀动作，即"负重桥式"。康复护理人员可根据患者的情况分别给予辅助，或帮助控制下肢，或帮助骨盆上抬。②主动随意运动训练：患者仰卧位，上肢置于体侧。双腿屈髋、屈膝，双足踏床，先让患者两膝分开呈外旋位，然后再让患者主动并拢双膝，康复护理人员对患者的健腿施加阻力，通过联合反应来诱发患腿的内收、内旋。如患者能够轻松完成本动作，可让患者伸展健腿，仅做患腿的训练。③下肢的屈伸训练：康复护理人员一手控制患足保持在背屈位、足掌支撑于床面；另一手控制患侧膝关节，维持髋关节呈内收位，令患足不离开床面，完成髋、膝关节屈曲，然后缓慢地伸直下肢，如此反复练习。

4. 预防并发症　并发症包括压疮、呼吸道感染、泌尿系感染及深静脉血栓形成等。早期床上活动对预防并发症起到很大作用。加强基础护理，每两小时翻身、拍背1次，做好吞咽评估及饮食指导，防止患者发生误咽和吸入性肺炎。对于并发二便控制障碍的患者，做好膀胱护理及肠道护理工作。

（三）恢复期的康复护理

恢复期一般指病后3周至6个月，根据患者恢复的情况，相当于Brunnstrom Ⅱ～Ⅴ期。这一期的康复目标是进一步恢复神经功能，争取达到步行和生活自理，避免出现误用综合征。一旦肢体出现痉挛，通过对抗痉挛的姿势体位来预防痉挛模式和控制异常的运动模式，促进分离运动的出现。并逐步加强软弱肌群的肌力和耐力训练。

一般来说，运动训练依据人类运动发育的规律，按照从简到繁、由易到难的顺序进行：翻身→坐起→坐位平衡→双膝跪位平衡→单膝跪位平衡→坐到站→站位平衡→步行。大多数患者跨越跪位平衡，由坐位直接进入站位训练。具体操作要根据患者的功能情况进行。在运动训练的同时，进行作业治疗、日常生活活动能力训练、言语训练、吞咽功能训练、认知功能训练及心理指导。配合进行物理因子治疗及中医传统疗法等综合康复治疗手段。

1. 运动功能训练

（1）坐起及坐位平衡训练　应尽早进行，防止患者卧床发生坠积性肺炎、体位性低血压及心肺功能降低。一般先从半卧位（30°～45°）开始，逐渐增加角度到90°坐位。辅助及指导患者从仰卧位到床边坐起，进行坐位平衡训练，达到坐位三级平衡（具体护理技术详见模块四项目六）。

（2）从坐到站起训练　指导并辅助患者完成从坐至站起，重点是掌握重心的转移，患腿负重，体重平均分配。一般在患者能够完成翻身坐起后进行。康复护理人员必须加强保护，防止患者跌倒（具体护理技术详见模块四项目六）。

（3）站立平衡训练　患者可先扶持站立，平行杠内站立，然后徒手站立。患侧下肢负重练习、重心左右移动及站立三级平衡训练。

（4）步行训练　步行能力是偏瘫患者要达到生活自理、回归家庭、重返社会的重要一环。要注意以下事项：①步行训练时机：一般在患者达到站位二级平衡，患腿负重达体重的一半以上，或双下肢的伸肌肌力应达3级以上时开始进行。②先平行杠内步行或他人扶持下步行，然后助行器步行到徒手步行，逐渐进行复杂步行训练。③训练步行时，要进行步态分析，注意避免和纠正偏瘫患者"划圈步态"，达到正常步态。

（5）上下楼梯训练　开始时要按"健腿先上，患腿先下"的原则练习，待安全可靠后再由患者自然上下。康复护理人员要在前方指导，并加以保护。

（6）上肢及手功能训练　上肢和手功能恢复对患者生活自理和工作非常重要。一般偏瘫患者上肢恢复过程是近端肩关节先恢复，远端手功能恢复较慢，在训练中遵循恢复规律进行：①肩关节和肩胛带的活动：患者仰卧位上举上肢，手向不同方向移动；或坐位上肢前伸、外展、后伸及上举。②肘关节活动：肘关节屈伸，前臂旋前、旋后。③腕关节屈伸及桡侧偏、尺侧偏活动。④掌指、指间关节屈伸及拇指对指、对掌活动。⑤手的灵活性、协调性和精细动作训练。有报道强制性使用运动治疗方法，具有较好的效果。

2. **作业治疗**　重点是围绕患者日常生活活动、休闲娱乐及工作能力进行训练（具体护理技术详见模块三项目二）。

3. **日常生活活动能力训练**　早期就可以开始，日常生活活动能力训练的目的是争取患者能生活自理，从而提高生活质量。训练内容包括进食、个人卫生、穿脱衣服和鞋袜、床椅转移、大小便处理、洗澡等。为了能够完成日常生活活动，可适当提供一些适用的辅助器具和进行必要的环境改造（具体护理技术详见模块四项目八）。

4. **言语训练**　由于失语症或构音障碍导致患者与外界沟通、交流障碍，影响患者康复治疗效果（具体护理技术详见模块三项目三）。

5. **吞咽功能训练**　吞咽功能障碍是脑卒中患者常见症状，易引起患者误咽导致吸入性肺炎，甚至窒息。因进食困难而引起营养物质摄入不足，从而影响患者的整体康复（具体护理技术详见模块四项目四）。

6. **认知训练**　由于脑卒中后导致患者出现认知功能障碍，常常给患者的生活和治疗带来许多困难，影响康复治疗的效果、进程及预后。所以，认知功能训练对患者的全面康复起着极其重要的作用。注意认知训练要与患者的功能活动和解决实际问题的能力紧密结合起来。同时，认知障碍影响患者的情绪和行为，通过认知训练能够改变患者情绪和行为。训练中要鼓励患者练习自我活动的技巧，增加成就感，提高患者的认知能力。同时配合心理治疗的手段，提高治疗效果。

7. 心理康复指导　脑卒中患者由于对疾病的认识偏差，可能出现卒中后抑郁、焦虑和情感失控，拒绝治疗甚至有轻生的想法，影响康复。因此，要给患者进行心理疏导（具体护理技术详见模块三项目五）。

8. 膀胱功能障碍护理　脑卒中患者可能导致神经源性膀胱，发生泌尿系统并发症，给患者带来痛苦，增加心理压力，降低生活质量（具体护理技术详见模块四项目三）。

9. 肠道功能障碍护理　脑卒中患者可能出现便秘或大便失禁的症状，给患者造成痛苦和难堪（具体护理技术详见模块四项目三）。

10. 物理因子治疗　可采用碘离子直流电导入疗法、超声波疗法、超短波疗法、功能性电刺激疗法、生物反馈疗法等（具体护理技术详见模块三项目一）。

11. 中医传统疗法　针灸对肢体瘫痪、失语、感觉障碍及二便功能障碍有独特的康复治疗效果。推拿、中药、气功、调摄情志及饮食疗法也有一定的疗效（具体护理技术详见模块三项目四）。

（四）后遗症期的康复护理

一般病程经过大约 1 年后，患者经康复治疗或未经康复治疗，可能留有不同程度的后遗症，如肌力减退、痉挛、关节挛缩畸形、姿势异常甚至软瘫状态。此期的康复治疗目的是继续训练和利用残余功能，防止功能退化；尽可能改善患者的环境条件以适应残疾，争取最大限度的日常生活自理。根据患者的情况，酌情进行职业康复训练，使其能够回归社会。此期可采取以下康复措施。

1. 进行维持性康复训练，防止功能退化。

2. 加强健侧训练，充分发挥健侧代偿作用。

3. 适时并指导患者正确使用辅助器，如手杖、步行器、轮椅、支具等，以补偿患肢的功能。

4. 对家庭环境做必要和可能的改造，如去除门槛，台阶改成坡道或加栏杆，蹲式便器改成坐式便器，厕所、浴室、走廊加扶手等。

5. 强调对患者的情感支持、心理指导，鼓励患者积极进行职业康复训练。

（五）常见并发症的康复护理

1. 肩关节半脱位　在偏瘫患者中很常见。发生的原因主要是由偏瘫侧上肢的三角肌、冈上肌为主的肩关节、肩胛骨周围肌肉瘫痪及肩关节囊松弛所致。早期患者可无任何不适感，部分患者当患侧上肢在体侧垂放时间较长时可出现牵拉不适感或疼痛。

（1）预防措施　患者卧位时，良肢位摆放，在给患者翻身等各项护理操作中，切忌拖拉患肢；患者坐位时，患侧上肢可放在轮椅的扶手或支撑台上；患者站立时，可佩戴肩托，防止重力作用对肩部的不利影响。

（2）手法刺激、主动活动　康复护理人员可轻轻叩打患者肩关节周围肌肉，刺激肌肉活动；指导患者 Bobath 握手，用健侧上肢带动患侧上肢前伸、上举，以及各种肩关节主动运动，如耸肩等活动。

（3）被动活动　在不损伤肩关节及周围组织的情况下，维持肩关节无痛性的被动运动。注意在治疗中避免牵拉患肩。

（4）物理因子治疗　对三角肌、冈上肌进行功能性电刺激或肌电生物反馈等治疗。

（5）针灸治疗　对上肢软瘫的患者提高肌张力有一定的作用。

2. 肩痛　是偏瘫患者常见的并发症，发生率为 50%～70%。肩痛的原因很多，主要有肩关节粘连，肢体摆放不正确，不恰当地活动患肩造成局部损伤和炎症反应，以及肩关节正常活动机制被破坏等。表现为活动肩关节时出现疼痛，严重者表现为静息时自发痛。

康复护理措施：良肢位摆放，必要时应用止痛药物控制疼痛，局部可使用超短波、超声波等物理因子治疗。

3. 肩-手综合征　又称反射性交感神经营养不良，多见于脑卒中发病后 1～2 个月内。其具体的病因至今尚不明确，可能与反射性交感神经营养不良、腕关节过度掌屈、长时间压迫等机械作用导致静脉回流障碍有关。表现为突然发生的患侧肩痛，手部肿痛、皮温上升、关节畸形，肩关节、腕关节、掌指关节活动受限。肩-手综合征的治疗原则是预防为主，早发现、早治疗，特别是发病的前 3 个月是治疗的最佳时期。

（1）预防措施　避免上肢、手的外伤，尽量避免在患侧手及上肢静脉输液。

（2）正确的肢体摆放　早期应保持正确的坐卧姿势，避免长时间手下垂，过度的掌屈。卧位时抬高患肢，坐位时上肢放在面前的桌子上或椅子的扶手上，保持腕关节伸直中立位。

（3）患侧手水肿处理　康复护理人员可采用 1～2mm 宽的长线，从远端到近端，即先拇指后其他四指、最后手掌，直至腕关节的向心性加压缠绕，松解后再缠绕，反复进行。也可采用肌内效贴布治疗，消除患手的水肿。

（4）物理因子治疗　对于患手肿胀、疼痛的患者，可采用冰水浸泡法，每日 1～2 次。适当配合采用超短波、超声波等进行治疗，缓解肩部疼痛。

（5）药物治疗　症状明显者可给予常规剂量的类固醇制剂治疗，对肩痛、手部肿痛有较好的效果。

（6）主动和被动活动　加强患侧上肢和手的主动和被动运动，以免发生关节挛缩。康复护理人员可辅助患者做无痛范围内的肩、腕、手指关节的主动和被动活动。

4. 痉挛　痉挛是由于上运动神经元受损后，脊髓和脑干反射亢进而出现的肌张力异常增高的症候群。脑卒中患者进入恢复期后，大部分的患者将会发生不同程度的痉挛。痉挛影响患者日常生活活动和康复训练，严重的痉挛可能是患者功能恢复的主要障碍，导致

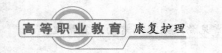

疼痛、挛缩、压疮等并发症的发生，影响患者的功能恢复，给患者带来痛苦和不利的影响，应进行积极的预防和治疗。痉挛的治疗原则以预防为主，综合评定，实施个体化、综合治疗方案。

（1）减少加重痉挛的不当处理和刺激　①早期进行良肢位摆放。②消除加重痉挛的危险因素，如便秘、尿路感染、疼痛、情绪激动等。③慎用某些抗抑郁药物。

（2）物理治疗　①运动治疗：采用牵伸训练、放松疗法、神经发育疗法等抗痉挛治疗。②物理因子治疗：冷疗法、电刺激疗法、温热疗法、温水浴疗法等，均有助于缓解痉挛。

（3）药物治疗　①口服药物：如巴氯芬、安定等。②局部注射：肌内注射肉毒素、鞘内注射巴氯芬等。

（4）矫形器、支具的使用　恰当地使用矫形器、支具，控制痉挛导致的关节畸形，促进功能恢复。

【健康教育】

1. 预防　脑卒中的发生和复发主要是针对危险因素进行干预，对存在潜在病因的有关原发疾病进行积极的治疗，以预防脑卒中的发生和复发。常采取的具体措施为：①积极治疗原发性高血压、动脉硬化、高脂血症、糖尿病、短暂性脑缺血发作及心脏病等。②养成良好的生活方式，戒烟、戒酒、合理饮食、睡眠充足、控制体重、合理安排起居等。③保持情绪稳定、适当运动、劳逸结合，避免不良情绪刺激，保持大便通畅等。

2. 帮助患者及家属正确对待疾病及残疾　鼓励患者积极治疗疾病，对存在的功能障碍要早期进行正确的康复治疗，主动参与康复训练，防止误用综合征。让患者及家属认识到康复是一个长期的过程，康复训练要持之以恒，后遗症期要进行维持性训练，防止功能退步。对于长期卧床需要家人照顾的患者，教会家属或照顾者正确的护理方法，防止压疮、肺内感染等并发症的发生，避免废用综合征。

3. 营造良好的康复环境　①脑卒中患者可能出现抑郁、焦虑或恐惧等心理。通过健康教育，增强患者康复的信心，调动患者及家属的积极性，并且保持积极乐观的心理状态。②病房内设置要考虑到患者的安全，方便患者的出入及家属的照顾。③家庭的环境围绕着患者能够回归家庭做适当的改造。④家人、朋友、同事、单位、社区等能够提供方便患者重返社会的条件。

4. 进行疾病自我管理的指导　本着变"代替护理"为"自我护理"的理念，指导患者和家属学习自我护理的技术和方法。嘱咐患者按时服药，坚持训练，定期到医院检查，提高患者自我管理疾病的能力和生活自理能力。

复习思考

1. 脑卒中偏瘫患者 Brunnstrom 评定方法的特点有哪些？

2. 脑卒中的康复治疗分期及护理措施有哪些？

3. 脑卒中常见的并发症和护理方法有哪些？

项目二 颅脑损伤患者的康复护理

【学习目标】

掌握颅脑损伤患者康复护理评估、康复护理措施及健康教育。

熟悉颅脑损伤的概念、病因、主要功能障碍。

📖 案例导入

患者，46 岁，车祸脑部受伤，颅脑损伤急性期，GCS 昏迷评分 7 分。

问题：怎样正确指导患者急性期的康复护理？

【概述】

（一）概念

颅脑损伤（traumatic brain injury，TBI）是指脑部受外力作用引起的脑组织结构及功能改变，导致较严重的神经功能缺损。颅脑损伤是一种常见的创伤性疾病，其发生率居各类创伤的第二位，而死亡率和致残率居首位。在我国，每年新增颅脑损伤患者约 60 万人，男女发病率之比约为 2：1。

（二）病因

本病主要的病因是头部受到直接或间接暴力作用，如交通事故、工伤、坠落伤、火器、利器伤等。临床上按照皮肤的完整性分为开放性损伤和闭合性损伤；病理上分为原发性损伤和继发性损伤。按照损伤程度，本病分为轻、中、重 3 型。

（三）主要功能障碍

1. **意识障碍** 主要表现为昏迷。

2. **运动功能障碍** 可因锥体束受损表现为单瘫、偏瘫、双侧瘫，初期多为软瘫，后期多出现痉挛。也可以出现锥体外系表现，如共济失调、舞蹈样动作、帕金森综合征等。

3. **言语功能障碍** 多见于构音障碍。

4. **认知障碍** 表现为注意集中能力、记忆学习能力、思维能力、执行能力障碍，以及听力理解异常、失认症、失用症等。损伤部位不同则表现有所不同。

5. **性格、情绪和器质性精神障碍** 性格障碍多表现为神经心理性问题；情绪障碍表现为淡漠、冲动、攻击性等；器质性精神障碍表现为谵妄、幻想、痴呆等。

【康复护理评估】

（一）损伤程度评定

根据 GCS 昏迷评分和昏迷时间长短，颅脑损伤分为 3 度。

1. **轻度颅脑损伤** 13～15 分，伤后昏迷时间在 20 分钟以内。

2. **中度颅脑损伤** 9～12 分，伤后昏迷时间在 20 分钟至 6 小时。

3. **重度颅脑损伤** ≤8 分，伤后昏迷时间在 6 小时以上，或伤后 24 小时内出现意识恶化并昏迷达 6 小时以上。

重度颅脑损伤约有 10% 的患者表现为持续性植物状态（persistent vegetative state，PVS），即"植物人"。持续性植物状态是大脑皮质功能丧失，皮质下和脑干功能存在的一种状态。诊断的标准是：①认知功能丧失，无意识活动，不能执行指令。②有自主呼吸和血压。③有睡眠觉醒周期。④不能理解和表达言语。⑤能自动睁眼或刺痛睁眼。⑥可有无目的性眼球跟踪活动。⑦丘脑下部及脑干功能基本正常。以上 7 个条件持续 1 个月以上的患者为持续性植物状态。

（二）颅脑损伤预后

预测 GCS 评分>7 分，CT 扫描正常，年轻，瞳孔对光反射灵敏，Doll 眼征完整，冰水热量试验眼偏向刺激侧，对刺激有局部反应，体感诱发电位正常，损伤后健忘症持续时间<2 周者，预后较好。相反，GCS<7 分，CT 扫描可见大量颅内出血或脑水肿，年老，瞳孔散大，Doll 眼征受损，冰水热量试验眼不偏离，对刺激的运动反应为去大脑强直，体感诱发电位缺失，损伤后健忘症持续时间>2 周者，预后较差。

（三）颅脑损伤结局

临床常用 GCS 昏迷评分对颅脑损伤患者的恢复及结局进行评定。根据患者的意识状态认知水平、能否恢复学习工作、生活能否自理等分为 5 个等级：死亡、植物状态、重度残疾、中度残疾、恢复良好。

【康复护理措施】

（一）康复护理原则和目标

1. **康复护理原则** 早期、全面、个性化、循序渐进、家属参与。

162

2. 康复护理目标

（1）近期目标　稳定病情，预防并发症，促进功能恢复。

（2）长期目标　最大限度地恢复患者功能，提高生存质量，重返家庭和社会。

（二）急性期的康复护理

1. 保持良肢位　良肢位是一种让患者感觉舒适、对抗痉挛、防止挛缩的体位。卧位时注意头的位置不宜过低，以利于颅内静脉回流（具体详见模块四项目五）。

2. 尽早全关节被动活动　配合治疗师，定期、有计划地进行关节的被动活动，以防止肌肉萎缩、关节挛缩。活动时注意用力要缓和、均匀，以免暴力造成骨折。

3. 高压氧治疗　高压氧治疗可提高脑组织的血氧含量，降低颅内压，改善脑循环，有利于减轻继发损害，促进脑功能恢复。

4. 促醒治疗　对昏迷患者进行促醒治疗，常用的方法有：①语言刺激：让患者家属对其进行呼唤、讲话及护理。②生活护理刺激：如给患者梳头、洗脸、擦浴、涂抹护肤霜等生活护理，以不同感觉的刺激、被动活动等提供各种感觉及运动觉的传入。③音乐刺激：播放患者熟悉、喜爱的音乐，观察患者脉搏、呼吸、面部表情、睁眼等变化，来判断对音乐的反应。④视觉刺激：通过不断变幻的彩光刺激患者的视网膜。⑤穴位刺激：针刺百会、四神聪、神庭、人中、合谷、内关、三阴交、劳宫、涌泉等穴位，有助于解除大脑皮质的抑制状态，起到开窍醒脑的作用。

5. 其他　可利用低频脉冲电疗增强瘫痪肌肉的肌张力，增强肢体运动功能。利用矫形支具，保持关节处于最佳的功能位置。

（三）恢复期的康复护理

恢复期的康复在于减少患者的定向障碍和言语错乱，提高注意、记忆、思维和学习能力，最大限度地恢复感觉、运动、认知、语言功能和生活自理能力，提高患者的生活质量。

1. 运动功能康复　在恢复期除继续被动运动之外，还应加强主动运动。

（1）基本训练　如坐位平衡训练、坐位和仰卧位间的转换训练、转移训练、站立平衡训练、步行训练、上下楼梯训练等。

（2）下肢控制能力训练　卧位和站位下肢控制能力训练等。

（3）上肢功能训练　抑制上肢痉挛模式、坐位时的活动等。其他如改善肩臂功能，腕关节、手指功能的作业活动，辅助手的训练，利手交换训练等作业治疗。

2. 日常生活活动能力训练　床上翻身、坐位，床与轮椅间的转移，进食、洗漱、更衣、洗浴、如厕、家务活动，轮椅坐姿及驾驶方法，手杖的选择与使用等。

3. 认知功能障碍的康复　颅脑损伤后认知功能障碍严重影响患者运动功能及日常生活能力的恢复，限制患者社会交流。因此，要重视认知功能障碍的康复治疗与护理。

（1）知觉障碍康复　知觉障碍是指感觉输入系统完整的情况下，对感觉刺激的认识和鉴别障碍，包括失认症和失用症。

1）失认症康复：因大脑半球中某些部位损害，对来自感觉通路中的一些信息丧失正确的分析和鉴别。常见的失认症有半侧空间失认（单侧忽略）、视觉空间失认、Gerstmann综合征、躯体失认和疾病失认等。针对性的训练方法如下。

单侧忽略：康复护理人员及家属与患者交谈及做治疗时尽可能站在患者忽略侧，将患者急需的物体故意放在患者的忽略侧。阅读时在忽略侧的极端放上颜色鲜艳的规尺，以引起患者的注意，亦可让患者用手指沿行间移动进行阅读。康复护理人员及家属利用口语、冷热刺激、拍打、按摩、挤压等感觉输入，使患者意识到患侧的存在。利用躯干向忽略侧旋转，向健侧翻身，用患侧上下肢向前伸展，亦可进行双手十字交叉及双手对称活动，以提醒患者忽略侧的存在。

视觉空间失认：用各种颜色的图片和拼板，让患者进行学习、辨认，然后进行颜色匹配和拼图来训练色失认；让患者认识亲属的照片，然后将几张无关的照片混入其中，让患者辨认出亲人的照片来训练面容失认；让患者在市区图上画出回家路线等训练方向失认；让患者用火柴、积木、拼板等拼成不同图案训练结构失认。

Gerstmann综合征：①右失认：反复辨认身体的左侧或右侧，接着辨认物体的左边或右边。②手指失认：触摸患者的手指，让其说出相应手指的名称。③失读：让患者跟读或阅读短句、短文，给予提示，让他理解其意义。④失写：辅助患者书写字、词及短句，并解释其意义，着重训练健手书写。⑤躯体失认：利用图片或人体模型，让患者学习人体的各个部位及名称，同时刺激患者身体相应部位，让其说出这一部位的名称等。⑥疾病失认：关键是做好监护工作并经常提醒患者，病后3~6个月多可自愈。

2）失用症康复：①结构性失用：训练患者对家庭常用物品进行排列、摆放、临摹平面图或用积木排列立体构造图，由易到难，可给予暗示和提醒。②运动失用：如训练刷牙，可将刷牙动作分解，示范给患者看，然后提示患者一步一步完成或手把手教患者。反复训练，改善后减少暗示、提醒，并加入复杂的动作。③穿衣失用：可用暗示、提醒的方式指导患者穿衣，甚至可一步一步地用语言指示并手把手地教患者穿衣服。最好在衣、裤或衣服左右做明显的记号，以引起患者的注意。④意念性失用：可通过视觉暗示帮助患者，如泡茶后喝茶。⑤意念运动性失用：设法触动无意识的自发运动，或通过触觉提示完成一系列动作。

（2）记忆力能力康复　记忆力能力康复过程遵循由少到多、先易后难、反复进行、多种感觉输入的原则，选择患者注意力集中时进行，时间不宜太长，常用的方法有2种。

1）内部策略记忆法：指患者利用自身内部完好或损害较轻的功能来代替或帮助有明显缺陷的功能来记住新信息。训练方法如首词记忆、时空顺序、图形联想、编故事等。

2）外部策略记忆法：如利用辅助物笔记本、闹钟、手表、清单、记号等提示记忆，或用外部环境改变来提示记忆。③综合训练：利用记忆训练软件进行训练。

（3）注意力障碍康复 注意是指对一定事物指向和集中的心理活动，常用的训练方法有4种。

1）猜测游戏：取两个杯子和一个弹球，训练者将其中一个杯子扣在弹球上，让患者注意看并指出球在哪个杯子里，反复数次无错者，逐渐增加难度。

2）删除作业：让患者用笔删除指定的拼音、图形或汉字，反复多次无误差后，可增加难度。

3）时间感觉：让患者按指令开启秒表，要求10秒内按键停止秒表。反复训练逐渐延长至1分钟，当误差小于1～2秒时改为不看表，而用心数10秒后按键停止秒表。然后时间延至2分钟，当每10秒误差不超过1.5秒时，改为一边与患者交谈，一边让患者进行上述训练，要求患者尽量不受交谈的影响而分散注意力。

4）数字阅读：让患者按顺序说出或写出0到10之间的数字，或看数字卡片，让其按顺序排好。

（4）思维能力康复 思维是人类精神活动的重要特征，它以感知觉所获得的信息为基础，再利用已得的知识和经验，进行分析、比较、综合、推理、概括等寻求答案的过程。当颅脑损伤后，上述的一个或几个能力障碍，使患者解决问题的能力下降。简单的推理和解决问题能力的训练方法有指出报纸中的消息、排列数字、物品分类、问题状况的处理等。

【健康教育】

1. 对轻型颅脑损伤患者，使其尽早生活自理。对恢复过程中出现的头痛、耳鸣、记忆力减退应给予适当的解释和宽慰，使其树立信心。

2. 有继发癫痫的患者定期服用抗癫痫药物，不宜单独外出、登高、游泳等，以防发生意外。

3. 颅脑损伤遗留的语言、运动或智力障碍，伤后1～2年内有部分恢复的可能，应制定康复计划，进行相应功能训练，以改善生活自理能力及社会适应能力。

4. 加强安全生产和交通安全教育。

复习思考

1. 颅脑损伤的常见功能障碍有哪些？
2. 颅脑损伤患者急性期康复护理的内容有哪些？
3. 认知功能障碍患者的康复训练有哪些？

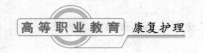

项目三 脊髓损伤患者的康复护理

案例导入

患者，男，40岁，车祸致胸腰段骨折16小时。检查：双侧大腿前中段痛觉减退，膝内侧痛觉消失，屈髋肌力3级，伸膝肌力3级，踝背屈肌力2级，踇背屈肌肌力1级，踝屈肌肌力0级，肛门指检患者感觉不到手指插入，但有肛门自主收缩，球-肛门反射存在。

问题：患者存在的康复问题有哪些？应采取哪些康复护理措施。

【概述】

（一）概念

脊髓损伤（spinal cord injury，SCI）是由外伤、炎症、肿瘤等各种原因引起的脊髓结构、功能的损害，造成损伤水平以下运动、感觉和自主神经功能障碍的临床综合征。

（二）病因

根据致病因素不同，本病分外伤性脊髓损伤和非外伤性脊髓损伤。

1. 外伤性脊髓损伤　最常见，前四位因素为交通事故、高处坠落、暴力打击、运动损伤，另外还有刀枪伤、自然灾害造成的脊髓损伤。

2. 非外伤性脊髓损伤　先天性因素，如先天性脊椎裂、脊柱侧弯、脊柱滑脱等。后天性因素，如横断性脊髓炎、脊柱结核、脊柱肿瘤及医源性疾病等。

（三）主要功能障碍

1. 运动障碍　主要表现为脊髓损伤平面以下肌力减退或消失，造成自主运动功能障碍；脊髓损伤平面以下肌张力的增高或降低，影响运动功能；脊髓损伤平面以下反射消失、减弱或亢进，出现病理反射。胸段以下脊髓损伤造成躯干、下肢及盆腔脏器功能障碍而未累及上肢时称为截瘫。脊髓损伤造成上肢、躯干、下肢及盆腔脏器的功能损害时称为四肢瘫。

2. 感觉障碍 主要表现为脊髓损伤平面以下感觉（痛温觉、触压觉和本体觉）的减退、消失或异常。

3. 神经源性膀胱 脊髓损伤节段不同所导致的膀胱功能障碍类型不同，分为上运动神经源性膀胱和下运动神经源性膀胱。脊髓损伤发生在骶髓以上为上运动神经源性膀胱，其特点是膀胱的逼尿肌反射亢进，临床表现是膀胱容量小，排尿次数多，每次排尿量少，漏尿症状明显，膀胱可有残余尿。脊髓损伤部位在骶髓和马尾为下运动神经源性膀胱，其特点是逼尿肌无反射，临床表现为膀胱容量增大，排尿困难、尿潴留，高膀胱内压时可出现尿失禁。可借助尿动力学检查及膀胱 B 超来检测膀胱功能。

4. 神经源性肠道功能障碍 脊髓损伤节段不同肠道功能障碍的类型不同，分为反射性直肠和无反射性直肠。如果脊髓损伤发生在骶髓以上，骶髓第 2 ~ 4 节段相应的周围神经仍完好，直肠功能属于反射性的，当直肠充盈时即会发生反射性排便。脊髓损伤部位在骶髓和马尾，骶反射弧受损，直肠无反射性，可出现大便潴留。另外，由于周围神经受损，外括约肌和盆底肌的松弛，可出现大便失禁。

5. 呼吸系统 颈髓损伤，特别是高位颈髓损伤的患者，由于肋间肌和膈肌瘫痪，有不同程度的呼吸功能障碍，患者肺功能和咳嗽功能降低，排痰能力下降，容易发生肺部感染和肺不张等并发症。损伤平面在 T9 以下患者，呼吸功能不受影响。

6. 循环系统 T6 以上损伤患者，由于失去了对交感神经元的兴奋与抑制的控制，可影响心血管系统的调节机制，可能产生心动过缓、直立性低血压、肢体水肿、深静脉血栓形成或栓塞等一系列并发症。

7. 性功能障碍 T1 ~ L2 平面以上完全性损伤可使男女生殖器感觉全部丧失，但直接刺激可以使阴茎反射性勃起或阴唇反射性充血，可能有性高潮。S2 ~ S4 平面完全性损伤者生殖器感觉全部丧失，男性丧失勃起和射精能力，无性高潮。不完全性损伤患者的性功能因损伤的程度不同而有很大差异，有的患者性功能有恢复的潜力。

8. 临床综合征

（1）中央束综合征 常见于脊髓血管损伤，上肢障碍重于下肢，患者有可能恢复步行功能，但上肢却出现部分或全部瘫痪，大小便功能恢复尚可。这一类型预后较好。

（2）半切综合征 常见于刀伤或枪伤，表现为同侧肢体本体感觉和运动丧失，对侧痛温觉丧失，预后较理想。

（3）前索综合征 脊髓前部损伤，表现为损伤平面以下运动和痛温觉丧失，而本体感觉存在。

（4）后索综合征 脊髓后部损伤，损伤平面以下保留运动和痛温觉，而本体感觉丧失。

（5）圆锥损伤综合征 两下肢多无明显运动障碍，大小便功能障碍，鞍区有感觉障碍。

（6）马尾损伤综合征　不对称性和膀胱、肠道、下肢反射消失，受影响的肌肉表现为萎缩和肌张力减低，由于马尾神经属于周围神经，损伤后可能有神经再生及功能恢复，一般认为需要 2 年左右的时间。

9. 并发症

（1）泌尿系感染与结石　脊髓损伤后长期留置尿管和大量的残余尿存在极易并发泌尿系感染，患者表现为体温升高，尿的颜色加深、浑浊，尿常规检查有白细胞、红细胞。长期卧床的脊髓损伤患者容易并发肾结石，留置尿管和残余尿过多与膀胱结石有密切关系，肾脏膀胱 B 超及 CT 检查可确诊。

（2）压疮　脊髓损伤后损伤平面下皮肤失去正常的神经支配，对压力的耐受性降低，一旦某处皮肤受压时间过长，局部皮肤的血液循环受影响，容易发生压疮。

（3）疼痛　文献报道有 80% ~90% 脊髓损伤患者在损伤平面以下有不同程度的感觉异常，其中 1/3 ~1/2 的患者有疼痛，少数患者严重疼痛影响日常生活。脊髓损伤疼痛的类型有中枢性疼痛、根性或节段性疼痛、内脏疼痛、肌肉及骨骼疼痛、精神性疼痛，疼痛可表现为锐痛、刺痛、烧灼痛、放射痛、电击样痛。

（4）痉挛　颈髓损伤和上胸段损伤患者在受伤后 1 ~3 个月可出现痉挛，可出现在肢体，亦可出现在胸背腹部，表现为肢体僵硬，关节活动受限。

（5）自主神经反射障碍（autonomic dysreflexia，AD）　T6 以上脊髓损伤患者对内脏的恶性刺激和来自损伤平面以下的其他不良刺激发生严重高血压、心动过缓、搏动性头痛、视物模糊及损伤平面以下出汗、面部潮红等症状。一般发生于损伤后 2 个月以上，其常见的原因有尿潴留、泌尿系感染、便秘、压疮、疼痛、痉挛、局部感染、衣服过紧、矫形器的压迫、过冷过热等。

（6）深静脉血栓　脊髓损伤下肢血管的失神经支配因素，容易发生深静脉血栓，表现为下肢肿胀、体温升高、局部皮肤温度升高等。下肢彩色多普勒超声检查和血管造影可明确诊断。

（7）异位骨化　多发生在损伤后 1 ~4 个月，表现为损伤平面以下局部有炎症反应，伴全身低热，继之肿胀部位变硬，形成硬的团块。发病 2 周后放射诊断阳性。

（8）骨质疏松　脊髓损伤后由于运动功能障碍，容易并发骨质疏松，临床可做骨密度检查及化验血钙和磷。

【康复护理评估】

（一）神经学检查评定标准

脊髓损伤水平是指保留身体双侧正常感觉、运动功能的最尾端的脊髓节段水平，即功能存在的最低平面。感觉和运动平面可不一致，左右两侧也可能不同。美国脊髓损伤学会（ASIA）根据神经支配的特点，选择 10 块关键性肌肉和 28 对关键性感觉点，通过对这些肌肉和感觉点的检查，可迅速确定感觉损伤平面和运动损伤平面。

1. 感觉损伤平面评定　感觉水平是指身体两侧具有正常感觉功能的最低脊髓节段。选择 C2~S5 共 28 个关键性感觉点（是指标志感觉神经平面的皮肤标志性部位，图 5-1）。每个关键点要检查两种感觉，即痛觉和轻触觉，并按 3 个等级分别评定打分：0 分为感觉缺失；1 分为感觉异常（减退或过敏）；2 分为感觉正常；NT 表示无法检查。分值越高，表示感觉功能越接近正常。根据感觉皮节的评分确定感觉平面。

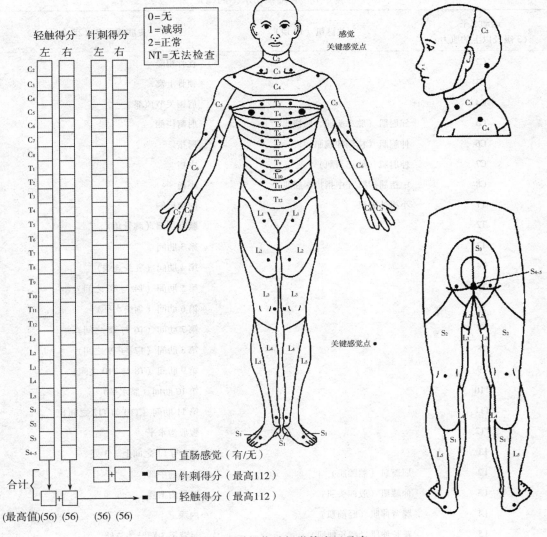

图 5-1　脊髓损伤神经学检查记录表

2. **运动损伤平面评定**　运动损伤平面是指最低的正常运动平面而言。但 T2～L1 损伤无法评定运动平面，故主要依赖感觉平面来确定损伤平面。选择 10 块关键性肌肉（表 5–3），按照徒手肌力检查法进行肌力测试和分级。肌力为 3 级的关键肌确定运动平面，但该平面以上的关键肌的肌力必须正常。运动积分是将肌力（0～5 级）作为分值，把各关键肌的分值相加。正常者两侧运动平面总积分为 100 分。评定时分左、右侧进行，根据所测试到的肌力级别，记相应的分值。如测得的肌力为 2 级则评定为 2 分，5 级则评 5 分。最高得分为左侧 50 分，右侧 50 分，共 100 分。评分越高表示肌肉功能越佳，据此可评定运动功能。若将治疗前、后的运动指数进行比较，可以得到运动功能的恢复率。

表 5–3　脊髓损伤水平的确定

运动水平 （3 级及以上的肌力）	关键肌（10 块）	皮肤感觉点（28 个）
C2		枕骨粗隆
C3		锁骨上窝
C4		肩锁关节顶部
C5	屈肘肌（肱二头肌、肱桡肌）	肘窝桡侧
C6	伸腕肌（桡侧伸腕肌）	拇指
C7	伸肘肌（肱三头肌）	中指
C8	中指屈指肌（中指指深屈肌）	小指
T1	小指外展肌	肘窝尺侧
T2		腋窝顶部（胸骨角）
T3		第 3 肋间
T4		第 4 肋间（乳头连线）
T5		第 5 肋间（T4 与 T6 之间）
T6		第 6 肋间（剑突水平）
T7		第 7 肋间（T6 与 T8 之间）
T8		第 8 肋间（T7 与 T9 之间）
T9		第 9 肋间（T8 与 T10 之间）
T10		第 10 肋间（脐水平）
T11		第 11 肋间（T10 与 T12 之间）
T12		腹股沟水平
L1		T12 与 L1 之间上 1/3 处
L2	屈髋肌（髂腰肌）	大腿前中部
L3	伸膝肌（股四头肌）	股骨内上髁
L4	踝背伸肌（胫前肌）	内踝
L5	趾长伸肌（踇长伸肌）	足背第 3 跖趾关节处
S1	踝跖屈肌（腓肠肌、比目鱼肌）	足跟外侧

续表

运动水平 （3级及以上的肌力）	关键肌（10块）	皮肤感觉点（28个）
S2		腘窝中点
S3		坐骨结节
S4 ~ S5		肛门周围

3. 脊髓损伤平面与功能预后的关系　对于脊髓损伤患者而言，要达到理想的预后目标，需要及时的临床抢救和合适的康复治疗，但患者的损伤水平与预后有一定关系，可根据脊髓损伤水平推断康复治疗效果和进行功能恢复预测（表5-4）。

表5-4　脊髓损伤平面与功能预后的关系

脊髓损伤水平	基本康复目标	需用支具、轮椅种类
C5	桌上动作自立，其他依靠帮助	电动轮椅，平地可用手动轮椅
C6	ADL部分自立，需中等量帮助	手动电动轮椅，可用多种自助具
C7	ADL基本自立，能乘轮椅活动	手动轮椅，残疾人专用汽车
C8 ~ T4	ADL自立，轮椅、活动支具站立	手动轮椅，残疾人专用汽车，骨盆长支具，双拐
T5 ~ T8	同上，可应用支具治疗性行走	手动轮椅，残疾人专用汽车，骨盆长支具，双拐
T9 ~ T12	同上，长下肢支具治疗性行走	轮椅，长下肢支具，双拐
L1	同上，家庭内支具功能性行走	轮椅，长下肢支具，双拐
L2	同上，社区内支具功能性行走	轮椅，长下肢支具，双拐
L3	同上，肘拐社区内支具功能行走	短下肢支具，肘拐
L4	同上，可驾驶汽车，可不需轮椅	短下肢支具，肘拐
L5 ~ S1	无拐足托功能步行及驾驶汽车	足托或短下肢支具

（二）脊髓损伤程度的评定

损伤严重程度指的是脊髓完全或不完全性损伤，评定的方法是通过损伤平面以下包括最低位的骶段是否存在部分保留区来确定（表5-5）。

表5-5　脊髓损伤程度分级

损伤程度	临床表现
A：完全性损伤	在骶段（S4 ~ S5）无任何感觉或运动功能
B：不完全性损伤	在受损平面以下包括骶段（S4 ~ S5）有感觉功能，但无运动功能
C：不完全性损伤	在受损平面以下，运动功能存在，大多数关键肌肌力<3级
D：不完全性损伤	在受损平面以下，运动功能存在，大多数关键肌肌力≥3级
E：正常	感觉和运动功能正常，但可遗留肌张力增高

（三）其他康复评定

1. 运动功能评定　包括ROM、肌张力、反射、平衡功能、协调功能、步行能力等评定。

2. 日常生活活动能力评定　截瘫患者可选用修订的Barthel评定量表，四肢瘫患者应

选用四肢瘫功能指数法（quadeiplegic index of function，QIF）评定量表。

3. 心理评定 脊髓损伤后患者会产生感知觉、情感和性格等方面的变化，包括 5 个典型阶段：震惊阶段、否定阶段、抑郁或焦虑反应阶段、对抗独立阶段和适应阶段。心理评定应贯穿于脊髓损伤康复治疗的各个阶段。

【康复护理措施】

（一）康复护理目标

脊髓损伤患者因损伤的水平和程度不同，确定的康复目标也是因人而异。同时参考患者的年龄、体质及有无其他并发症等情况。

1. 重获独立能力 重获独立能力是康复的首要目标。独立能力即包括身体或生理功能上的独立，也包括独立做出决定和解决问题的能力。对高位脊髓损伤的患者可通过指导、别人的协助和应用辅助器械达到一种相对独立的生活方式。

2. 重建新生活 加强残存肌肉的功能，补偿不足的肌力，维持和增加关节活动度，防止关节挛缩，掌握轮椅和支具的使用。最大限度地利用残存功能尽可能在较短时间内最大限度地生活自理，重新开始和建立有意义的新生活，尽量恢复对社会的适应能力及潜在的就业能力。

3. 保持稳定心态 了解患者的心理状况，促使患者能够保持积极、稳定的心态，对于提高治疗效果和尽早独立完成日常生活活动、回归社会起至关重要的作用。

（二）早期的康复护理

在脊髓损伤后的 8 周之内，患者生命体征和病情基本平稳即可开始康复训练。患者需要卧床和必要制动，所有的康复及治疗均需在床上进行，训练强度不宜过强。

1. 正确卧位 正确的卧位有助于保持骨折部位的稳定，预防压疮、关节挛缩，抑制痉挛的发生。原则上应将肢体安放在与挛缩方向相反的位置上。

（1）仰卧位 上肢应保持肘关节伸展，腕背屈约 45°，手指屈曲，拇指对掌。双肩下垫枕头，以确保两肩不后缩；髋关节伸展并轻度外展，膝伸直，踝关节自然背屈，脚趾伸展。为保持这一姿势可以在两腿之间放一枕头。

（2）侧卧位 患者应屈膝、屈髋，两腿之间垫一枕头，踝关节自然背屈，脚趾伸展。上肢肘伸展，前臂旋后，胸壁和上肢之间垫一枕头。

（3）体位变换 为防止挛缩畸形，患者宜卧于硬板床上。一般每 2 小时翻身 1 次，翻身时必须稳妥地托住患者再移动，注意沿身体的轴线翻转，防止出现脊柱扭转。翻身后要仔细观察全身皮肤，尤其压疮好发部位皮肤的颜色，保持皮肤干净，床单平整、柔软、干燥。

2. 手法按摩 按摩可以改善肢体血液循环和淋巴回流，防止和减轻浮肿，防止肌肉萎缩及关节畸形，防止下肢静脉血栓形成，增加感觉输入，促进功能恢复。

3. **关节被动运动**　尽早开始肢体各关节的被动运动，每天 2 次，直至恢复主动运动。进行被动运动时，每个肢体由近端到远端做各个关节被动活动 20 次左右，尤其注意肩胛骨、肘、指、髋、膝、踝关节活动度的保持。防止肩内收挛缩、肘屈曲挛缩及足下垂，良好的关节运动对于患者乘轮椅及完成更衣动作均很重要。

4. **肌力训练**　所有能主动运动且不影响骨折稳定性的肌肉都应在床上早期进行训练，特别是肱三头肌、肱二头肌、腰背肌、腹肌的训练，保持急性期患者不发生肌力下降。

5. **呼吸与排痰训练**　颈髓损伤的患者，由于损伤部位以下的呼吸肌麻痹，明显降低胸廓的活动能力，导致肺活量降低，痰不能咳出，易发生坠积性肺炎与肺不张，而导致呼吸功能减退。呼吸训练包括胸式呼吸训练和腹式呼吸训练。重点是通过长呼气和深吸气，增加每次换气量。

（1）**吸气**　为保证通气良好，所有患者都要进行深呼吸锻炼。T1 以上损伤时，膈肌是唯一有神经支配的呼吸肌，为鼓励患者充分利用膈肌吸气，治疗师可用手掌轻压其紧靠胸骨下部，以帮助患者全神贯注于膈肌吸气动作。

（2）**呼气**　在患者进行有效呼气期间，治疗师应用两手在患者胸壁上施加压力，并且要将两手尽量分开，在吸气接近结束时突然松开双手，以替代腹肌功能。每次呼吸之后，治疗师应变换手的位置，以尽可能多地覆盖患者胸壁。

（3）**辅助咳嗽**　腹肌部分或完全麻痹者，不能做咳嗽动作，治疗师要用双手在其膈肌下面施加压力，以代替其腹肌的功能，协助完成咳嗽动作。

排痰训练应先做 X 线检查，了解痰所在部位，采取适当体位，双手叩击配合手部加压、震颤促进痰的排出。还可做辅助咳嗽训练或雾化吸入促进排痰。

6. **直立适应性训练**　为防止体位性低血压，应使患者逐步从卧位转向半卧位或坐位，并逐渐增加角度和时间。床头从 30° 开始摇起，如无不良反应，则每 3 天升高 15°，直到 90°，以无头晕等低血压症状为度。每日 2 次，每次 30 分钟到 2 小时不等。一般情况下，从卧位转向立位需 1～3 周的适应时间。

7. **大、小便的训练**　脊髓损伤早期的排尿异常主要表现为尿潴留和尿失禁，易导致泌尿系感染。损伤后 1～2 周多采用留置导尿管的方法，给予足够的饮水量，达到 2500～3000mL。对于间歇导尿的患者，每 4～6 小时开放导尿管排尿 1 次。直肠问题主要是便秘，应进行肠道管理教育，包括摄入足量粗纤维的饮食，养成有规律的排便习惯，对于排便困难者可用缓泻剂、润滑剂及灌肠等方法。

（三）**中后期的康复护理**

脊髓损伤中后期是指受伤后 2～6 个月。患者骨折部位稳定、神经损害或压迫症状稳定、呼吸平稳后即可进入恢复期治疗。主要围绕功能改善、代偿和替代三方面进行。此期以运动疗法为主，并配合物理治疗、作业治疗、心理治疗等其他疗法。完全性损伤主要是加强残存肌肉的功能，促进关节活动度的恢复，掌握轮椅、支具的使用，使患者生活自理、重返社会。不完全性损伤主要是加强麻痹肌的功能，减轻肌肉的痉挛以改善功能障碍。

1. **关节活动度及肌肉牵伸训练** 通过关节活动训练仅改善瘫痪肢体的关节活动度。进行肌肉牵伸训练防止关节挛缩，降低肌肉张力，并抑制痉挛，扩大关节活动范围。例如，腘绳肌牵伸训练是为了使患者直腿抬高大于90°，能独立保持长坐位；牵伸内收肌是为了避免因内收肌痉挛而造成会阴部清洁和行走困难；牵伸跟腱是为了防止跟腱挛缩，以利于步行训练。

2. **肌力训练** 脊髓损伤患者为了使用轮椅、助行器或拐，均要重视训练肩和肩胛带的肌肉，特别是肱三头肌、肱二头肌、腰背肌、腹肌的训练。对于下肢有残存肌力的患者，应鼓励其早期进行主动运动。当肌力1级时采用功能性电刺激和被动运动进行；肌力2级时采用助力运动；肌力3级采用主动运动；肌力4级采用抗阻主动运动。早期在床上可采用拉力器、沙袋、哑铃、弹力带、铅球、滑轮、吊环等进行训练；离床时可利用电动自行车、支具、双拐、平行杠进行训练。

3. **垫上训练** 在治疗垫上可进行以下训练。

（1）**翻身训练** 翻身时患者平卧在垫上，先头颈屈曲旋转，双上肢上举，做节律性对称性左右摆动数次，完成向一侧的翻身动作。从俯卧位向仰卧位翻身，可先在一侧骨盆或肩胛下放置枕头以帮助最初的旋转，如果翻身仍然困难，可以增加枕头，使得躯干和肢体的转动能够实现。

（2）**长坐位平衡训练** 一手支撑，另一手抬起保持平衡，然后双手抬起保持平衡，治疗师在后方保护。长坐位稳定性增加后，治疗师可在垫上与患者做抛、接球练习，训练长坐位的动态平衡。

（3）**长坐位支撑训练** 即伸膝坐位，躯干前倾，手支撑床上，伸肘使臀部离床并向后提起。三角肌、背阔肌、胸大肌肌力接近正常，肩关节、肘关节和髋关节的活动范围正常是完成支撑动作的必要条件。一般C7以下损伤可完成，开始时可由治疗师辅助托起臀部，撑起动作可以给臀部减压，预防坐骨部压疮。

（4）**长坐位移动训练** ①双手支撑向前方移动训练法：患者双下肢外旋，膝关节放松，双手靠近身体，在髋关节稍前一点的位置支撑，肘关节伸展，前臂旋后。提起臀部，同时头、躯干向前屈曲，使臀部向前移动。②支撑向左侧方移动训练法：患者右手紧靠臀部，左手放在与右手同一水平而离臀部约30cm的地方，肘伸展，前臂中立位，躯干前屈，提起臀部，同时头和肩向左侧移动。

4. **轮椅训练** 伤后2～3个月损伤部位较低、上肢功能健全、脊柱稳定性良好的患者，可独立坐15分钟以上时，开始进行轮椅训练。

（1）**减压动作训练** 每坐30分钟，用上肢撑起躯干，或侧倾躯干，使臀部离开椅面减轻压力，以防发生压疮。

（2）轮椅转移训练　包括床与轮椅之间的转移、轮椅与坐便器之间的转移、轮椅与凳子之间的转移，以及轮椅与地之间的转移等。在转移训练时可以借助一些辅助器具，如滑板。

（3）轮椅技巧性训练　教会患者学会手闸操作，从地板上拾物，手移到脚踏板，轮椅向前驱动、向后驱动，左右转弯训练；前轮翘起行走及旋转训练；上斜坡训练和跨越障碍训练；上、下楼梯训练；越过马路镶边石的训练；过狭窄门廊的训练；安全跌倒及重新坐直的训练；轮椅平衡性训练。

5. 站立训练　经过坐起训练后，患者无直立性低血压等不良反应即可进行站立训练。此阶段的站立可在平行杠内进行或在治疗师帮助下进行。由于损伤平面以下丧失了姿势感觉和平衡反应能力，可用训练镜增加视觉代偿。四肢瘫患者可双臂环抱治疗师颈部，必要时身体前倾，下颌钩住治疗师肩部保持平衡。治疗师两腿分开跨过患者双下肢，双手置于患者臀下协助其站立。

6. 平衡训练　训练时应保持脊柱的稳定性，佩戴腰围训练，训练时患者在平行杠内，一手扶住平行杠，另一手放开，做躯干的前后移动，也可两手交替进行，治疗师在患者后方给予保护。

7. 步行训练　当患者具有站立能力，且能交替迈步，虽然肌力不足以支撑体重，平衡控制还不太好时，可采用减重步行训练。

步行训练分为平行杠内步行训练和持拐杖步行训练。持双拐行走包括摆至步、摆过步、三点步和四点步训练；患者耐力增强之后可以练习上下台阶训练，跨越障碍训练，摔倒及摔倒后站起训练等。行走训练时要求身体正直，步伐稳定，步速均匀。

8. 矫形器使用护理　配用适当的下肢矫形器为很多截瘫患者站立步行所必需的。通常腰髓平面损伤有踝关节不稳，可用膝踝足矫形器；下胸髓水平损伤，用带骨盆托的髋膝踝矫形器。护理人员应指导患者完成矫形器穿戴和正确使用方法，并及时处理发现的问题。

9. 日常生活活动能力的训练　脊髓损伤特别是四肢瘫患者，训练日常生活活动能力尤其重要，如吃饭、梳洗、穿衣、洗澡等，可借助自助器，以利于动作的完成。日常生活活动能力的训练应与手功能训练结合进行。可做剪贴、折纸、刺绣、编织、绘画、下棋、打字、用锤、做木工活、坐位套圈、投球游戏等活动。通过以上活动锻炼躯干、肢体的肌力、耐力及手的灵活性。

10. 心理康复指导　脊髓损伤给患者精神上带来巨大的痛苦，多数患者经过一段时间的心理治疗与护理后会勇敢地面对现实。针对心理不同阶段，如休克期、否认期、愤怒期、抑郁期等各个阶段，可采用个别、集体、家庭等多种方法制定不同的心理治疗计划。帮助患者重塑自身形象，正确面对新的生活方式。提供必需的社会支持，使患者在社会中找到自己应有的位置。

（四）并发症的康复护理

1. **肌肉痉挛的护理**　肌肉痉挛是截瘫的常见并发症，严重影响患者的主动运动恢复和日常生活活动能力。一般在损伤后3～6周开始发生，6～12个月达到高峰。常见诱因有膀胱充盈、尿路感染、便秘、结石、阻塞、压疮及机体的其他感染或损伤。其康复护理措施包括以下几个方面。

（1）去除诱发因素。

（2）正确姿势的摆放，避免患肢长期处于一个固定姿势。

（3）进行柔和的牵拉及放松训练。

（4）注意会阴部卫生，保持局部干燥，皮肤清洁。

2. **下肢深静脉血栓的护理**　下肢深静脉血栓是脊髓损伤后循环系统主要并发症。

（1）定时测量大小腿的周径。早期需每日测量，中后期需每周测量。

（2）尽量避免在下肢静脉输液，特别是刺激性液体。

（3）患者长期卧床休息时，适当抬高下肢，有助于静脉血回流。

（4）指导患者每日进行下肢被动运动，以踝关节为中心，有助于改善血液循环。

（5）采用裤腿状气囊连续充气及放气，对全下肢施加脉冲机械压力的方法，可加速下肢静脉血液回流。

（6）如患者突然发生胸闷、气促、胸痛、呼吸困难、咳嗽、咳粉红色痰，立即检查是否出现肺栓塞，紧急报告和处理。

3. **自主神经反射亢进的护理**　是一种脊髓损伤患者特有的、威胁患者生命的严重并发症，由交感神经和副交感神经平衡失衡引起，在脊髓休克结束后发生。是由于损伤水平以下的刺激引起较高神经肾上腺素能的介质突然释放。

引起自主性反射障碍常见的原因有尿潴留、泌尿系感染、便秘、压疮、疼痛、痉挛、局部感染、衣服过紧、矫形器的压迫或不适、过冷、过热等。这是一种急性的交感兴奋综合征，机体对来自内外环境不良的刺激而发生心动过缓、搏动性头痛、视物模糊及损伤平面以上出汗、面部潮红、血压增高等症状，血压可达300/160mmHg，如不立即处理，即会发生脑血管意外、癫痫甚至死亡。

（1）立即抬高床头或采用坐位，以减少颅内压力，无效时迅速采用药物降压，及时监测血压和脉搏。

（2）尽快寻找诱因，如检查膀胱是否过度充盈、导尿管是否通畅、直肠内有无粪块未排出、指甲有无嵌甲、是否有压疮、残肢部分有无外伤、骨折、局部有无感染、衣服和矫形器有无压迫或不适等，若发现问题应立即予以解决。

4. **异位骨化的护理**　异位骨化通常指在身体不应出现骨的部位出现骨组织化生，从而妨碍关节的活动。其发病机制不明。好发于髋关节，其次为膝、肩、肘关节及脊柱，一般发生于伤后 1~4 个月，通常发生在损伤水平以下，局部先肿胀后变硬，多有炎症反应，伴全身低热。

（1）应用消炎止痛药和其他药物。

（2）对局部炎症反应可采用冷敷、超声、深部温热疗法等措施。

（3）在进行关节被动运动时注意不宜过度用力，不能过度屈伸、按压。

【健康教育】

1. 给予高热量、高蛋白、高纤维素食物，及时补充训练时机体消耗的能量；多吃蔬菜和水果减少便秘；少吃高脂肪和碱性食物；防止骨脱钙和尿结石形成。

2. 心理疏导要贯穿整个治疗始终。要帮助患者接受现实，树立信心，适应新的生活和工作状态。

3. 教育患者和家属掌握康复基本技巧和自我护理知识，如使用轮椅的技巧、关节活动度的练习、自己处理大小便和皮肤的护理等，以提高其功能独立性水平。

4. 正确服药。指导患者按时准确服药，如对抗痉挛药停药时，要注意逐渐减量，以防止出现反跳。

5. 给予患者和家属使用药物和性工具的健康教育，以维系家庭完整，得到家属支持，使残疾者拥有精神支柱，勇敢面对未来。

复习思考

1. 简述脊髓损伤后常见的康复问题。

2. 简述脊髓损伤常见并发症的康复护理。

3. 简述脊髓损伤早期的康复护理。

4. 简述脊髓损伤中、后期的康复护理。

项目四　脑性瘫痪患者的康复护理

【学习目标】

掌握脑性瘫痪患者的康复护理评估、康复护理措施及健康教育。

熟悉脑性瘫痪的概念、临床分型及表现。

案例导入

患儿，6岁，4年前诊断为小儿脑瘫痉挛型。四肢肌张力较高，改良 Ashworth 评分2级。

问题：怎样正确指导患儿恢复肌力？怎样正确指导患儿做简单动作？

【概述】

（一）概念

脑性瘫痪的全称为儿童脑性瘫痪综合征（简称脑瘫），是指从出生前到出生后1个月内因各种原因所致的一种非进行性脑损伤综合征。脑瘫发病率在发达国家约为2‰，我国为1.5‰~5‰，是小儿致残的主要疾患之一。本病主要表现为中枢性运动障碍及姿势异常，同时伴随智力低下、癫痫及视听觉、言语、摄食等障碍。

（二）临床分型及表现

根据损伤部位不同及运动障碍特点，本病可分为4型。

1. **痉挛型**　脑瘫中最多见的一种，约占70%，主要病变在锥体束，其特征性症状和体征常到2岁才出现，主要表现为被累及肌肉张力不同程度增高，而出现病理性原始反射及限制性异常姿势，如上肢出现屈肌痉挛模式，下肢为内收、伸展痉挛，呈剪刀样姿势。

2. **手足徐动型**　主要病变在锥体外系或基底核，约占20%，主要表现为全身肌张力在清醒、紧张时增高，安静时下降，上、下肢不自主运动、舞蹈样运动、手足徐动、震荡、扭转痉挛等。

3. **共济失调型**　主要病变在小脑，但有时大脑也有异常，约占5%，主要表现为四肢动作过度，缺少稳定性和协调性，步行时步态蹒跚，意向震颤，但眼球震颤不明显，智能轻度障碍，临床上许多症状与手足徐动型相似。

4. **混合型**　同时伴有两种或两种以上类型疾病的特征。

以上各型可根据病情严重程度和生活自理情况分为轻度（日常生活完全自理）、中度（日常生活部分自理）、重度（日常生活完全不能自理）。

【康复护理评估】

（一）一般状况评估

评估患者营养状态、头围、身长、体重，以及心肺、腹部的检查等。

（二）主要功能障碍及评估

1. **小儿发育水平障碍**　正常小儿发育水平有一定的时间和顺序，如2~3个月时卧位能抬头，4~5个月能主动伸手触物，两手各握一玩具，6~7个月能单手或两手支撑坐起，8~10个月能爬，1岁能独自站立，1岁至1岁半能独立行走，2岁会跑，3岁会骑三轮车，4岁能爬梯子。脑瘫患儿在以上年龄阶段，一般达不到正常小儿发育水平或表现为主动活动减少。

2. 运动功能障碍

（1）肌张力

1）姿势观察：观察小儿的体位和姿势。肌张力低下的患儿，仰卧位时上下肢常屈曲外展；而肌张力大的患儿，仰卧位时出现不对称的异常姿势，张力越高，姿势越异常。

2）触诊：触摸上下肢主要肌肉（肱二头肌、肱三头肌、腓肠肌、股四头肌等），手感柔软、松弛为肌张力低下；手感紧张、僵硬为肌张力增高。

3）被动运动：目前常用改良Ashworth分级法进行量化。

4）抱：抱患儿时感到下滑、沉重，表示肌张力低下；而感到强直、抵抗，则表示肌张力增高。

5）肢体活动范围：检查肢体活动范围可判断肌张力的大小。

（2）肌力 对不同年龄阶段的患儿，肌力评定的要求不尽相同。发育前期，患儿主动运动较少，对其进行肌力评定，其治疗意义不大，但当患儿会坐爬，甚至会站、走路，对其进行肌力评定有重要的实用价值。

（3）关节活动度 不同年龄小儿关节活动度范围见表5-6。

表5-6 不同年龄小儿各关节活动度范围

	1~3个月	4~6个月	7~9个月	10~12个月
内收肌角	40°~80°	70°~110°	100°~140°	130°~150°
腘窝角	80°~100°	90°~120°	110°~160°	150°~170°
足跟碰耳	80°~100°	90°~130°	120°~150°	140°~170°
足背屈角	60°~70°	60°~70°	60°~70°	60°~70°

（4）运动能力障碍 运动发育是随着神经系统而发育的，小儿运动发育能准确地反映神经系统的发育情况，是客观评价中枢神经系统发育的依据。

1）头部控制能力：主要测试患儿头部空间位置抬起、保持直立、稳定性的能力。

2）翻身能力：主要测试患儿独自完成翻身动作和获得体位变化的能力。

3）坐位保持能力：主要测试患儿保持坐位能力及坐姿情况。

4）坐位平衡能力：主要测试患儿保持坐位后，在受到一定外力作用时的坐位维持情况。

5）爬行能力：主要测试患儿独自获得爬行能力及姿势的情况。

6）站立：主要观察患儿对抗重力的躯体的伸展能力。

7）行走：通过和正常小儿的行走发育规律对比，了解患儿的发育水平。

8）手功能：通过对小儿的手粗大抓握、精细动作、转移物品、双手协调及手眼协调

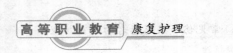

等能力的评定，了解患儿手的屈伸、捏取及手眼的配合情况。

（5）反射 小儿反射的发育水平，反映了中枢神经系统发育的成熟程度，是脑损伤判断的一个客观依据。正常小儿原始反射、姿势性反射和自动反应见表5-7。

表5-7 正常小儿原始反射、姿势性反射和自动反应

分类	反射名称	时间
原始反射	拥抱反射	出生时～6个月
姿势性反射	躯干侧弯反射	出生时～2个月
	交叉性伸肌反射	出生时～2个月
	抓握反射	出生时～6个月
	紧张性迷路反射	出生时～6个月
	非对称性紧张性颈反射	出生2～4个月
	对称性紧张性颈反射	出生4～10个月
自动反应	放置反应	出生时～2个月
	平衡反应-倾斜反应	出生6个月～终生
	平衡反应-坐位平衡反应	出生6个月～终生
	平衡反应-立位平衡反应	出生12个月～终生
	平衡反应-Landau反应	出生6～30个月
	平衡反应-降落伞反应	出生6个月～终生
	平衡反应-自动步行反应	出生时～3个月

3. 知觉、感觉障碍 由于患儿年龄小，常伴有智力障碍，且检查困难，准确度差，故一般只做智力评定，不做详细的感知觉评定。正常新生儿有视觉感应功能，存在对光反射，但敏锐度差。其视觉只有在15～20cm处最清晰。大约到6岁时视深度充分发育，视力达到1.0。脑瘫患儿常见的视觉障碍有斜视、眼睑下垂、眼肌麻痹等。听觉由于出生时中耳鼓室未充盈空气且有部分羊水潴留，妨碍声音传导，故不太灵敏。出生后3～7天有明显改善，约4岁时基本完善。

4. 言语障碍 脑瘫患儿的言语功能障碍有发音障碍、共鸣障碍、语言发育迟缓。

5. 日常生活活动能力障碍 主要测试患儿生活自理的程度。

6. 智力障碍 脑瘫患儿智力障碍一般称为智力低下、智力落后、智力发育迟缓、智力缺陷、弱智等。

7. 体格发育障碍 通过对患儿体格发育的评定可以看出患儿比同龄小儿发育差别的程度和发育滞后的时间，明确是否有畸形、挛缩等情况。

【康复护理措施】

（一）运动训练

由于患儿肌张力高低不平衡，在运动训练时，特别要注意患儿姿势的护理。

1. **正确的抱姿** 使患儿头颈脊柱竖直，尽可能使两上肢及手保持正中位，双下肢屈曲分开。

（1）**面对面抱法** 对双上肢有一定肌张力的患儿，令其双手搂抱住抱者的颈部，两腿分开置于抱者胯部两侧，抱者双手托住患儿臀部，如患儿为低张型，则抱者将患儿两腿分开置于自己两胯部，一手托患儿臀部，一手由患儿腋下穿出托住患儿头颈部，并以前臂托住患儿背部。

（2）**面对背抱法** 抱者位于患儿的背后，一种是用双手及前臂从患儿腋下插向前方，抱住患儿两大腿内侧，使患儿两大腿弯曲，左右分开；另一种方法是将双手从患儿腋下插入至前方，然后用双手搂抱在患儿的胸腹部。

2. **适宜的卧姿** 对患儿提倡采用侧卧位，可有效抑制全身伸肌痉挛及各种紧张性反射，有利于患儿双手放在胸前进行各种日常活动和游戏。为帮助患儿抬头，有利于患儿双手活动及增强双上肢支撑能力，应取俯卧位，胸下给一楔形垫，必要时康复护理人员可帮助患儿固定肘部或托起下颌，促使患儿抬头，便于游戏。

（二）日常生活活动训练

将正常儿童运动发育规律与日常生活活动训练结合起来。正常儿童运动发育规律是自上而下，由近及远。因此，对脑瘫患儿日常生活活动的训练和护理，重点是调整好姿势。

1. **头颈控制训练** 如俯卧位时，令患儿俯卧于楔形垫上，头置于正中位，保持躯干呈一直线，两臂自然伸直，在楔形垫前，摆放一些色彩鲜艳的积木、玩具、球等，以吸引患儿的注意力，使患儿学会用眼观察，用手触摸。

2. **坐立训练** 学会长腿坐位，保持膝伸直，两腿分开，高坐位时髋、膝、踝关节屈曲90°。鼓励坐位完成进食、排便活动；坐位时，最好配给一活动的小平台，台上可放一些玩具，色彩要鲜艳，以利于患儿手的精细活动的恢复。

3. **穿、脱衣服训练** 此项训练应协助康复治疗师进行，包括衣服的准备，可选用宽松、柔软、保暖性能较好的衣服，最好选用开衫；同时注意选择合适的体位，以利于穿脱的练习。

4. **翻身训练** 翻身时，先将头转向欲翻侧，以带动身体完成翻转。然后再翻转躯干及肢体。

5. **爬行训练** 指导患儿爬行，强化髋部控制，按照扶跪、直跪、分腿跪进行训练。

6. **站立行走训练** 首先在控制好患儿姿势的前提下，进行安静状态的扶持下站立，每次10~20分钟；逐步变成独立站立；单腿支撑站立；最后进行双杠内行走训练。

7. **言语交流能力训练** 重视开发患儿智力，鼓励患儿说话，耐心听患儿说话，以减轻患儿的心理压力，提高自信心。由于脑瘫患儿是一个特殊的群体，故对护理工作有着特殊的要求，除了正常的护理工作以外，还要利用一切机会帮助患儿学习文化、科学知识，促进患儿智能的发育。

（三）安全保障指导

对患儿及家属进行安全教育和有关疾病的健康教育，在治疗、护理、日常生活活动时，加强安全保护，防止坠床和跌伤等意外情况发生。进食时应保持安静，避免各种刺激，防止呛入气管引起窒息；对家居环境应增添各种防护措施，如在卫生间、过道等处安装把手，方便患儿转移，有利于患儿独立进行个人卫生处置，防止意外发生。

【健康教育】

脑瘫的康复治疗持续时间长、费用高，给社会、家庭带来很大负担。因此，应加强对脑瘫的宣教，以预防为主，同时做到早期发现、早期介入、综合处置、家庭参与、持之以恒。

1. 加强对高危新生儿（如宫内缺氧、难产、早产、窒息、颅内出血等）的监护，对有外伤史的患儿亦应加强监护，为早期诊断提供可靠的依据。

2. 采取护理措施预防关节挛缩畸形，防止意外损伤和并发症。

3. 为患儿创造良好的生活和治疗环境，注意纠正异常姿势，抑制异常肌肉痉挛的出现。通过游戏帮助患儿学会转移和平衡控制，并进行力所能及的日常生活活动自立训练和指导。

4. 加强健康教育，多鼓励，帮助患儿克服各种心理障碍，以便最大限度地减少残障，提高独立生活能力。

复习思考

1. 脑瘫患儿如何进行康复护理评估？
2. 如何正确指导脑瘫患儿恢复肌力？
3. 怎样正确指导脑瘫患儿做简单动作？

项目五　阿尔茨海默病患者的康复护理

【学习目标】

掌握阿尔茨海默病患者的康复护理评估、康复护理措施及健康教育。

熟悉阿尔茨海默病的概念、病因、诊断及主要功能障碍。

案例导入

患者，女，67 岁，近 3 年来记忆力减退、注意力下降。近 1 个月有明显的"记忆障碍"，表现为刚刚做过的事情马上遗忘、错放东西。家属送入院就诊。

问题：该患者需要进行哪些方面的康复护理评定及康复护理措施？

【概述】

（一）概念

阿尔茨海默病（AD）是一组慢性进行性疾病，以记忆力、抽象思维、定向力障碍及社会功能减退为主要临床表现的中枢神经退行性疾病。本病分为 3 个阶段。

1. **第一阶段** 1～3 年，以近记忆下降为主要表现；进行记忆量表测试时，常可发现记忆的中轻度下降；存在立体、图形的视空间技能障碍；部分患者存在找词及命名语言功能异常；脑电图及头颅 CT 检查多正常或轻度改变。

2. **第二阶段** 发病后 2～10 年间，近记忆明显下降，远记忆障碍逐渐明显；进行记忆量表测试结果为高度记忆障碍；MMSE 分数明显下降；存在时间、场所、人物定向力功能障碍。情感变化逐渐明显，判断力、记忆力、理解力均明显下降；脑电图检查示中度异常（慢波明显增多）；头颅 CT 检查可见脑室扩大，脑沟和脑裂增宽、变深。

3. **第三阶段** 发病 8～12 年，为全面性痴呆，极度的智能障碍；记忆量表测试已无法进行；可产生肢体和括约肌功能障碍；脑电图检查呈现全面的慢波，头颅 CT 示全脑萎缩。

（二）病因

1. **遗传因素** 本病具有家庭聚集性，40% 的患者有阳性家族史，呈常染色体显性遗传及多基因遗传，在第 21 对染色体上有淀粉样变性基因。

2. **环境因素**

（1）铝的蓄积 本病患者的某些脑区的铝浓度可达正常脑的 10～30 倍，老年斑（sp）核心中有铝沉积。铝选择性地分布于含有神经纤维缠结（NFT）的神经之中，铝与核内的染色体结合后影响基因的表达，铝还参与老年斑及神经纤维缠结的形成。

（2）病毒感染 许多病毒感染性疾病可发生在形态学上类似于本病的神经纤维缠结和老年斑的结构变化，如羊瘙痒症、Creutzfeldt-Jacob 病（C-J 病）等，其临床表现中都有痴呆症状。

（3）免疫系统功能障碍 老年人随着年龄增加，本病患病率呈明显升高，而增龄与免疫系统衰退、自身免疫性疾病增加有关。抗原-抗体复合物沉积形成淀粉样核心，可能导致神经变性和老年斑形成。

（4）神经递质学说　神经药理学研究证实，本病患者的大脑皮质和海马部位乙酰胆碱转移酶活性降低，直接影响了乙酰胆碱的合成和胆碱能系统的功能，以及 5-HT、P 物质减少。

（5）正常衰老　神经纤维缠结和老年斑也可见于正常人脑组织，但数量较少。只是在患本病时，这些损害超过了一定的"阈值"水平。

（6）雌激素作用　长期服用雌激素的妇女，患本病的风险低。研究表明，雌激素可保护胆碱能神经元。

（三）诊断

阿尔茨海默病诊断要求符合以下条件：患者起病年龄 40～90 岁，表现出进行性记忆丧失，此外包括至少 1 项神经心理学功能障碍，并且要除外其他可能导致痴呆的系统性或脑源性疾病。少部分痴呆患者起病可以突发（如外伤或脑卒中等），但多为缓慢性起病。大部分痴呆性疾病都呈进行性发展，只有少数情况下可以通过临床有效干预手段获得改善。

（四）主要功能障碍

1. 认知功能损害

（1）记忆障碍　是诊断本病的首先必备条件，主要表现为近记忆减退，达 90.3%。患者在输入听信息上有困难，信息从短时记忆中很快消失，信息的储存和远记忆也受到损害。

（2）言语障碍　主要表现为语言内容空洞、重复和累赘。患者述说能力损害通常比较明显，过多使用代词，且指代关系不明确，交谈时语言重复较多。

（3）定向能力障碍　当患者出现人物、时间、地点三方面记忆下降时，就有可能出现定向能力障碍。在早期认知减退的情况下，个体的时间定向力受损会较地点定向力更为明显。视觉空间感知障碍表现为对空间结构的辨别障碍。

（4）失认症　包括视觉失认、听觉失认、体感觉失认。视觉失认可表现为对物体或人物形象、颜色、距离、空间环境等的失认。视觉失认容易造成迷失方向、不能阅读、不能通过视觉辨别物品，严重时不能辨别亲友或自己的形象。听觉失认表现为对语音、语调、语意难以理解。体感失认主要指触觉失认，严重时患者不能辨别手中的物品，最终患者不知道如何穿衣、洗脸、梳头等。

（5）失用症　感觉、肌力、协调性运动正常，但是不能进行有目的性的运动。失用包括观念性失用、观念运动性失用、肢体运动性失用、结构性失用、穿衣失用。中期失用症状明显，患者逐渐出现用过卫生间后不能冲水，不能穿衣服和脱衣服，吃饭容易散落等失用现象，生活需要照顾。

（6）执行功能障碍 与额叶或有关皮质下通路功能障碍有关。执行功能包括动机、抽象思维、复杂行为的计划和组织等高级认知功能。执行功能障碍主要表现为日常生活和学习能力下降，组织、计划和管理能力减退。分析事物的异同、连续减法、词汇流畅性测验、连线测验等可反映。

2. 非认知性神经、精神损害 本病患者的行为和精神症状包括激越、激惹、幻觉、妄想、焦虑、淡漠和欣快等。其非认知症状发生率可达 90% 以上，有高度的异质性、易变性和危害性。

3. 继发性功能损害和并发症 包括肌力减退和肌肉萎缩，关节活动范围受限，软组织挛缩，平衡功能减退和跌倒，步行能力减退，全身耐力减退，吞咽及消化能力下降引起的营养不足，感染，压疮，肢体肿胀及血栓形成，骨、关节损伤及意外等。

4. 日常生活能力的减退 本病的早期患者日常生活功能完全不会受影响，但随着认知功能的下降，在认知功能层面上的日常生活能力受限。据统计，目前有 2%～15% 轻中度患者生活不能自理，严重影响患者及家属的生活质量，表现为自我意识下控制、处理日常生活的能力减退（吞咽、大小便控制、穿衣、洗漱等功能下降）；在运动功能层面上日常生活能力受限，表现为继发功能受损后的日常生活能力减退（转移活动减少）；到最终会出现全面功能下降而呈现木僵状态，完全依赖他人的照料。

【康复护理评估】

（一）总体认知功能评估

1. 简易精神状态检查 简易精神状态检查（mini-mental state examination，MMSE）简单易行，国内外广泛应用，是本病筛查的首选量表。该量表包括以下 7 个方面：时间定向力、地点定向力、即刻记忆、注意力及计算力、延迟记忆、语言、视空间。共 30 项题目，每项回答正确得 1 分，回答错误或答不知道评 0 分，量表总分范围为 0～30 分。分数越低，损害越严重。判定痴呆：文盲 ≤17 分，小学 ≤20 分，中学 ≤22 分，大学 ≤23 分。近年文献报道，将异常标准定位 24 分。有报道，MMSE 18～23 分为轻度痴呆，16～17 分为中度痴呆，≤15 分为重度痴呆。

2. 蒙特利尔认知评估 蒙特利尔认知评估（montreal cognitive assessment，MoCA）覆盖注意力、执行功能、记忆、言语、视空间结构技能、抽象思维、计算力和定向力等认知领域，旨在筛查轻度认知功能障碍（MCI）患者。国外研究发现以 26 分为分界值，MoCA 评分区别正常老人和 MCI，以及正常老人和轻度 AD 的敏感度分别为 90% 和 100%，明显优于 MMSE。但该表在国内尚缺乏公认的年龄和文化程度校正的常模。

3. 临床痴呆量表 临床痴呆量表（clinical dementia rating scale，CDR）是目前常用的

对痴呆程度进行评定的量表，根据记忆力、定向力、判断及解决问题能力、社会活动能力、家庭生活及爱好、个人自理能力 6 个方面进行综合判断：0 分为无痴呆，0.5 分为可疑痴呆，1 分为轻度痴呆，2 分为中度痴呆，3 分为重度痴呆。

4. 阿尔茨海默病评定量表认知部分　阿尔茨海默病评定量表认知部分（Alzheimer's disease assessment scale cognitive，ADAS-Cog）适用于轻中度患者的疗效评估，由 12 个条目组成，评定时间 30 ~ 45 分钟，包括词语回忆、命名、执行口头命令、结构性练习、意向性练习、定向力、词语辨认、回忆测验指令、口头语言能力、找词困难、口头语言理解能力及注意力。总分 0 分（无错误或无损害）至 75 分（严重损害），得分越高，表示认知功能损害越严重。有报道，ADAS-Cog 分数增加≥4 分者为病情恶化，下降≥4 分者为进步。

5. 画钟试验　该测验操作简便，受文化程度、种族、社会经济状况等干扰因素的影响小，对本病患者检测的灵敏度和特异性高达 90%，在临床与科研工作中越来越多被应用。评分标准有多种，但临床常用的为 4 分法，即总分为 4 分：完成一个闭合的圆圈 1 分，时间位置正确 1 分，12 个数字完全正确 1 分，指针位置正确 1 分，正常值>2 分。

（二）日常生活能力评定

临床评估中常用阿尔茨海默病协作研究日常能力量表（ADCS-ADL）、Barthel 指数量表、Lawton 工具性日常能力量表、社会功能问卷（FAQ）。

【康复护理措施】

（一）记忆训练

记忆训练主要包括即刻记忆训练、短时记忆训练、长时记忆训练。

1. 即刻记忆训练　训练环境要安静，康复护理人员读出一串随机动物或者植物的名称，让患者复述，从少到多，若能正确复述，就逐渐增加动物或者植物的名称。训练时间不宜太长，以免患者出现烦躁情绪，不配合训练。

2. 短时记忆训练　让患者看几件物品或图片，记忆后回忆，或者用积木摆一些图案给患者看，弄乱让患者按原样摆好。

3. 长时记忆训练　训练时结合患者日常生活活动，鼓励患者回忆过去的生活经历，认识目前生活中的真实人物和时间，以恢复记忆并减少错误判断。

（二）定向能力训练

康复护理人员可以在与患者接触时反复讲解一些生活的基本知识，并要求患者讲述日期、时间、上午和下午、地点、天气等，使患者逐渐形成时间概念；帮助患者认识目前生活中真实人物（如记忆亲人、护士、朋友）和事件；在病房或卧室设置易懂醒目的标志，使其认识病房或卧室、厕所位置。本病患者一般都有脱离环境接触的倾向，而且由于病理原因使部分大脑停止活动，故可予以实际定向疗法，即利用真实定向训练板，每天记录相关信息，反复做环境的定向练习，核心是用正确的方法反复提醒。在训练过程中鼓励患者尽量多谈论熟悉的人或事，并鼓励尽量自己完成饮食起居等日常活动，以保持同现实生活的接触和日常生活能力。

（三）失用症训练

本病患者失用早期在日常生活中能比较正常地使用日常工具，可以按要求进行简单的家务。康复护理人员针对患者的观念性失用训练，可选择一些日常生活中由一系列分解动作组成的完整动作来进行。例如，要求患者摆放餐具后吃饭、餐后收拾餐具、搞卫生，拿起牙刷后再拿起漱口杯刷牙。除了将分解的动作一个一个训练之外，如果患者不能完成下一个动作，要给予提醒或协助；若患者无法完成一套完整的动作，还要对某一个独立动作进行训练，这样做可以集中改善其中某个单项技能。由于步行失用症患者不能发起步行动作，但遇到障碍物却能越过，越过障碍物后即能行走。针对这样的患者进行训练时，可在患者前面设置一个障碍物，使其不能左右走和后退，只能向前，迫使患者跨越障碍物，诱发患者迈步。可以让结构性失用症患者按照平面图把它再画出来，从简单到复杂，循序渐进，或者要求患者重新布置床头柜上的物品位置，让患者把自己的私人常用物品进行有序排列和堆放等。

（四）思维训练

可根据本病患者智力评测结果，选择难易程度适当的智力拼图或编制图案进行训练以提高患者的逻辑联想能力和思维的灵活性。此外，可让患者进行卡片、图片归纳和物品分类，训练其分析和综合能力；让患者听或阅读报纸并讲述或指出相关内容，以训练其理解和表达能力。

【健康教育】

1. **饮食起居** 指导患者饮食起居要有规律。一般应早睡早起，定时进食，定时排便。饮食可多样化，但不可过饱。要做到高蛋白、高维生素、高纤维素、低脂肪、低胆固醇、低盐、低糖。常吃富含胆碱的食物，如豆类及其制品、蛋类、花生、核桃、鱼、瘦肉等；富含维生素 B 的食物，如贝类、海带等。

2. **运动训练** 指导家属让患者做一些适当的活动，如散步、打太极拳、做保健操或练气功。经常让患者听广播、读报纸，安排一定时间看电视。培养患者的兴趣爱好，如练字、画画、使用乐器、钓鱼等，保持乐观的心态，增强与人交往的能力，树立家属与患者战胜疾病的信心。

3. **智力训练** 鼓励患者多动脑，在康复护理人员和家属的指导下进行适当的益智活动，如下棋、打麻将、做算数小游戏等，活化大脑的细胞，防止大脑老化。

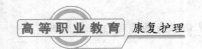

4. **心理康复指导** 鼓励患者积极参加社会活动，与家人建立良好的亲情关系。指导家属关心患者，平时注意观察患者的言谈举止，督促按时服药，按时复诊。

5. **家庭支持** 家庭照料者的基本护理原则：①回答患者问题时，语言要简明扼要。②患者生气和发怒时不要与其争执。③患者吵闹时应冷静予以阻止。④不要经常变换对待患者的方式。⑤患者功能明显减退或出现新症状时及时找医生诊治。⑥尽可能提供有利于患者定向力和记忆力的提示或线索，如日历、物品固定标注、厕所及卧室给予明显指示图。⑦给患者佩戴写有住址、联系人姓名、联系人电话的腕带或卡片。

复习思考

1. 阿尔茨海默病患者如何进行康复护理评估？

2. 如何正确指导阿尔茨海默病患者进行康复训练？

项目六 冠心病患者的康复护理

【学习目标】

掌握冠心病患者的康复护理措施。

熟悉冠心病患者的康复护理评估内容。

了解冠心病的概念及临床分型。

案例导入

李某，男，69岁，因劳累性心绞痛2年，加重1个月收治入院。患者主诉心前区呈绞榨样疼痛，起初常发作于劳累后，休息或是舌下含服硝酸甘油后3~5分钟疼痛即可逐渐缓解。但近1个月以来，疼痛发作次数增多，且与劳累并无明显关系，休息或舌下含服硝酸甘油后疼痛缓解的时间延长。

问题：如何对该患者进行康复护理？

【概述】

(一) 概念

冠心病全称为冠状动脉粥样硬化性心脏病 (coronary artery heart disease，CHD)，也可称为缺血性心脏病。冠心病是指由于冠状动脉粥样硬化导致血管狭窄或阻塞，和（或）由于冠状动脉的功能性改变（痉挛）导致心肌缺血缺氧甚至坏死，从而引发的心脏病。本病已经成为目前威胁人类健康的主要疾病之一。本病好发于 40 岁以上者，且男性多于女性，脑力劳动者较多。高血压、高血糖、高血脂、肥胖、高凝状态等许多因素都是可能导致本病发生的危险因素。据调查，本病的发病率、死亡率呈现逐年上升趋势。在欧美国家，本病占心脏病死亡人数的 50% ~70%；而在我国，本病则占心脏病死亡人数的 10% ~20%。

（二）临床分型及表现

1979 年，世界卫生组织将冠心病分为 5 型。

1. **无症状型**（隐匿型冠心病）　患者没有自觉症状，但其静息、动态或运动心电图中可见 ST 段压低，T 波低平或倒置等，提示出现了心肌缺血性改变。

2. **心绞痛型**　是由一时的心肌供血不足而引起的，有发作性的胸骨后疼痛。

3. **心肌梗死型**　是由冠状动脉闭塞所致的急性心肌缺血性坏死所引起，症状严重。

4. **缺血性心肌病**　由长期心肌缺血所致的心肌纤维化而引起，患者出现心脏增大、心力衰竭及心律失常的表现，临床表现类似于扩张型心肌病。

5. **猝死型**　患者因出现原发性的心脏骤停而猝然死亡，多是由于缺血的心肌局部发生了电生理紊乱，从而导致严重的室性心律失常。

【康复护理评估】

（一）一般状况

对患者的一般情况进行评估，包括既往史、家族史、运动状况、吸烟史、心血管疾病的用药史等。

（二）主要功能障碍及评估

1. **心血管功能障碍**　冠心病患者在活动后，由于心脏的负担增加，耗氧量增加，从而导致已发生了冠状动脉粥样硬化的心肌缺血，可诱发心绞痛。此外，由于本病患者长期以来体力活动减少，从而导致心血管系统的适应性降低，出现心血管功能障碍。将患者的心功能状况分级，有助于反映患者病情的严重程度。目前通用的是美国心脏协会提出的分级方案。

（1）**Ⅰ级**　患者虽患有心脏病但体力活动不受到限制，平时一般的活动不会引起疲乏、心悸、呼吸困难、心绞痛等症状，属于心功能的代偿期。

（2）**Ⅱ级**（轻度心衰）　患者有心脏病且体力活动轻度受限，休息时没有自觉症状，一般的活动可引起上述症状，休息后可很快缓解。

（3）**Ⅲ级**（中度心衰）　患者患有心脏病且体力活动受到明显限制，休息时无症状，一般轻微的体力活动即可引起上述症状，休息较长时间后上述症状才能缓解。

（4）Ⅳ级（重度心衰）　患者患有心脏病且无法从事任何体力活动，甚至在休息时也会存在心衰的症状，即使从事轻微的活动都会使症状加重。

2. **活动能力减退**　本病患者的活动能力减退，可采用六分钟步行试验这种简单易行、方便安全的方法来评定其运动耐力。方法是让患者在平坦坚硬的路上尽可能快步行走，测定其 6 分钟的步行距离，中途允许患者休息。患者如果出现难以忍受的呼吸困难、面色苍白、胸痛等症状时，应立即停止测试。

评定的标准为：6 分钟内步行距离小于 150m 为重度心衰，150～425m 为中度心衰，426～550m 为轻度心衰。

3. **呼吸功能障碍**　冠心病会有胸闷、气急等缺氧表现。针对呼吸困难的程度可分为 4 种类型，即劳力性呼吸困难、夜间阵发性呼吸困难、端坐呼吸和急性肺水肿，具体可根据患者的症状和活动量来进行评定。

4. **消化功能减退**　心功能减退者会出现胃肠道瘀血，从而引起胃肠活动的全面减弱，消化腺的分泌功能也会受到影响。如轻度心衰者在进食之后可能出现腹胀、胃胀、嗳气、胃脘部不适。中度心衰者有食少纳呆的表现，易发生胃胀。重度心衰者则会有不思饮食、食量减少的表现，且餐后易发生呕吐。

5. **其他**　由于冠心病是终生性疾病，治疗时间长，患者往往会伴有思想负担，易发生焦虑、恐惧、烦躁等情志改变。因此，还需对冠心病患者进行相应的心理评估，常用的量表是抑郁和焦虑评估量表。此外，也要进行相关的干预和治疗。

【康复护理措施】

（一）康复护理原则与目标

1. **康复护理原则**　本病的康复护理要注意尽量以最小的危险获取最大的康复护理效果。其原则是以药物治疗为基础，结合医疗性有氧运动，并配合作业治疗、行为治疗、心理治疗、危险因素纠正等措施进行综合康复。

2. **康复护理目标**　本病的康复护理目标是通过对危险因素的控制，尽量减少复发，降低发病率及死亡率，同时提高患者的生活质量。

（二）日常生活指导

1. **根据心功能状况进行指导**　临床上可根据患者的心功能分级情况给予适当的指导，如帮助患者适应床上排便，进行呼吸训练帮助患者在绝对卧床期间采取舒适的卧位，对患者的日常生活给予适当的照顾等。

（1）心功能Ⅰ级患者　注意避免过重的体力活动，但日常生活无须受到限制。

（2）心功能Ⅱ级（轻度心衰）患者　日常的活动可不受到限制，但休息的时间适当增加，患者适当午睡，且保证夜间的睡眠充足。

（3）心功能Ⅲ级（中度心衰）患者　应以卧床休息为主，同时对日常活动进行限制。

（4）心功能Ⅳ级（重度心衰）患者　应绝对卧床休息，等病情好转之后再逐步增加活动量。

2. **根据康复分期进行指导**　国际上依据冠心病的病理及康复治疗的特点，将康复治疗分为3期：①Ⅰ期：此期时间为3~7天，是指急性心肌梗死或者急性冠脉综合征的住院期康复。在此期，患者的生命体征稳定，安静状态下的心率<110次/分，体温在正常范围，血压也基本正常，无明显的心绞痛表现，没有心力衰竭、严重的心律失常及心源性休克。②Ⅱ期：此期时间为5~6周，是指从患者出院开始，直到病情的稳定性完全建立为止。此期患者的病情稳定，和Ⅰ期相似，其运动能力可达3代谢当量以上，在家庭活动时无明显的症状及体征。③Ⅲ期：康复治疗的时间一般是2~3个月，患者病情处在长期的较稳定的状态，包括稳定性心绞痛及陈旧性心肌梗死等。需要注意的是，自我锻炼应当持续终生。此外，也有人把终身持续的锻炼列入第Ⅳ期。

（1）Ⅰ期、Ⅱ期的康复指导　Ⅰ期的康复目标是：低水平运动试验为阴性，能够按照正常节奏持续行走100~200m或是上下1~2层楼且没有症状。运动能力可达2~3METs，可以适应家庭生活。Ⅱ期的康复目标是：能逐渐恢复一般的日常生活活动能力，如娱乐活动、轻度的家务劳动等。运动能力可达4~6METs，以提高患者的生活质量。

Ⅰ期、Ⅱ期康复活动应注意循序渐进，一般可先从呼吸训练及床上的肢体活动开始，先开始活动远端肢体的小关节，然后慢慢过渡到坐位、步行等，逐渐增加活动量，帮助患者改善心脏的功能。在进行床上被动运动时，应监测患者的情况，心率每分钟增加10~20次为正常，同时以不引起任何不适为限。一般在3天后可以进行床边活动，1周后可以进行室内活动，如果患者在运动时心率每分钟增加小于10次，可考虑适当增加运动量。但若心率每分钟增加次数超过20次，收缩压下降大于15mmHg，或是有心律失常及心电图的其他改变，则应当减少运动量，退回前一个运动水平。要注意避免登高、举重等剧烈运动及各种比赛和竞技类活动，也不应长时间活动。

1）呼吸训练：指导患者进行腹式呼吸训练，其要点是在吸气的时候腹部隆起，使膈肌尽量下降，而在呼气的时候腹部收缩，让肺内的气体尽可能地排出体外。

2）床上肢体运动：应从被动运动逐渐过渡到主动运动，先从远端的关节开始（如进行踝关节屈伸活动），再根据实际情况逐渐过渡到所有肢体的主动运动。

3）坐位训练：最开始时可以采取在患者背后垫枕头或被子，或是直接将床头抬高的方式帮助其适应坐位，到最后慢慢让患者能够无依托地独立坐起。

4）步行训练：首先从床边的站立练习开始，当患者能够自行站立后，再开始进行床边的步行训练，然后慢慢过渡到可以自行上下楼。但应注意不能急于求成，应循序渐进，且避免高强度的活动。

（2）Ⅲ期的康复指导　Ⅲ期康复护理目标是巩固前期的康复成果，控制危险因素并提高和改善身体的活动能力及心血管的功能，最大限度地帮助患者恢复正常的工作与生活。

此期是心脏康复计划中重要的组成部分。在此期，强化和高水平的康复护理措施可能需要持续6～12个月，且患者应终生进行自我锻炼。若患者停止训练，则前期训练达到的效果在随后的几周中就会慢慢消失。因此，一定要向患者强调持续训练的重要性。Ⅲ期的康复训练应以有氧运动为主，但也应本着因人而异（考虑患者的年龄、性别、爱好、疾病的诊断、临床表现、心理状态、治疗目标等），循序渐进（遵循生理学的规律），持之以恒，主动积极（根据患者的兴趣爱好选择训练项目，有助于提高患者的依从性），全面整体的原则进行。常见的有氧运动包括登山、骑车、游泳、步行等，为了增强患者对训练计划的依从性，最好将训练项目同患者的生活相结合，具体运动训练方案可参考表5-8。

表5-8　依据患者一般情况拟定的运动训练方案

患者情况	训练方式	训练频次	强度	每次训练时间	类型
年龄<65岁且不超重	高强度的耗氧训练	3～4次/周	75%到85%最大心率	连续或持续35～45分钟	划船、散步、慢跑、骑车
年龄≥65岁	低强度的耗氧训练及抗阻练习	3～4次/周	65%～75%最大心率	30分钟（中途可间断）	划船、散步、骑车
超重	高热卡消耗的耗氧训练	5～6次/周	65%～80%最大心率	45～60分钟	散步
年龄>65岁且伴有残疾，超重或从事体力活动	抗阻训练	2～3次/周	单次可抬高最大重量的50%～75%	10～20分钟（练习5～7组，每组10次）	利用哑铃或举重机重点练习上肢、肩和大腿

无论患者采取哪一种训练方法，都一定要注意安全，特别是对于有中度甚至明显骨质疏松的患者要防范骨折或意外的发生。左心室功能良好的患者运用肌力练习（等长和抗阻练习）和循环力量训练的危险性很低。如果患者有左心室的功能损害，进行抗阻训练则有可能出现失代偿，因此，这类患者及有未控制的心律失常或是不稳定心绞痛者不应进行这些训练。对于年老需要增强肌力减少骨折或是在恢复工作后需要进行高强度活动者，在改善心血管功能的同时也要注意改善其肌力和耐力。

（三）改善呼吸功能

1. **体位管理**　为减少心肌耗氧量，协助患者取舒适卧位休息，鼓励患者多翻身。为增强呼吸肌的运动，使肺循环充血减轻，肺通气量增加，可摇高床头，让患者取半卧位。

2. **注意观察**　观察患者发绀的情况，对呼吸困难的程度进行评估，遵医嘱给予氧气吸入。

（四）饮食指导

膳食要合理，饮食宜清淡、低脂低盐、低胆固醇、富营养且易消化。可多食富含不饱和脂肪酸的食品（如鱼类），多食富含维生素 C 及粗纤维的新鲜瓜果、蔬菜；忌暴饮暴食，注意少量多餐，忌食辛辣及肥甘厚味之物，忌咖啡、烟、酒、浓茶。但同时也应考虑食物的色香味，以促进患者的食欲，保证患者的营养。此外，还可根据患者的心功能分级情况，提出具体的饮食指导。对轻度心衰者，食盐的摄入量限制在每天 5g，可不限制食物的种类，进食普通饮食即可。对于中度心衰者，食盐的摄入量限制在每天 2.5g，每天 2 ~ 3 餐为宜，食物宜以软质饮食及半流质饮食为主。对于重度心衰者，食盐的摄入量限制在每天 1g，每天 1 ~ 2 餐为宜，食物宜以流质饮食为主。

（五）排便指导

指导患者保持大便的通畅，预防便秘。且提醒患者不能自行去卫生间排便，不采用蹲位排便，也不能在排便时过分用力，应逐渐习惯在床旁利用坐便器采用坐位进行排便。如患者已发生便秘，应帮助患者采用润肠通便的药物或使用开塞露排便；药性猛烈的泻药则不能选用，灌肠法要慎用。

（六）心理康复指导

本病不仅会给患者造成身体上的不适，还会给其日常生活带来不利的影响。因此，大部分患者都会产生不良的情绪。应当注意关注患者的心理状况，想办法唤起其生活的动力，如对于Ⅰ期、Ⅱ期的患者可采用听音乐、读报等娱乐方式来缓解不良情绪，减少其内心的焦虑，尽可能让患者感到舒适。而对于Ⅲ期的患者，由于康复锻炼的时间较长，且需要终生坚持，应注意肯定患者的进步，鼓励患者坚持锻炼，争取尽早回归到正常的工作和生活中。

【健康教育】

1. **知识宣教** 根据患者及家属对相关知识的了解情况，采取讲座、问答、小组或个人咨询和宣教等形式，向患者及其家属介绍心脏的结构和功能、冠心病的相关知识及危险因素，教会患者及家属识别心肌梗死及心绞痛的临床表现，指导患者随身携带硝酸甘油等急救药物，了解使用硝酸甘油的注意事项：首先药物应避光保存，确保药物有效；发生心绞痛时应立即舌下含服；若病情不缓解可再次含服，但若连服 3 次仍无效，则高度怀疑心肌梗死，应立即送医治疗。其次，药物不应与浓茶、咖啡、酒同时服用，服药后患者应取卧位或是坐位。

2. **改变生活习惯** 生活方式是影响本病发生、发展和转归的重要因素之一，帮助患者养成良好的生活习惯，控制高血压、高血脂、糖尿病和肥胖等冠心病的危险因素，注意控制情绪、保持乐观松弛的精神状态，避免情绪激动、焦虑、发怒等，保证睡眠的质量。帮助患者戒烟、酒，不饮浓茶和浓咖啡，注意保暖，防止上呼吸道感染。

3. **适当运动** 不可在烈日和高温下剧烈运动，饭后不可立即进行剧烈运动，运动量

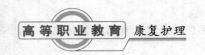

应根据自身具体情况而定，运动时的着装应舒适、宽松、透气，上坡时速度宜慢。

4. 定期随访　指导患者学会自我监测病情，同时应了解患者的病情进展，如有不良的生活方式应及时指出，并提醒患者定期到医院做健康检查。

复习思考

1. 冠心病的康复护理原则与目标是什么？

2. 冠心病Ⅲ期的康复护理要点有哪些？

3. 如何对冠心病患者进行康复护理指导？

项目七　慢性阻塞性肺疾病患者的康复护理

【学习目标】

掌握慢性阻塞性肺疾病患者的康复护理评估、康复护理措施及健康教育。

熟悉慢性阻塞性肺疾病的概念、临床表现及主要功能障碍。

案例导入

患者，男，78 岁，7 年前无明显诱因出现咳嗽、咳痰伴有喘息，未诊治。4 年前症状持续加重，伴有胸闷、气短，咳嗽后偶有头晕。3 年前上述症状加重，咳黄白色黏痰，喘息加重，活动后气短（走平路 50m，上 3 楼即可出现），夜间不能平卧入睡，常于夜眠时憋醒，咳痰后缓解入睡。日常生活活动能力评估为 3 级。

问题：怎样正确指导患者进行排痰训练和呼吸功能训练？

【概述】

（一）概念

慢性阻塞性肺疾病（chronic obstructive pulmonary disease，COPD）简称慢阻肺，是一种严重危害人类健康的常见病、多发病。本病严重影响患者的生命质量，病死率高，并给患者及其家庭和社会带来沉重的经济负担。《慢性阻塞性肺疾病诊治指南（2007 年修订版)》将其定义为：慢阻肺是一种以气流受限为特征的可以预防和治疗的疾病，其气流受限呈进行性发展，与气道和肺组织对烟草、烟雾等有害气体或有害颗粒的慢性炎症反应增强有关。气流受限是由于气流阻力增大及肺弹性回缩力降低所致。当慢性支气管炎或（和）肺气肿患者出现气流受阻且不能完全可逆时，诊断为 COPD。慢阻肺主要累及肺脏，但也可以引起全身（或称肺外）的不良反应。

引起 COPD 的危险因素包括个体因素和环境因素，两者相互影响。

个体因素：①抗胰蛋白酶缺乏：重度抗胰蛋白酶缺乏与非吸烟者的肺气肿形成有关。②哮喘和气道高反应性：气道高反应性可能与机体某些基因和环境因素有关。

环境因素：①吸烟：吸烟是慢阻肺最重要的环境发病因素，被动吸烟也可能导致呼吸道症状及慢阻肺的发生。②空气污染：氯、一氧化氮和二氧化硫等化学气体对支气管黏膜有刺激和细胞毒性作用，其他粉尘也刺激支气管黏膜，使气道清除功能遭受损害。③职业性粉尘和化学物质：其浓度过大或接触时间过久，可使气道反应性增加，导致慢阻肺的发生。④生物燃料烟雾：其主要有害成分包括碳氧化物、氮氧化物、未燃烧完全的碳氢化合物颗粒与多环有机化合物等，生物燃料所产生的室内空气污染与吸烟具有协同作用。⑤感染：呼吸道感染是慢阻肺发病和加剧的又一重要因素，儿童时期重度下呼吸道感染与成年时肺功能降低有关。⑥社会经济地位：慢阻肺的发病与社会经济地位相关，因为室内外空气污染程度、营养状况等与社会经济地位的差异有相关内在联系。

我国对 7 个地区 20245 名成年人进行调查，结果显示 40 岁以上人群中 COPD 的患病率高达 8.2%。"全球疾病负担研究项目"估计，到 2020 年 COPD 将位居全球死亡原因的第 3 位。世界银行和世界卫生组织的资料显示至 2020 年，COPD 将位居世界疾病经济负担的第 5 位。

（二）临床表现

慢性咳嗽、咳痰，劳力性气急、呼吸困难，部分患者可有胸闷、体重下降、食欲减退、精神抑郁、焦虑等。体格检查：视诊桶状胸，呼吸浅快，辅助呼吸肌参与呼吸运动。触诊语音震颤减弱。叩诊过清音、心浊音界缩小、肺肝界下降。听诊呼吸音减低、呼气延长，两肺散在干啰音，肺底可有湿啰音，心音遥远。

并发细菌感染时，外周血白细胞及中性粒细胞增多，痰涂片可见大量中性粒细胞，痰培养可检查出病原菌。胸部 X 线检查早期可无明显变化，以后肺纹理增多，肺透明度增强，外周肺纹理稀少，膈肌下降，心脏垂直位。肺功能检查吸入支气管扩张剂后，$FEV_1 < 80\%$ 预计值，且 $FEV_1/FVC\% < 70\%$，可确定持续存在气流受限。

COPD 是一种不可逆性病变，及时进行规范的治疗，也不能控制病情的发展，最终可能发展成为慢性肺源性心脏病、心力衰竭、呼吸衰竭等严重并发症。COPD 康复护理的目的是通过教育和帮助患者训练，改善通气功能，保持呼吸道通畅，增加活动量，减慢或阻止病情进展，保存患者现有的功能状态，提高参与体力活动和社会活动的能力，改善整体生活质量。

（三）主要功能障碍

1. 气体交换障碍 本病一系列的病理生理改变，引起最大通气量降低，生理无效腔气量增大，肺泡通气不良，不能参与气体交换及肺泡毛细血管大量丧失，弥散面积减少，影响气体的交换。

2. 出现病理式呼吸模式 COPD 患者，膈肌受过度膨胀肺的挤压下降，膈面变平坦，活动度减弱，膈肌收缩的效率降低。严重者膈肌无力，呼吸运动被迫由肋间肌和辅助呼吸肌（斜方肌、胸锁乳突肌）来负担，即以胸式呼吸代替，久而久之，形成病理式呼吸模式。

3. 机体耗氧量增加 活动能力减退，病理式呼吸模式的出现及气短、气急等，使患者精神和颈背部肌肉紧张，均增加机体耗氧量。另外，患者因心理等因素惧怕出现劳力性呼吸短促而减少运动，且能量摄入减少，消耗增加，引起营养障碍，全身肌肉无力，均使活动能力降低。严重者只能卧床休息，丧失了日常生活活动能力和工作能力。

4. 心理障碍 COPD 病情长，日常生活能力受限，患者常伴焦虑和抑郁，表现为情绪低落、消极自卑、悲观失望，对治疗失去信心，对生活失去希望。

【康复护理评估】

（一）一般状况

评估病史、家族史、职业史、吸烟史、生活习惯和工作环境，症状、体征、实验室检查（如血气分析、血常规、生化检查）等。

（二）呼吸功能评估

1. 呼吸困难严重程度评估 呼吸困难是 COPD 患者最主要症状，也是影响患者生活质量的重要因素。呼吸困难分级见表 5-9。

表 5-9 呼吸困难分级

分级	特点
0 级	只在剧烈运动时感到呼吸困难
1 级	平地快步走或上缓坡时出现气促
2 级	因气短，平地走时比同龄人慢或需停下休息
3 级	平地行走约 100m 或数分钟后需停下喘气
4 级	因严重呼吸困难而不能离开家或者在穿脱衣服时出现呼吸困难

2. 呼吸功能检查 包括肺容量、通气功能、小气道功能、换气功能的测定。常用指

标有肺总量（TLC）、肺活量（VC）、功能残气量（FRC）、最大（用力）肺活量（FVC）、第一秒用力呼气量（FEV$_1$）等。第一秒用力呼气容积占用力肺活量百分比（FEV$_1$/FVC）、第一秒用力呼气容积占预计值百分比（FEV$_1$%），FEV$_1$占预计值的百分数是评估 COPD 的严重程度及预后的良好指标。

3. **肺功能评估** 即应用气流受限的程度进行肺功能分级（表5–10）。

表5–10 肺功能分级

分级	气流受限程度	FEV$_1$ 占预计值百分比
I级	轻度	≥80%
II级	中度	50% ~79%
III级	重度	30% ~49%
IV级	极重度	<30%

4. **急性加重风险评估** 上一年发生急性加重大于 2 次者，或上一年急性加重住院 1 次，预示以后频繁发生急性加重的风险大。

5. **日常生活活动能力评估** 分为 0 ~5 级。

0 级：虽存在不同程度的肺气肿，但活动如常人，对日常生活无影响，活动时无气短。

1 级：一般劳动时出现气短。

2 级：平地步行无气短，较快行走、上坡或上下楼梯时气短。

3 级：慢走不及百步即有气短。

4 级：讲话或穿衣等轻微动作时即有气短。

5 级：安静时出现气短，无法平卧。

（三）运动能力评估

1. **步行试验** 限时步行试验可用来反映运动能力的变化，一般有 6 分钟和 12 分钟两种。要求在规定的时间内尽可能快地行走，记录其所能行走的最长距离来衡量运动能力。

2. **心肺运动试验** 通过活动平板或功率车进行运动试验获得最大吸氧量（VO$_2$max）、最大代谢当量值、最大心率、运动时间等相关量化指标来衡量心肺功能。VO$_2$max：指机体在运动时所能摄取的最大氧量，是综合反映心肺功能状态和体力活动能力的最好生理指标。% VO$_2$max 表示运动强度，50% ~70% VO$_2$max 是增加有氧能力取得运动效果的最合适范围。

3. **代谢当量** 判断体力活动能力和预后。

<5METs：65 岁以下的患者预后不良。

5METs：日常活动受限，相当于急性心肌梗死恢复期的功能储备。

10METs：正常健康水平，药物治疗预后与其他手术或介入治疗效果相当。

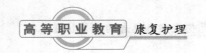

13METs：即使运动试验异常，预后仍然良好。

18METs：有氧运动员水平。

22METs：高水平运动员。

【康复护理措施】

（一）保持呼吸道通畅

1. **良肢位**　患者采取半坐位或坐位，有利于肺扩张。

2. **有效咳痰**　控制浅而频繁的咳嗽。在咳嗽前先缓慢深吸气，屏气几秒钟，快速打开声门，用力收腹，由肺内冲出高速气流，连续咳嗽2~3声，停止咳嗽，缩唇将余气尽量呼尽。再缓慢深吸气，重复以上动作，连做2~3次，咳嗽不宜长时间进行。

3. **胸部叩击**　有助于黏稠浓痰脱离支气管壁。患者取坐位或半卧位，操作者手掌呈空心状，手指并拢，腕部用力，从肺底由外向内、由下至上轻拍胸壁。同时嘱患者深呼吸，有效咳嗽，促进分泌物排出，时间1~5分钟。

4. **体位引流排痰**　采取各种体位，使病变部位放在高处，引流支气管开口于低处，借重力作用使支气管内分泌物流向引流支气管开口处，而被咳出。引流时配合饮水，轻叩相应部位，有效咳嗽。超声雾化吸入化痰和解除支气管痉挛药物，可帮助分泌物排出。体位引流排痰次数为每天2~4次，每次一个部位5~10分钟，整个引流时间不宜超过30~45分钟。本法宜在空腹时进行，并加强生命体征观察。体位引流排痰适用于神志清醒、体力较好、因各种原因支气管分泌物较多的老年人。

（二）呼吸训练

1. **重建腹式呼吸模式**　腹式呼吸是一种低耗高效的呼吸模式，通过增加膈肌活动度提高通气功能，降低呼吸肌耗氧量。训练时，取立位、坐位或平卧位，全身肌肉放松。患者一手放在腹部，另一手放在上胸部，先闭嘴，用鼻缓慢吸气，同时鼓腹，胸部不动，然后嘴略张开呼气，同时放在腹部的手向内上方用力按压，加强腹部回缩，尽量将气呼出。呼气时不能费劲用力和屏气，每练习3~5次暂停数分钟再练。每次15~30分钟，每日2~3次。反复训练，帮助患者明确并掌握腹式呼吸的方法。以后要求患者坚持进行腹式呼吸练习，逐渐改善和增加膈肌活动。

2. **抗阻腹式呼吸训练**　在腹式呼吸训练时，加上阻力以增强呼吸肌的力量。方法是：卧位时脐部放1~2kg沙袋，嘱患者练习腹式呼吸，每次30分钟，每日2次；坐位时，将与嘴同高相距20cm的蜡烛火苗吹向对侧，逐渐增加吹烛距离与时间；立位时，用宽7~8cm、长150cm长布带束于下胸季肋部，两端拿在手中，吸气开始时拉紧，然后渐渐放松，呼气时收紧布带。

3. **吹笛样呼气法**　用鼻腔吸气，口呼气。呼气时将口唇缩成吹笛状并发出轻微声响，可使支气管内压增高，防止支气管过早萎缩，减少肺内残气量。吸气与呼气时间比为 1∶2 或 1∶3。

4. 肌肉松弛训练 全身肌肉尽量放松，尤其要放松肩、颈部的辅助呼吸肌，可减轻肌肉痉挛，减少不协调呼吸及多余的消耗量，消除紧张的情绪。患者取舒适体位：取坐位时，身体和头前倾靠在置于前面桌上折好的被子或枕头上，以放松肩背部肌肉并固定肩带部，减少呼吸时过度活动。站立时，身体前倾，双手置于身后并稍向下拉以固定肩带，有助于腹式呼吸。

（三）运动训练

适度的运动训练可以提高肌肉的血流量和氧利用率，提高呼吸肌的运动功能，改善呼吸功能。COPD 患者在缓解期应进行适当的运动训练，以增强体质，提高抗病能力，减少疾病发作次数及减轻发作程度。主要以有氧训练为主，包括上肢耐力训练、下肢耐力训练、力量训练和呼吸肌训练。一般每周训练 3~5 次，每次持续运动 20~30 分钟，运动量为 60% VO_2max。对于不能耐受大运动量的患者，可以采取大运动量运动 2~3 分钟，休息 2~3 分钟，交替进行。上肢耐力训练方法有手摇车训练、提重物训练、用体操棒做高度超过肩部水平的各个方向越过中线练习等，每次练习后以仅出现轻微呼吸急促为度。下肢训练可采用快走、划船、骑车、登山等有氧训练为主，运动后以不出现明显气短、气促或剧烈咳嗽为度。一次运动训练必须分准备活动、训练活动和结束活动三部分进行。根据患者的实际情况，选择运动量。重症患者可边吸氧边活动，以增强其活动信心。在运动中呼气时必须放松，不应用力呼气。

（四）心理康复指导

家庭成员要关心体贴患者，鼓励患者参加一些力所能及的工作和社交活动。鼓励患者加强人际交往，排泄压抑、苦闷、悲观的情绪，培养有益身心健康的兴趣和爱好，如绘画、听音乐、养花、钓鱼等，使其生活充实有意义。

（五）营养支持指导

COPD 患者多伴有不同程度的营养不良，可从调整饮食习惯和结构着手。稳定期 COPD 患者供能结构为：碳水化合物 50%，脂肪 35%，蛋白质 15%，每天摄入热量应是正常人静息时 1.5 倍以上。通气严重障碍或出现呼吸衰竭者可给予高蛋白、高脂肪（55%），低碳水化合物（28%）饮食。注意补充电解质、微量元素、维生素和必需氨基酸，改善营养状态，增强机体的免疫功能及呼吸肌的功能，改善患者整体健康状态。

（六）传统康复疗法应用指导

太极拳、五禽戏、八段锦、推拿、针灸、中药等对本病有良好的治疗作用。一般可用拿提背脊、抹胸、拍肺、捶背、摩膻中穴、摩按季肋、揉风池、揉命门、捏合谷、揉血海等推拿疗法。体针疗法可取肺俞、脾俞、膏肓、气海、足三里、太渊、太溪、命门等 3~5

穴，用补法，隔日1次。耳针可取肺、脾、肾、心、气管、咽喉、神门、三焦、内分泌等穴，每周1次。灸法取大椎、风门、肺俞、膻中、肾俞、气海等，于盛夏三伏天施灸，每穴每次灸3～5壮，10日灸1次，3次为1个疗程。肺虚证偏气虚者用玉屏散加减，兼肺阴虚者当合生脉散加减；脾虚证者用六君子汤加减；肾虚偏肾阳虚者用金匮肾气丸、七味都气丸加减，偏肾阴虚者用六味地黄丸加减。

【健康教育】

1. 戒烟　烟草的烟雾中含有大量焦油、尼古丁、一氧化碳等刺激性物质，损坏甚至破坏纤毛功能，损坏肺泡壁，加重低氧血症，使组织中抗蛋白酶失活，破坏肺中蛋白酶与抗蛋白酶的平衡，导致结缔组织的基质损害。戒烟可有效免除呼吸道刺激，降低感染的危险性，减轻支气管壁的炎症。让患者了解吸烟对人体的影响及戒烟的益处，制定戒烟计划。可采用逐渐减量法、突然停止法、尼古丁替代疗法等，坚持不懈，最终达到戒烟目的。

2. 家庭氧疗　长期低流量吸氧（1～2L/min）的目的是纠正低氧血症，提高患者生存率及生活质量。在吸氧过程中禁止吸烟，以防止火灾及爆炸。保持吸氧导管清洁，每日更换鼻塞。让患者了解氧疗的副作用，预防副反应的发生。

3. 增强机体抵抗力　指导患者积极参加户外体育运动，增强呼吸道局部免疫力，提高身体素质。必要时在医生指导下选用免疫调节剂。

4. 用药指导　指导患者根据医嘱正确使用各种药物，出现呼吸道感染应尽早给予药物治疗。同时根据需要湿化空气、摄入充足的液体，促进呼吸道分泌物的清除。

5. 预防感冒　告诫患者冬季注意保暖，加强对寒冷的适应性锻炼。可采用冷水洗脸、食醋熏蒸、按摩等方法来预防感冒。如已有呼吸道感染，应尽早治疗。

6. 环境保护　指导患者改善工作和生活环境，保持室内空气清新，加强通风，避免被动吸烟及粉尘、有害气体的吸入。

复习思考

1. COPD 患者主要功能障碍有哪些？

2. COPD 患者康复护理措施是什么？

3. 呼吸训练的方法有哪些？

4. 试述排痰训练方法和要点。

项目八 骨折患者的康复护理

【学习目标】

　　掌握骨折患者的康复护理措施。

　　熟悉骨折患者的康复护理评估。

　　了解骨折的概念和临床表现。

案例导入

　　患者，女性，62岁。因行走时不慎摔倒致右手手掌撑地，手腕部出现剧烈疼痛，不敢活动而收治入院。查体：右手腕出现明显畸形及肿胀，双上肢的肌力正常。X线摄片示桡骨远端出现向背侧及桡侧移位。

　　问题：患者出现了什么情况？应怎样指导患者康复？

【概述】

（一）概念

骨折（facture）是指由各种原因导致的骨的完整性或连续性发生完全或部分破坏而引起的疾病。任何年龄和身体的任何部位都可能发生骨折。发生骨折的原因有很多，如直接或间接的暴力、积累性损伤、肌肉拉伤等，其中又以创伤性的骨折多见，且往往伴有肌腱、韧带、肌肉、神经的损伤，也有少数骨折是因为骨骼病变导致骨的结构的破坏。

（二）临床分型及表现

1. 根据骨折的程度分类

（1）不完全性骨折　骨的连续性未受到完全破坏或是仅有一部分骨小梁发生连续性中断。根据骨折的形状又可分为裂缝骨折和青枝骨折。

（2）完全性骨折　指骨的完整性或是连续性完全被中断。按照骨折线的方向又可细分为横形骨折、斜形骨折、螺旋形骨折、粉碎性骨折、嵌插骨折、压缩性骨折、凹陷骨折及骨骺分离。

2. 根据骨折处是否和外界相通分类

（1）开放性骨折　骨折处的皮肤或是黏膜出现破裂，骨折的断端直接或是间接与外界相通，如合并有直肠破裂的骶尾骨骨折。

（2）闭合性骨折 骨折部位的皮肤或是黏膜完整未破裂，不同外界相通。

3. 根据骨折端的稳定程度分类

（1）稳定性骨折 是指骨折端不易移位或是在复位后不易再出现移位。这种情况时解剖对线一般保持良好，如青枝骨折、裂缝骨折、横形骨折、压缩性骨折、嵌插骨折等。

（2）不稳定性骨折 是指骨折端易发生移位或是复位后易再发生移位，如粉碎性骨折、斜形骨折、螺旋形骨折等。造成骨折断端移位的原因有暴力作用、肌的牵拉等。

【康复护理评估】

（一）一般状况

评估患者的一般状况，包括既往史、现病史、检查及治疗的情况、有无并发症等。

（二）运动功能评估

1. 肢体长度及周径的测量

（1）肢体长度测量 利用无伸缩的带尺，以骨性标志为定点来测量肢体的长度。例如，上肢总长度是测量从肩峰到桡骨茎突或是中指指尖的距离。而下肢总长度是测量从髂前上棘到内踝下尖的距离，且应该将健侧放在与患侧相同对称的位置上进行对比测量。在测量的过程中应当注意，选择骨突出点后，可用圆珠笔划出，在测量的过程中避免皮肤移位。

（2）肢体周径测量 肢体周径测量是选择明显的骨突处为标志，双侧都以此骨突点的上方或是下方的若干厘米处测量进行对比。上肢周径测量时，上臂可选择在肩峰以下的15cm处的平面进行测量，前臂可选择在尺骨鹰嘴以下的10cm平面处进行测量。而下肢周径测量时，大腿可选择在髂前上棘以下的20cm平面处测量或是髌骨上缘上10～15cm处测量，小腿可选择在胫骨结节以下的15cm平面处测量，或是髌骨下缘下的10～15cm处测量。而如有脊髓前角的损害或是马尾的不同节段受损时，可对下肢相应的神经支配区的肌肉周径进行检查测量。

2. 肌力和肌耐力测定 主要是采用徒手肌力测定法对肌力的等级及耐力情况进行测定。

3. 关节活动度测定 评估骨折处所涉及的上、下关节的 ROM，且两侧应同时对比。

4. 步态分析 通过对步态的分析，可了解有无异常的步态及其性质和异常程度。

（三）日常生活活动能力评估

全面评定骨关节损伤的患者日常生活能力，如进食、个人的卫生管理及体位转移等。

（四）影像学评估

X 线检查是骨折的一种常规检查，通过 X 线检查可以显示不完全骨折、深部骨折等临床检查难以发现的损伤或移位，并了解骨折的类型、移位的情况、复位固定及骨折的愈合情况等，对骨折的康复护理做出指导。如果在普通的 X 线难以做出骨折的诊断时，则可采取 CT 检查，往往可以帮助进一步明确诊断。

（五）其他

必要时可进行肌电图、运动诱发电位检查来判断肌肉组织及神经的损伤程度和恢复情况，以断定治疗的效果和预后。

【康复护理措施】

（一）康复护理的原则和目标

1. 康复护理原则　进行复位、固定及功能训练。在早期应积极进行复位和固定，并且只要不影响愈合，就应尽早进行功能训练。

2. 康复护理目标　采取各种措施加速血肿及渗出物的吸收，促进骨折愈合的同时，还要注意预防关节粘连、僵硬及肌肉萎缩，尽量消除因制动出现的综合征或是并发症。

（二）骨折愈合期的康复护理

此期骨折断端尚未稳定坚固，局部肢体仍需固定和制动。骨折复位固定之后，疼痛和肿胀是最主要的症状，一般经过 3 天左右，肿胀和疼痛减轻，损伤反应逐渐消退，可开始进行康复治疗与护理。

1. 运动治疗

（1）伤肢未被固定的关节可在各个轴位进行主动运动，必要时可给予助力。上肢应当注意的是肩关节的外展、外旋及掌指关节的屈曲，下肢则需注意踝关节的背屈，尤其是老年人更加应当注意，以防止关节的挛缩。

（2）在骨折复位基本稳定后，固定部位的肌肉每天进行数次（每次 10 遍）有节奏的等长收缩训练，以防止废用性肌萎缩和增强肌力，并促使骨折断端靠近，以利于骨的愈合。

（3）若骨折累及关节面，在固定 2～3 周之后，若有可能应该每天定时取下固定物，进行主动运动（注意不负重），并逐渐扩大活动的范围，以降低遗留关节功能障碍的概率。

（4）用夹板固定时，在固定的 1～2 周后，可带夹板进行伤区关节的小范围无痛主动活动，并逐渐增加活动的范围，但是应注意不可进行同骨折移位方向一致的活动，以免再次发生移位。

（5）躯干及健侧肢体应尽可能维持正常的活动范围，特别是年老体弱的患者，应每天做床上保健操以帮助全身状况得到改善，防止并发症的发生。

2. 物理治疗　及时合理地使用物理治疗，如伤后或是术后早期可应用冷疗；紫外线疗法可帮助机体提高反应性，促进骨痂的生长，减轻肿胀，促进骨折愈合。超短波、低频率磁场，可加快骨再生区的代谢；采用中、低频电刺激固定部位的两端肌肉，以防止肌萎缩；超声波治疗和音频可减少瘢痕和粘连。

3. 作业治疗　骨折后的早期作业治疗主要是在骨折固定期间，其目的是帮助保持固

定部位之外的身体功能，防止功能减弱。

4. **康复工程**　骨折固定之后，根据康复工程原理，为患者制作合适的支具、矫形器及保护器，以起到固定制动、缓解疼痛、减重助行、矫正畸形等作用。

（三）骨折恢复期的康复护理

最大限度地恢复关节的活动度及肌力，帮助患者尽早回归正常的生活，是骨折恢复期进行康复护理的最主要目的。可以采取以下措施帮助患者恢复。

1. **运动治疗**

（1）**恢复关节活动范围训练**　进行恢复关节活动范围的训练需扩大关节的活动范围，配合物理治疗，进行关节的主动和被动牵伸运动，以达到松解关节内外粘连、挛缩的组织的目的：①解除固定者可先借助助力运动，然后随着关节活动范围的增大而减少助力。被动运动则适用于挛缩、粘连的组织，动作要平稳柔和，以不引起明显的疼痛及肌肉痉挛为宜。②让受累关节做各方向的主动运动，并重复多次用温和力量去牵伸挛缩和粘连的组织，范围逐步增加。注意具体训练强度由病情决定。③对较为僵硬的关节，可将受累关节的近端固定，然后在远端按照所需方向，用适当重量（以患者可耐受的酸痛感为度）进行关节牵引，每日数次，每次 15 分钟左右。④若关节挛缩较为顽固，可在运动和牵引的间歇期利用夹板、石膏或特制的弹性支架固定患肢，以达到减少组织弹性回缩的目的。

（2）**恢复肌力训练**　逐渐增加肌肉的工作量是恢复肌力的唯一有效办法，其程度以引起肌肉的适度疲劳为宜。

肌力在 0～1 级时，可使用水疗、水中运动、按摩、低频脉冲电刺激、助力运动和被动运动等。

肌力在 2～3 级时，应以主动运动为主，也可进行助力运动、摆动运动和水中运动。

肌力在 3 级或 3 级以上时，应做抗阻运动，尽可能使肌力得到最大限度的恢复。一般是进行渐进抗阻练习，也可用等速练习仪进行训练。

2. **物理治疗**　紫外线照射可以镇痛，按摩、蜡疗、湿热敷、超短波等可以改善血液循环及关节的功能，碘离子导入可以软化瘢痕、松解粘连。

3. **作业治疗**　当关节的活动范围及肌力有所恢复后，应尽早开始各项作业治疗及健身训练，帮助患者早日回归正常生活。

4. **康复工程**　为患者制作合适的支具、矫形器及保护器，以达到减重助行、矫正畸形等目的。

（四）常见骨折的康复护理

1. **骨盆骨折**　骨折无移位的患者在没有明显的疼痛后，可在卧位时进行下肢屈伸和等长收缩的练习。而对使用了固定器具或是有移位的患者，练习则应缓慢进行。如果患者有外固定，则应该尽早在康复护理人员的指导下进行躯干及下肢的等长收缩练习；除去外固定之后，可以开展下肢关节及躯干全关节活动范围练习，并进行行走练习。

2. **脊柱骨折** 为不影响脊髓，应注意保持脊柱的稳定性。因单纯性骨折卧床且无须固定的患者，早期可采取仰躺姿势使脊柱处于过伸位。无明显疼痛即可进行呼吸练习、四肢运动及背肌练习。在练习过程中注意不要使脊柱前屈或是旋转。指导患者在矫形器的帮助下进行适当的下床运动。

3. **手及手指骨折** 在早期合理地使用矫形器，尽早进行作业治疗，帮助患者手的精细功能及日常生活能力的恢复。

4. **前臂骨折** 注意训练前臂的旋转功能，在固定制动时不可忽视手部的活动。在对肘关节进行功能训练时，应注意避免由暴力及不合理的牵拉导致的总关节损伤或引起的骨性化肌炎。

5. **肱骨骨折** 在固定制动时不应忽视前臂及手部的运动，肩关节应尽早开始活动，但是注意不要对骨折处施加扭转、剪切等不良应力。

6. **踝关节周围骨折** 在固定制动时应将患肢抬高，在卧位时就应及早进行髋关节、膝关节运动，以达到减轻下肢水肿和保持关节活动度的目的。

7. **膝关节骨折** 实施手术内固定后，应尽快进行 CPM（持续被动活动）治疗。骨折未影响到关节面者应尽早扶拐下地活动，并做患肢部分负重和步行练习。

8. **股骨颈骨折** 在早期就应鼓励和指导患者进行床上活动，进行呼吸体操的练习，并可借助矫形支具，帮助患者尽早离床活动。

（五）心理康复指导

关节骨折会对患者的身心造成压力，患者可能出现焦虑、抑郁等情绪，康复护理人员应给予充分的理解及关注，及时进行心理干预。

【健康教育】

1. **训练指导** 指导患者学会正确的功能锻炼方式，运动应在肿胀和疼痛减退开始，注意运动应循序渐进，坚持按照医生制定的个体化康复治疗方案练习，禁止长时间、剧烈的运动，注意安全。

2. **饮食指导** 多食富含维生素 D 和钙质的食物，少盐，禁烟。绝经期妇女为防止骨质疏松，可在医生指导下服用雌激素，可适当进行日光浴，同时不要服用促进钙质流失的药物。

复习思考

1. 如何测量肢体长度和周径？

2. 骨折康复护理的目标和原则是什么？

3. 脊柱骨折的康复护理要点有哪些？

4. 膝关节骨折的康复护理要点有哪些？

项目九 截肢患者的康复护理

【学习目标】

掌握截肢患者的康复护理评估、康复护理措施及健康教育。

熟悉截肢的概念和临床表现。

案例导入

患儿，6 岁，12 天前被摩托车撞及右小腿后侧的腓肠肌处，后小腿出现肿胀且疼痛难忍。次日出现红肿热痛，第三天体温升高达 39.2℃，第 4 天下肢高度肿胀达足背，且皮肤破裂处流出血水，疼痛更加难忍。在当地卫生院用大量抗生素治疗未见效果。第六天，右足蹬指呈乌黑色，第九天黑色蔓延至足背，在市医院行右下肢截肢术。

问题：应当如何护理该名患儿？

【概述】

（一）概念

截肢（amputation）是指将失去了生命及功能或是因局部疾病导致生命受到严重威胁的肢体通过手术截除。截肢分为截骨和关节离断两种，严重外伤、周围血管病、严重感染及肿瘤是其最常见的原因。通过截肢可以拯救患者的生命并解除患者的病痛，安装合适的假肢后还可在一定程度上恢复该肢体的功能，帮助患者尽可能地回归正常生活。因此，截肢虽是一种破坏性的手术，但也是一种具有治疗性和修复性的手术。

（二）临床表现

上肢截肢患者的主要表现是上肢功能的部分丧失，如患侧肢体的精细动作功能及感觉功能等丧失。下肢截肢患者主要表现为站立、步行、跳跃、跑及蹲等能力的下降或者丧失。同时，截肢导致患者缺失部分肢体相应的生理功能也会随之丧失，患者的全身相关功能也会受到影响，最终导致日常生活活动能力下降，生活质量受到影响。

【康复护理评估】

（一）全身状况评估

评估患者的一般情况，包括患者的姓名、性别、年龄、体重、身高、职业、截肢的原因和日期、截肢的部位等。特别要注意评估患者截肢的原因及是否还有其他疾病，用以评估患者能否安装假肢、在安装假肢后能否承受功能训练，以及是否具有终生运用假肢活动的能力等。

（二）残肢状况评估

1. 残肢外形评估　评估残肢是否有残端畸形，在有明显畸形的情况下（如膝上截肢并伴有严重的髋关节屈曲外展畸形，膝下截肢并伴有严重的膝关节屈曲畸形），则不宜安装假肢。而如果假肢的负重力线不良或是假肢接受腔不合适，便会导致患者步态出现异常。残肢外形最好的是圆柱形。

2. 残肢长度测量　残肢的长度对假肢的选择及装配有重要的指导作用，一般需测量骨及软组织的长度，膝上截肢是测量从坐骨结节到残端的距离，而膝下截肢是测量从胫骨平台内侧到残端的距离。膝上截肢长度约为25cm，膝下截肢长度约为15cm是较理想的。

3. 皮肤情况评估　检查皮肤的颜色、感觉及亮度是否存在异常，观察是否存在影响假肢佩戴的情况，如感染、溃疡、窦道、残肢皮肤松弛、游离植皮、皱缩和骨残端粘连的瘢痕等。

4. 肌力评估　由于安装假肢要求肌力需达到3级以上，故需对全身各肌群和患肢的肌力进行检查，且特别要注意维持站立及行走的主要肌群。

5. 关节活动度评估　对髋、膝关节的活动范围进行检查，注意关节的挛缩畸形，关节活动度的受限都会对假肢的代偿功能造成直接影响。

6. 疼痛评估　造成残肢和患肢疼痛的原因有很多，疼痛分为神经痛、压痛、自发痛、幻肢痛等，严重者不能装配假肢。

（三）假肢的评估

在截肢后早期且残肢的状况尚未稳定时，安装的假肢称为临时假肢，其主要作用是作为进行功能训练的接受腔，而当残肢状况基本稳定后，所安装的耐久性强的假肢称为永久假肢。

1. 临时假肢的评估

（1）临时假肢接受腔合适程度评估　接受腔的松紧适宜与否，是否能够全面接触和全面承重，有无压迫和疼痛感等。

（2）假肢悬吊能力评估　观察是否存在上下窜动，可拍摄残肢在立位时负重与不负重

时的 X 线片，通过测量残端皮肤同接受腔底部的距离变化来进行判断。

（3）假肢的对线情况评估　生理力线有无异常，在站立时身体是否有前倾或后倾倒的感觉等。

（4）安装假肢后残肢情况　皮肤是否出现红肿、硬结、破溃和皮炎等，残端接受腔接触是否不良，腔内负压有否导致局部肿胀等。

（5）步态及假手功能　患者在行走时其步态和假手功能是否存在异常，如有则需评估其原因，并进行纠正。

2. 永久假肢的评估

（1）质量评估　选择能让患者舒适且质量好、实用及代偿功能好的假肢。

（2）上肢假肢的日常生活活动能力评估　主要对患者穿脱衣物、翻书、书写、使用钥匙、削皮等行为进行评估。

（3）下肢假肢的日常生活活动能力评估　主要对患者站立、上下楼梯、使用手杖、使用单双拐杖、在粗糙平面行走、过门槛、平地前进和后退等行为进行评估。

【康复护理措施】

（一）康复护理目标与原则

1. 康复护理目标

（1）短期目标　在使用假肢前，减轻残端肿胀并增强健侧肢体的肌力，提高患者体能和平衡能力。

（2）长期目标　在安装永久假肢后，提高患者的日常自我生活能力，增强步行和平衡能力，以及遇到意外情况的反应能力。

2. 康复护理原则　截肢患者的康复护理原则是重建或代偿已丧失的功能，同时关注患者的心理康复。尽可能减少截肢对患者身心的不良影响，防止并发症的发生。

（二）术前康复护理

应让患者及家属共同参与讨论，将手术的操作方法和术后可能产生的后果（如截肢的痛苦等）告知患者及家属，并共同探讨假肢的安装，让他们做好心理准备并予以配合。对下肢截肢者，在身体状况允许的情况下，可先持拐进行健足站立训练，还可让患者进行俯卧撑、健肢抗阻训练，增强上下肢的肌力，以帮助术后能早日康复，并教会患者持拐行走。

（三）术后康复护理

术后康复主要是针对假肢的安装和功能的恢复，帮助患者尽早回归正常生活。

1. 功能训练　上肢截肢特别是惯用上臂截肢者，应用单手进行日常生活活动能力训练，一般术后 24 小时就可在进行床上或离床训练。下肢截肢者术后 24 小时可进行床上训练。尽早开始对残肢的功能训练有助于防止幻肢痛。

大腿截肢患者在术后第 6 天可开始主动伸髋训练；小腿截肢患者，应注意增强膝关节屈伸肌特别是股四头肌的肌力训练；若术后 2 周愈合良好，可行主动内收训练及髋关节的外展肌训练。髋关节离断者应行腹背肌及髂腰肌训练。另外，可在训练镜前做健侧腿站立训练以矫正姿势。

截肢后如忽视了训练及早期装配假肢，易引起骨盆倾斜和脊柱侧弯，从而影响患者的康复和生活。因此，应注意进行镜前的矫正训练和早期安装假肢。

2. 残端包扎　对于残肢端的包扎，一般在术后 2 周切口愈合拆线后改石膏绷带包扎为软绷带包扎。可用弹力绷带加压包扎肢体残端，同时可适当按摩。

（四）安装假肢后的康复护理

1. 安装临时假肢后的康复护理　截肢 1 周后（不可等疼痛消除后或是切口愈合）下地即可穿戴假肢练习行走。小腿以下截肢者，拆线后即可穿戴临时假肢进行负重练习，一般是在术后 3 周开始。

穿戴临时假肢如小腿假肢进行训练，需要给残肢穿袜套，当残肢萎缩致接受腔变松时需适当增加袜套层数。对于上肢肩胛带离断者，应先给予帮助，以免下地活动时重心不稳。一般在双杠内进行适应性训练，练习双下肢站立、健肢站立及假肢侧站立平衡。在迈步训练时，先练习假肢侧迈步，再逐渐练习假肢侧站立，健肢迈步。步行训练也应循序渐进，先指导用拐或步行器辅助进行，再逐渐过渡到独立行走、转弯、上下阶梯和过障碍物等。

2. 安装永久假肢后的康复护理

当穿戴临时假肢训练达到预期目标后，术后 6 个月即可更换永久假肢。并在医护人员的指导下继续进行训练，以期功能得到最大的恢复。

（1）上肢假肢的康复训练　包括假肢在身体各部位进行开闭动作、日常生活活动能力训练、灵活性及协调性训练、利手的交换训练、功能性操作训练等。

（2）下肢假肢的康复训练　包括站立平衡训练、迈步功能训练、步行功能训练、矫正异常步态训练、灵活性及协调性训练、面对意外的快速反应能力训练等。

（五）幻肢痛的康复护理

幻肢痛是截肢术后常见的一种并发症，目前尚无有效的治疗方式，但康复护理人员应尽量帮助患者减轻痛苦。

1. 知识宣教　告知患者幻肢痛是一种幻觉，是由于长期以来肢体在大脑皮质形成了一种的"形象"，故患者主观上仍然感觉被截除的肢体还存在，感觉在断肢的远端存在剧烈疼痛，而这种幻觉会随着病情的康复逐步消失。

2. 促进康复　让健侧肢体和患肢同时尽力进行锻炼，能帮助缓解症状。此外，放松术、催眠术、理疗、针灸等方法也有一定效果，必要时可遵医嘱用药物治疗。

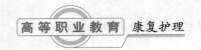

（六）心理康复指导

截肢会造成肢体的缺失，不仅影响患者的身体和日常生活，更会给患者心理上造成巨大压力。康复护理人员应随时关注患者及家属的心理状态，制定个性化的心理康复方案。鼓励患者，如截肢会影响患者原有的工作，则应帮助患者尽早开始考虑更换职业，并进行有针对性的职业训练。

【健康教育】

1. 知识指导 告知患者由于现代假肢接受腔形状和容量非常精确，故应注意控制体重，体重上下浮动不要超过 3kg。注意保护残肢皮肤，注意卫生，残端发生损伤及时处理，痒处不可用手抓挠，可用湿毛巾进行擦拭、拍打。同时坚持残肢的康复训练以防止肌肉萎缩。

2. 定期随访 了解患者康复情况，及时指导，帮助患者尽可能回归正常的生活。

复习思考

1. 什么是临时假肢？装配临时假肢的目的和作用是什么？
2. 下肢安装永久假肢的康复训练包括哪些内容？

项目十 人工关节置换术后患者的康复护理

【学习目标】

掌握人工关节置换术后患者的康复护理评估、康复护理措施及健康教育。

熟悉人工关节置换术的概念。

📖 **案例导入**

患者，女，62 岁，摔伤致右髋部疼痛伴活动受限，诊断为右侧股骨颈骨折，行右侧人工全髋关节置换术后第 9 天。现患者神清语明，生命体征平稳，切口愈合良好，无明显红肿，无渗出。

问题：怎样正确指导患者恢复肌力？怎样正确指导患者日常生活活动？

【概述】

人工关节置换术是用生物相容性或机械性能良好的材料，制成一种类似人体骨关节的假体来置换严重受损关节。从 19 世纪中叶，人们就开始了人工关节置换的探索。20 世纪 40 年代起，人工关节的研究得到了迅速发展。20 世纪 60 年代，英国的 John Charnley 使用带柄的不锈钢假体替代股骨头与用高密度聚乙烯制成的髋臼假体相关节，使人工关节置换进入了新的时代。目前最成熟的两个人工关节手术是髋关节和膝关节置换术。人工关节置换术后的康复是保证关节置换手术成功必不可少的一部分。其目的是最大限度地增加患者的关节功能及日常生活活动能力，解除关节疼痛，纠正关节畸形，使关节获得长期稳定，减少术后并发症，使患者回归家庭、社会，并重返工作岗位。

髋关节置换术可用于治疗髋关节炎、股骨头缺血性坏死、髋关节肿瘤及陈旧性股骨颈骨折等疾病。下面以髋关节置换术为例，介绍人工关节置换术后患者的康复护理内容。

【康复护理评估】

（一）一般状况

1. **手术情况** 麻醉和手术方式；手术详细情况，包括手术入路、假体类型、术后假体位置、固定方法（骨水泥和非骨水泥），以及术中有无截骨、植骨及股骨骨折等。

2. **身体状况** 动态评估患者的生命体征，引流液的性状、量，伤口情况，患肢摆放的体位，是否能按计划进行康复功能训练，有无并发症发生等。

3. **心理和认知状况** 患者及家属对术后康复治疗和护理的配合，术后并发症预防的认知和心理状况，对康复治疗和护理相关知识的了解程度等。

（二）主要功能障碍及评估

1. **疼痛** 是术后最常见的症状。早期疼痛多因手术创伤引起，但应注意除外局部压迫、感染、下肢深静脉血栓等病因。部分患者因术后关节康复强度过大、康复计划操之过急引起。大多数患者随着手术区域瘢痕的成熟及关节功能的逐渐恢复，疼痛都能缓解。也有少部分患者出院后，在无明显原因情况下重新出现下肢疼痛，需要引起重视。其原因主要有两类：一类是由人工关节本身引起，包括松动、感染、异位骨化、假体断裂和骨折等；另一类为关节外病变引起的髋关节、腹股沟和臀区疼痛，如脊柱疾病、滑囊炎和神经性病变等。

2. **运动功能障碍** 主要表现为髋关节活动度减小。部分患者因术前原发病造成关节活动度受限、关节源性肌萎缩、进行性关节畸形和肌力减退等问题，无法通过手术纠正所致。

（1）**关节活动度的评估** 评估患者有无关节活动受限，发现影响关节活动的原因，确定关节活动受限的程度。

（2）肌力及肌耐力评定　主要评估股四头肌、髋外展肌、腘绳肌、臀大肌和臀中肌等肌肉的肌力和耐力。

（3）步态分析与步行能力的评估　患者在术前因其原有疾病引起关节疼痛、关节活动度下降和关节畸形等，导致行走困难。髋关节置换术后，原有疼痛不能立刻缓解，而且由于术后的关节肿胀，或者由于功能训练不及时等，可能会出现关节活动范围的受限、关节周围肌肉力量不平衡及双下肢长短变化。这些都会不同程度地影响步态和步行能力。

（4）髋关节功能评估　临床常用量表进行整体功能评定，如 Harris 评价标准，包括疼痛、关节功能、关节活动度、畸形 4 个方面，满分 100 分，得分越高，髋关节功能越好。90 ~ 100 分为优，80 ~ 89 分为良，70 ~ 79 分为中，低于 70 分为差。

（5）影像学评价　X 线是评定骨水泥固定的假体松动的主要依据；CT 能清楚地显示关节内的骨赘和剥脱骨碎片，也能显示骨质改变的情况。

3. 日常生活活动能力降低　关节严重的疼痛、肌力下降和运动功能障碍会造成患者的日常活动能力下降，如穿裤子、穿鞋、转移、行走、上下楼梯等能力下降，从而使患者丧失劳动能力。手术后虽然关节从结构上基本恢复正常，但是如果没有正规的康复训练，仍然很难获得功能上的良好改善。

4. 心理障碍　一方面，长期关节功能障碍及疼痛的折磨，患者日常生活不能自理，导致患者心理失衡。另一方面，患者担心手术效果不理想及术后可能出现的并发症，从而产生焦虑、恐惧等心理障碍。

【康复护理措施】

（一）第一阶段（术后第 1 周）

该阶段的康复护理目标是控制疼痛和出血，减轻水肿，保护创伤部位，防止下肢深静脉血栓和关节粘连，维持关节活动度，促进伤口愈合，防止肌肉萎缩。

1. 搬运及体位　术后搬运患者时，双膝之间夹三角垫捆绑好，使髋关节外展 10° ~ 20°，防止搬运时脱位。术后麻醉恢复过程中，平卧用枕头、梯形体位垫或外展夹板放在两腿之间，将其髋关节置于外展 15° 中立位，防止患肢内收、内旋。

2. 止痛　待患者清醒后，根据患者具体情况选择镇痛药物的种类或是否使用镇痛泵。

3. 并发症预防　术后患者可穿弹力袜，在麻醉消失后即可开始踝关节的主动背屈与跖屈活动，防止深静脉血栓的形成与静脉炎的发生。鼓励患者进行深呼吸和有效咳嗽、双上肢扩胸运动。常规应用抗生素 8 ~ 10 天。

4. 饮食指导　指导患者多饮水、多食粗纤维食物及维生素等。

5. 康复训练

（1）床上训练活动　术后第 1 天，进行深呼吸和扩胸运动，每组 10 次，每日 2 ~ 3

组。患者清醒后即开始踝关节运动（图5-2），每小时15次，每个动作保持5~10秒放松。股四头肌、腘绳肌、臀大肌和臀中肌的等长收缩锻炼。患侧髋关节轻度屈曲练习，但应<70°（图5-3）。双上肢肌力练习，为使用拐杖做准备。

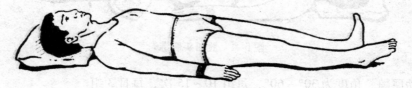

图5-2　踝关节屈伸运动

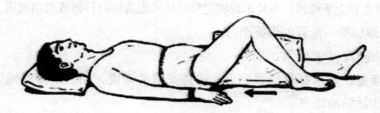

图5-3　仰卧位屈膝屈髋

（2）卧位到坐位、坐位至站位训练　①卧位至坐位训练：先将健腿屈曲，臀部向上抬起移动，将健侧下肢移动至床沿，用双肘支撑坐起，屈健腿伸患腿，将患肢移至小腿能自然垂于床边。坐起时膝关节要低于髋关节，上身不要前倾。②坐位到站位点地训练：患者健腿点地，患侧上肢挂拐，下肢触地，利用健腿和双手的支撑力挺髋站立。

（3）步行训练　术后24小时，指导患者持助行器下地行走。患者站稳后，健腿先向前迈进，助行器或拐杖随后前移，患腿随后或同时前迈，挺胸，双目平视前方。术后第1天，患者每次步行距离5~10m，第2天可加倍，以后逐渐增加。待助行器行走能保持平衡和稳定后，可持双拐行走。

（4）负重练习　骨水泥固定型假体术后第1天，患者即借助助行器或双拐离床负重，练习床边站立、部分负重行走和上下阶梯。逐步由部分负重过渡到完全负重的步行，逐日增加行走距离，每日3次，1周后改用健侧拐杖或手拐。非骨水泥固定型假体术后第1天，患者即用助行器或双拐离床，但应避免负重。

（二）第二阶段（术后第2周）

该阶段的康复护理目标是改善关节活动度，减少疼痛和水肿，患肢在不负重情况下主动运动，增加肌力。

1. 股四头肌练习　要保持髋关节相对稳定，将硬枕放在患侧膝关节下，将膝关节伸直，助力下做下肢抬高，每组15~20次，角度<30°，每日3组（图5-4）。

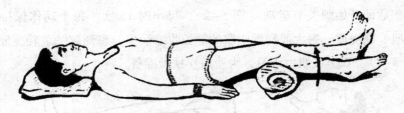

图 5-4 股四头肌练习

2. 被动屈髋 角度为 30°~60°，每组 10~15 次，每日 3 组。

3. 负重、步行训练 骨水泥固定型假体术患者借助助行器或双拐离床负重，练习床边站立、部分负重行走和上下楼梯；非骨水泥固定型假体术患者用助行器或双拐离床，但不负重。

4. 其他 继续第一阶段的训练项目。

（三）第三阶段（术后第 3 周）

该阶段的康复护理目标是增强肌力，保持关节活动度，加强本体感觉训练、步态训练，增强日常生活活动能力。

1. 站立训练 平衡杠内做患侧少量负重站立练习，每次 15 分钟。

2. 关节活动度训练 加强髋、膝关节屈伸活动练习，保持和增加关节活动度，每组 20~30 次。

3. 肌力训练 患侧股四头肌等长收缩、等张收缩，小腿肌肉的抗阻力练习，每组 20~30 次，每日 3 组。

4. 行走训练 扶双拐练习行走，加强髋关节外展肌群外展肌力的训练和外旋、内收功能训练。非骨水泥固定型假体，负重时间应适当推迟，在术后第 3 周开始，患侧足负重为体重的 25%，第 4 周负重为体重的 50%，第 6 周负重为体重的 75%，第 8 周负重为 100%。

（四）第四阶段（术后第 4 周及以后）

该阶段的康复护理目标是以增强肌力为主，提高患肢负重能力，加强本体感觉训练、髋关节控制训练，改善步态。

1. 肌力训练

（1）梨状肌、臀中肌、臀小肌肌力训练 取仰卧位或站立位，患侧髋关节外展 10°~30°，每次保持 3~10 秒，重复 15~20 次。

（2）髂腰肌、股四头肌收缩训练 将患肢伸直，直腿抬高 15°~60°，每次保持 5~10 秒，在不同角度各重复 10~20 次。

（3）臀大肌、股二头肌收缩训练 取仰卧位，患腿伸直向下用力压床，每次保持 5~10 秒，重复 20 次。也可取俯卧位，使患腿膝关节处于伸展位，将腿抬高，训练者施加阻力于患腿的大腿和小腿上，每次保持 5~10 秒，重复 10~20 次。

2. 关节活动度训练 患侧髋关节屈曲、外展、后伸训练。

3. 负重训练

（1）增强抗阻力的主动关节运动　如静态自行车、上下楼梯等，在患侧大部分负重站立下主动屈髋<90°。如功率自行车练习，上车时患肢支撑，健侧先跨上车，坐椅高度以屈髋<90°为宜，持续 15～20 分钟。

（2）髋关节的抗阻力运动训练　术后 2 个月可进行抗阻力的髋关节主动训练。

（五）术后日常生活活动指导

1. 术后 3 个月内防止髋关节屈曲>90°，坐位时不宜坐太低的座椅或沙发。正确的坐位方式是保持身体直立，不宜前倾或弯腰。加高坐便器座位。

2. 卧位时应在两腿间放枕头，保持双下肢外展位。6 个月内禁止髋关节内收、内旋。

3. 无论是坐位、站立、卧位，不宜将膝关节靠近对侧膝关节，更不能交叉双腿或将患腿放在健腿上，不能让患腿穿过身体的中线。

4. 避免下蹲取物，必要时可让患者外展患肢下蹲，保持患侧髋关节屈曲不超过 90°。

5. 不宜使身体前倾穿鞋袜，可借助特别支具或请他人帮助。

6. 不宜在短时间内超强度训练，不进行慢跑、打球及其他需要髋关节承受反复冲击性负荷或达到极限位置的运动。为了延长假体的使用寿命，年龄在 50 岁以下的患者应避免参加高强度的体育运动和休闲活动。

（六）术后常见并发症的康复护理

1. 术后脱位　术后髋关节脱位是全髋置换术后常见的并发症之一。术后出现髋关节活动性疼痛，关节主动、被动运动受限，下肢异常内旋、外旋或缩短，即应怀疑髋关节脱位的可能。X 线检查可确诊。原因包括同一髋关节既往有手术史、手术入路或假体位置不当、髋关节周围肌肉萎缩及关节囊松弛、外伤或术后下肢体位不当等。术后一经发现髋关节脱位，应立刻整复。

预防的关键是准确的手术操作、稳定的假体位置及术后正确的康复治疗与护理。术后预防髋关节脱位应避免术侧髋关节过度的屈曲、内收和内旋，伸直位避免过度内收和外旋等动作。术后髋关节不稳者，立即予以外展支架固定，适当延长外制动。

2. 下肢深静脉血栓形成　下肢深静脉血栓形成是髋关节置换术后最严重的并发症之一，发生率40%～70%，其中最主要、最致命的是继发肺栓塞。一般认为，髋关节置换术后深静脉血栓发生的高峰在术后 1～4 天内，术后 24 天后深静脉血栓很少发生。大部分患者症状轻微，少数患者可有疼痛、腓肠肌或大腿肌肉压痛、患侧小腿水肿、低热、脉搏加快等。静脉造影是确诊深静脉血栓最有效、最可靠的方法。其处理方法首先应抬高患肢，卧床休息 10 天，其次进行抗凝治疗，必要时可考虑应用溶栓治疗、手术治疗等。

预防的方法是将预防性抗血栓治疗视为常规方法，主要是干扰血小板活性和凝血因子的产生，对抗血液的高凝状态，如低分子右旋糖酐、华法林、普通肝素、低分子肝素、阿司匹林等。

3. 假体松动 假体松动是髋关节置换术后最常见的并发症，直接影响假体的使用寿命，并成为术后翻修术的主要原因。当假体固定界面承受的载荷超过其界面结合强度时，即可引起松动。应力遮挡也是引起假体松动的可能原因之一。诊断假体松动并不困难。

预防主要是通过选择合适的假体和假体的正确植入，可以减少假体撞击现象的发生。控制体重、减少大运动量活动也有利于延长假体的使用寿命。

【健康教育】

1. 指导患者必须使用拐杖至无疼痛及跛行时，方可弃拐。外出旅行或长距离行走时，建议使用单手杖，减少手术侧关节的磨损。

2. 避免将髋关节放置在易脱位的体位。避免在不平整的路面行走。

3. 控制合理的体重有利于术后关节功能的恢复，减轻对人工关节的压力，延长假体的寿命，减少松动等远期并发症的发生。

4. 避免重体力活动，以及参加如奔跑、跳远等需要髋关节大范围剧烈活动的运动项目，以减少发生术后关节脱位、半脱位、骨折、假体松动等情况。

5. 术后 6~8 周内避免性生活。性生活时要防止手术侧下肢极度外展，并避免受压。

6. 出现手术侧髋关节任何异常情况，均应及时与手术医师联系。

复习思考

1. 何谓人工关节置换术？

2. 髋关节置换术后各阶段的康复护理措施有哪些？

3. 髋关节置换术后日常生活活动指导的内容有哪些？

4. 髋关节置换术后常见并发症的预防措施有哪些？

项目十一 颈肩腰腿痛患者的康复护理

【学习目标】

掌握颈椎病、腰椎间盘突出症患者的康复护理评估、康复护理措施。

熟悉颈椎病、腰椎间盘突出症患者的健康教育。

了解颈椎病、腰椎间盘突出症的分型及特点。

案例导入

患者，女，48 岁。颈项部不适伴右上肢麻木无力 1 个月，加重 1 周而到门诊就诊。检查发现患者颈部肌肉紧张，活动受限，右上肢触痛明显，肌力 1 级，侧屈位椎间孔挤压试验阳性，颈神经根试验阳性。CT 检查显示：颈 4~6 椎体退行性改变，椎间隙变窄，相应椎间孔狭窄。

问题：该患者可采用哪些康复治疗措施？如何对患者进行健康教育？

【概述】

（一）概念

颈肩腰腿痛是一组以引起颈肩腰腿疼痛为主要症状的疾病的总称，是骨科常见病。颈肩痛特指颈项部、肩胛部等处疼痛及上肢放射性疼痛、麻木、无力等；腰腿疼痛特指腰、骶、臀部疼痛及下肢放射性疼痛、麻木、无力等。颈肩腰腿痛的病因复杂，有颈椎病、颈背部筋膜纤维织炎、颈部软组织劳损、颈椎病、棘上棘间韧带损伤、急性腰扭伤、腰背部筋膜纤维织炎、腰肌劳损、腰椎间盘突出症等。在此仅重点介绍近年高发的、最常见的颈椎病及腰椎间盘突出症。

（二）颈椎病的临床分型及表现

颈椎间盘组织退行性改变及其继发性颈椎骨性病理改变累及周围组织结构（神经根、脊髓、椎动脉、交感神经等），引起一系列临床症状和体征。本病多见于中老年人，但近年有逐渐年轻化的趋势。其诱发因素较多，颈椎间盘退行性变是最根本原因，其他如不良的睡姿、不当的工作姿势、不当的锻炼方式、头颈部外伤等。由于症状和体征不同，本病可分为如下 5 型。

1. 颈型　最为常见，发生于颈椎退行性变初期。表现为颈部酸、痛、胀及不适感，约半数患者颈部活动受限或强迫体位，个别患者上肢可有短暂的感觉异常。

2. 神经根型　此型发病率最高，由突出的颈椎间盘、增生的小关节及钩椎关节压迫或刺激神经根引起，可累及一根或多根神经。表现为颈肩背痛，并向上肢放射，有神经根支配区的感觉和运动功能障碍。

3. 脊髓型　较少见，主要由于颈椎管发育狭窄、椎间盘中央突出、椎体后缘增生、黄韧带肥厚、颈椎不稳定等因素至脊髓压迫、缺血，引起脊髓传导功能障碍。主要表现有四肢肌力减退，肌张力增高，行走、持物不稳，腱反射活跃或亢进，出现病理反射。

4. 椎动脉型　由各种机械性与动力性因素致椎动脉受刺激或压迫，以致血管狭窄、

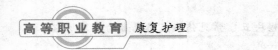
折曲而造成椎－基底动脉供血不足。临床表现为头痛、头晕，甚至恶心呕吐，头部转动时易出现发作性眩晕，可见猝倒、听力减退、耳鸣、耳聋、视物不清等多种症状。

5. 混合型　临床混合型颈椎病比较常见，常以某一类型为主，其他类型不同程度地合并出现，病理范围不同，其临床表现也各异。

（三）腰椎间盘突出症的临床分型及表现

腰椎间盘突出症（lumbar disc herniation，LDH）是常见的腰腿痛疾病，主要是指腰椎纤维环破裂和髓核突出，压迫和刺激相应水平的一侧或双侧坐骨神经所引起的一系列症状和体征。约90%发生在 L4～L5 及 L5～S1。腰椎间盘突出症的病因依据不同年龄的人群有较大差异，中青年患者中约97%为人体力学性腰痛，其中72%是腰部扭伤和过劳，一次性提举重物与急性腰椎间盘突出症的发作关系最为密切；而老年人则以脊椎骨关节炎、骨质疏松、压缩性骨折等较为常见。其临床分型如下。

1. 膨出型　椎间盘均匀凸出终板边缘，纤维环表面完整。临床症状较轻，通过保守治疗症状多数缓解。

2. 突出型　纤维环大部分撕裂，髓核局限性凸向椎管，为纤维环表层及后纵韧带所覆盖，容易引起腰腿痛，常需手术治疗。

3. 脱出型　纤维环完全撕裂，髓核局限性凸向椎管，为后纵韧带所覆盖，多见腰腿痛，常需手术治疗。

4. 游离型　破裂椎间盘碎块穿透纤维环及后纵韧带，游离于椎管内，压迫神经根或马尾，导致腰腿痛严重或大小便障碍，需手术治疗。

【康复护理评估】

（一）颈椎病的康复护理评估

1. 一般状况评估　患者的营养状况、起病的诱因、颈椎病的类型。

2. 颈椎活动范围　包括屈、伸、侧屈、旋转及患者对这种变化的反应。神经根水肿或受压都会出现强迫性姿势，影响颈椎的活动范围。

3. 肌力的评估　主要为颈、肩部及上肢肌肉的检查。

（1）徒手肌力评定　对受累及的肌肉的检查，并与健侧对照。

（2）握力测试　使用握力计进行测试。

4. 疼痛的评估　疼痛的评定可采用视觉模拟评分法（VAS）（图5-5、图5-6）、疼痛问卷（McGill）等。

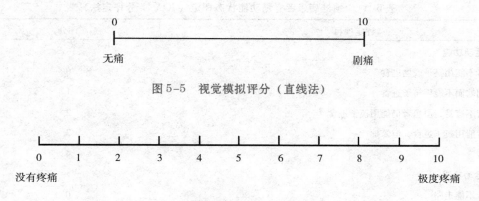

图 5-5　视觉模拟评分（直线法）

图 5-6　视觉模拟评分（数字评分法）

5. ADL 的评估　颈椎病可导致患者无法完成日常生活活动而影响自理能力。用 Barthel 指数对患者进食、洗澡、修饰、穿衣、大便控制、小便控制、使用厕所、床与轮椅转移、平地行走、上下楼梯 10 项功能进行评定，根据评定结果可确定患者属于轻度功能障碍还是中度或重度功能障碍。

6. 特殊检查

（1）臂丛神经牵拉试验　患者坐位，头稍向前屈并转向健侧。检查者在患侧，一手抵于颈侧，并将其推向健侧，另一手握住患者的手腕将其牵向相反方向。如患者出现麻木或放射痛时，则为阳性，表明有神经根型颈椎病的可能。

（2）椎间孔挤压试验和椎间孔分离试验　椎间孔挤压试验又称压头试验。让患者将头向患侧倾斜，检查者一手掌心向下平放于患者头顶部，另一手握拳轻轻叩击置于头顶的手背部。如有神经根损伤，则会因椎间孔狭小而出现肢体放射疼痛或麻木等感觉，为阳性。椎间孔分离试验又称引颈试验，疑有神经根压迫的上肢麻木、疼痛等症状者，可让其端坐，检查者两手分别托住其下颌，并以胸或腹部抵住其枕部，渐渐向上牵引颈椎，以逐渐扩大椎间孔症状减轻或颈部出现轻松感为阳性。神经根型颈椎病患者一般两者均为阳性。

（3）旋颈试验　又称颈动脉扭曲试验，主要用于判定椎动脉状态。患者头部略向后仰，做向左、右旋颈动作，如出现眩晕等椎-基底动脉供血不足症状时，即为阳性。该实验有时可引起患者呕吐或猝倒，故检查者应密切观察，以防意外。

7. 专项评估　脊髓型颈椎病功能评定即 JOA 17 分评定法（表 5-11），17 分为正常值，分数越低表示功能越差，以此可以评定康复疗效。

表5-11　颈椎病患者脊髓功能状态评定（JOA 17 分评定法）

评定项目	评分		
上肢运动功能			
患者不能用筷子或匙进食	0		
能用匙而不能用筷子进食	1		
尽管不容易，但患者仍能用筷子进食	2		
患者能用筷子进食，但笨拙	3		
正常	4		
下肢运动功能			
患者不能走路	0		
在平坦区域内患者需要支持才能行走	1		
患者在平坦处走时无须支持，但上下楼时需要	2		
患者能不用支持走路，但笨拙	3		
正常	4		
感觉障碍	明显	轻度	正常
上肢	0	1	2
下肢	0	1	2
躯干	0	1	2
膀胱功能			
尿潴留	0		
严重的排尿紊乱	1		
轻度的排尿紊乱	2		
正常	3		

（二）腰椎间盘突出症的康复护理评估

1. **疼痛的评定**　疼痛的评定可采用视觉模拟评分法（VAS）、疼痛问卷（McGill）等。治疗前后应采用同一种评定方法。

2. **功能障碍**　腰椎活动度受限，腹部、背部肌力减退，腰椎稳定性下降，脊柱侧弯及神经损伤等，对日常生活能力、工作能力都有很大影响。

3. **Oswestry 功能障碍指数问卷表**　该问卷表评估内容包括疼痛程度、日常自理能力、提物、行走、坐、站立、睡眠、性生活、社会活动和旅游共 10 项内容，每项评分 0～5分。记分方法是：（实际得分/5×回答的问题数）×100%，得分越高表明功能障碍越严重。

4. **特殊检查**

（1）直腿抬高试验　患者仰卧位，两下肢伸直。检查者一手保持患者膝关节伸直，另一手缓慢抬起其下肢，若在<70°范围内产生下肢放射痛为阳性，应记录其角度。

（2）直腿抬高加强试验　直腿抬高试验阳性时，在患肢下落约5°疼痛消失后，将足快速背伸，若出现下肢放射痛为阳性。

（3）仰卧挺腹试验 患者仰卧，嘱其用力挺起腹部，若发生下肢放射痛为阳性。若疼痛不明显，可嘱患者在挺腹时深吸气、用力咳嗽，或检查者用手按压其腹部，若出现疼痛亦为阳性。

5. JOA下腰痛评定量表 该量表的内容较全面，主要从自觉症状、临床检查、日常生活活动能力、膀胱功能4个方面对下腰痛患者进行评定。其中主观自觉症状最高分为9分，临床检查最高分为6分，日常生活活动能力最高分为14分，膀胱功能为负分，最低为-9分（表5-12）。

表5-12 JOA下腰痛评定量表

评价项目	得分
自觉症状（9分）	
（1）腰痛	
无	3
偶有轻度腰痛	2
频发轻度腰痛或偶发严重疼痛	1
常有剧烈腰痛	0
（2）下肢痛和（或）麻木	
无	3
偶有轻度下肢痛和（或）麻木	2
常有轻度下肢痛和（或）麻木，或偶有严重下肢痛和（或）麻木	1
常有剧烈下肢痛和（或）麻木	0
（3）步行能力	
正常	3
能步行500m以上，可有痛、麻、肌无力	2
步行500m以下，有痛、麻、肌无力	1
步行100m以下，有痛、麻、肌无力	0
临床检查（6分）	
（1）直腿抬高试验（包括腘绳肌紧张）	
正常	2
30°～70°	1
<30°	0
（2）感觉	
正常	2
轻度	1
明显	0

评价项目	得分
（3）肌力（两侧肌力均减弱时以严重一侧为准）	
正常	2
轻度肌力减退	1
重度肌力减退	0
日常生活活动能力（14分）	
（1）睡觉翻身	
容易	2
困难	1
非常困难	0
（2）站起	
容易	2
困难	1
非常困难	0
（3）洗脸	
容易	2
困难	1
非常困难	0
（4）弯腰	
容易	2
困难	1
非常困难	0
（5）长时间（1小时）坐位	
容易	2
困难	1
非常困难	0
（6）持重物或上举	
容易	2
困难	1
非常困难	0
（7）行走	
容易	2
困难	1
非常困难	0
膀胱功能	
正常	0
轻度排尿困难（尿频，排尿延迟）	−3
严重排尿困难（尿频，排尿延迟）	−6
尿闭	−9

【康复护理措施】

（一）康复护理原则与目标

1. 康复护理原则 减轻椎间盘压力、解痉、镇痛、消炎、松解粘连、恢复颈腰椎及周围组织的正常结构和功能，并保持疗效，防止复发。

2. 康复护理目标 减轻疼痛、缓解肌肉痉挛、矫正姿势、提高肌力、改善关节活动度和日常生活活动能力，防止复发。

（二）卧床休息

卧床休息2~4周，可减轻颈椎压力，利于椎间关节的炎症消退，颈椎重获稳定，减轻临床症状。腰椎间盘压力以坐位最高，站位居中，平卧位最低。腰腿痛患者卧床休息可使疼痛症状明显缓解或逐步消失。

（三）牵引治疗

牵引疗法具有解除肌痉挛，增大椎间孔、椎间隙产生负压吸引突出物回纳，解除滑膜嵌顿，恢复椎间关节正常序列的作用。颈椎牵引方法简便易行，疗效明显，是神经根型颈椎病的首选。牵引时严格掌握适应证及禁忌证，牵引的角度、时间和重量是决定牵引效果的3个重要因素。牵引过程中仔细观察患者的反应，一旦出现恶心、头晕、窒息等表现时，立即停止牵引或调整牵引的角度、重量和时间。

腰椎牵引根据牵引时间和重量分为慢速牵引和快速牵引两种。慢速牵引所用时间长，故牵引量小，临床应用最为广泛；快速牵引设定牵引距离，牵引重量随腰部肌肉抵抗力的大小而改变，临床应用注意掌握适应证和禁忌证。

（四）使用颈枕和腰围

颈椎姿势对颈椎病症状有明显影响，而成年人每天约有1/3的时间在枕头上度过，可见适合的颈枕对保护颈椎至关重要。正常情况下，颈椎的生理曲度是维持椎管内外平衡的基本条件，枕头过高或过低对颈椎都可产生不利影响。颈枕的选择要符合颈椎生理需要，一般枕头的合适高度是自己拳头的1~1.5倍（12~15cm）。仰卧时，枕头位于颈后而不是头后，使颈椎保持轻度后伸姿势以维持颈椎生理前凸。侧卧时枕头与肩部等高，保持颈椎中立位。若枕头过低，侧卧时肩部在下面垫起，会导致颈椎侧屈，损伤颈椎。

腰围的佩戴使用应根据病情灵活掌握。腰围应根据个体的体型进行选择。一般上至肋弓，下至髂嵴下，松紧适宜，佩戴后可保持良好的生理曲线。患者经大力牵引或者长期卧床治疗后，应严格遵医嘱佩戴腰围下地，以巩固疗效。当病情缓解，症状消失后，则不应对腰围产生依赖，应及时取下腰围，以自身肌肉力量加强对腰椎的支撑和保护。持续佩戴腰围时间不超过3个月，卧床不要戴腰围。

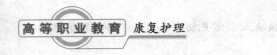

（五）物理因子治疗

物理因子具有消炎、镇痛、减轻粘连、改善局部组织的血液循环、调节自主神经功能、放松痉挛肌肉、延缓肌肉萎缩等作用。常用方法有超短波、超声波、红外线治疗及磁疗、直流电离子导入疗法、调制中频电疗法、蜡疗等。

（六）运动治疗

运动疗法可增强颈、肩胛带肌肉及腰腹肌肉的肌力，保持颈腰椎的稳定，改善颈腰椎各关节功能，防止关节僵硬，矫正不良体姿或脊柱畸形，促进机体适应代偿能力，防止肌肉萎缩，回复功能，巩固疗效，减少复发。功能锻炼因人而异，急性发作期限制活动，动作应缓慢，幅度由小逐渐增大，肌力训练多进行等长收缩。

1. 手法治疗　有疏通经络、减轻疼痛和麻木、缓解肌肉紧张和痉挛、加大椎间孔与椎间隙、整复关节、改善关节活动度等作用。

（1）推拿疗法　在颈肩部、腰背部使用拿法、揉法、按法等放松类手法，配合颈椎旋转扳法、手法牵引等运动类手法。每次推拿 15~20 分钟，每日 1 次。

（2）关节松动技术　腰腿疼痛的患者应积极配合运动疗法，通过拔伸牵引、旋转、松动棘突、横突和椎间关节等可增强韧带弹性，活动椎间关节，改变和纠正异常力线。临床常用训练方法有腰背肌训练、腰腹肌训练和腰椎牵伸技术等。

2. 增强肌力训练

（1）颈部肌肉锻炼　患者坐位或站立，头部处于中立位，下颌略内收，躯干挺直，患者以单手或双手施加阻力于额部、枕部或颞部，嘱患者抗阻做前屈、后伸、左右侧屈运动和旋转动作，整个运动过程中保持颈椎不产生活动，主要做颈部肌肉的等长收缩，以增加力量，增强局部稳定性。

（2）腰背肌训练　①飞燕式：患者俯卧位，双手后伸至臀部，以腹部为支撑点，胸部和双下肢同时抬起离开床面，状如飞燕，维持数秒，然后放松，重复 6~20 次。开始时次数应少，以后酌情增加次数。②五点支撑法：患者仰卧位，用头、双肘及双足着床，使臀部离床，腹部前凸如拱桥，维持 5 秒还原，重复进行。③三点支撑法：患者仰卧位，双手抱头或置于胸前，用头和双足支撑身体抬起臀部，维持 5 秒还原，重复进行。

（3）腹肌训练　①仰卧位，双上肢平伸，双下肢屈膝屈髋，使肩胛区离开床面。②仰卧位，下肢并拢，抬起双下肢离开床面约 30°。以上姿势维持 4~10 秒，重复 4~10 次。

（七）心理康复指导

颈肩腰腿痛是一种慢性进行性疾病，临床症状多种多样，不仅给患者身体带来困扰，也给患者心理造成较大影响。多数患者有不同程度的焦虑、烦躁、失眠、抑郁，工作效率降低，生活质量下降，而不良的心理状况又有可能加重症状。因此，耐心细致的心理指导很有必要。

（八）用药指导

目前常用非甾体类镇痛剂，以消炎和止痛，但一般不用强烈止痛剂。应在医生指导下选择药物，并让患者熟悉常用药物的使用方法，了解药物的毒副作用。

【健康教育】

1. **维持正确的体位**　日常生活、学习和劳动过程中注意颈部体位及腰椎前凸位的正确姿势、不长时间弯腰低头，躯干挺直，保持颈椎、腰椎的生理弯曲并不断变换姿势。

2. **功能锻炼**　改善局部血液循环，减轻和消除椎间盘周围组织的水肿，避免长时间保持一种姿势，要注意体位的调整即适当的活动，如颈椎操、腰部保健操、软组织牵拉、腰背肌及腹肌的肌力训练。

复习思考

1. 颈椎病、腰椎间盘突出症患者如何进行康复护理评估？
2. 怎样正确指导颈肩腰腿痛患者进行肌力训练？
3. 颈肩腰腿痛的康复护理原则是什么？

项目十二　烧伤患者的康复护理

【学习目标】

掌握烧伤患者的康复护理评估、康复护理措施及健康教育。

熟悉烧伤的概念、临床表现。

📚 案例导入

患者，女，25 岁，因不慎烧伤收治入院。患者双手、双前臂、双下肢被烫伤且下腹部有 4 手掌面积大小的烫伤，创面有小水疱，疱壁厚，疱壁被去除后，基底部位红白相间，且痛觉迟钝，有拔毛痛。

问题： 该患者的烧伤达到什么程度？如何对该患者进行心理护理？

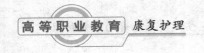

【概述】

（一）概念

烧伤（burn）是指由热力（火焰、光源、热力、放射线、化学腐蚀剂等）所导致的组织损伤的统称。但由于电及化学物质所引起的损伤具有某些特性，故通常所说的烧伤是由火焰、热蒸汽、热液等所引起的组织损伤，是单纯由热力引起的损伤。

（二）临床表现

烧伤多发生在暴露（头、面、颈、四肢等）和功能部位。烧伤的临床表现与烧伤的面积和程度有关，严重的烧伤可能危及生命。

1. 症状　烧伤后患者会出现剧烈疼痛，大面积烧伤的患者可出现体温升高等反应。严重烧伤不久后的患者，由于心输出量明显减少，患者会出现面色苍白、皮肤湿冷、呼吸急促、脉搏细数、尿量减少等低血容量休克的表现。

2. 体征

（1）Ⅰ度烧伤　Ⅰ度烧伤仅伤及表皮的浅层，又可称为红斑烧伤。患者出现皮肤红斑、轻度红肿、干燥、无水疱的表现，且局部温度轻微升高，症状2~3天内即可消退。

（2）浅Ⅱ度烧伤　表皮的生发层甚至真皮乳头层被伤及，出现大小不一的水疱，水疱壁薄，内有澄清的黄色液体，去除疱皮后，创面基底表现为湿润、潮红、水肿，有感觉过敏，局部温度升高。

（3）深Ⅱ度烧伤　损伤到达皮肤真皮层，在表皮下积薄液或是水疱较小但疱壁较厚，去除疱皮后，基底潮红和苍白相间，痛觉迟钝，出现拔毛痛，局部温度略低。

（4）Ⅲ度烧伤　损伤达皮肤全层，且可深达皮下、肌肉甚至骨骼。创面无水疱，也无弹性，且干燥呈皮革样或呈蜡白、焦黄色，甚至可能炭化形成焦痂，痂下有水肿，痂下创面血管可呈树枝栓塞状。

吸入性烧伤：患者的头面、口鼻及颈周围常有深度烧伤的表现，口鼻现黑色分泌物，鼻毛烧伤；出现呼吸道刺激症状，咳出的痰液呈炭末样，呼吸困难，声音嘶哑，肺部可闻及哮鸣音。

【康复护理评估】

（一）一般状况

评估患者的一般情况，包括年龄、性别、职业、婚姻、睡眠和饮食等，对女患者还应了解其月经史和月经量的状况。

（二）术前评估

1. 受伤史和既往史　了解患者烧伤的原因、性质（热源）、时间、现场的状况等，如发生烧伤的环境是否封闭，有无化学气体及烟雾的吸入，有无发生吸入性损伤，有没有发生危及生命的并发症，现场采取了哪些急救措施、急救的效果如何，转运的情况等。了解患者以往有无呼吸系统疾患、营养不良及长期应用肾上腺皮质激素或接受化疗、放疗等，有无酗酒史、吸烟史等。

2. 身体状况

（1）全身状况　①有无血容量不足表现：患者有无面色苍白、发绀、口渴、皮肤湿冷或发凉、神志淡漠、烦躁不安、意识障碍或谵妄、尿量减少、血压脉搏不稳定的表现。②有无吸入性损伤的迹象：患者生命体征是否平稳，是否出现呼吸道刺激症状。③有无全身感染征象：患者是否出现寒战、高热，或体温不升的表现。④有无发生并发症的可能：患者是否出现溢出样或喷射状呕吐，呕吐物是否成咖啡样，有无呕血或便血，腹部是否胀痛。

（2）局部情况　患者的面、口鼻、颈部是否出现烧伤痕迹，口鼻部有无黑色的分泌物。评估烧伤部位的面积、深度及程度，并进行图示记录，评估创面是否受到污染及渗出液的颜色和量、创面焦痂的范围及颜色、被烧伤的组织周围有无红肿和压痛等。

3. 辅助检查　血细胞和红细胞的比容、尿比重的变化，血生化检查中是否出现血浆蛋白质及电解质水平的异常，评估血气分析的结果有无异常，影像学检查是否正常。

4. 心理社会情况　患者发生烧伤往往是由于意外事故，患者没有任何心理准备，且烧伤可能造成的畸形、功能障碍等往往会影响患者的日常生活，而身体特别是面部留下的瘢痕更会给患者特别是女性患者带来巨大的心理压力，患者会出现害怕、恐惧、绝望等不良的情绪，甚至会出现自杀的想法。所以，应当对患者及其家属的心理承受能力进行评估，并了解家属可给予患者的心理和经济支持能力。

（三）术后评估

有无出现感染、应激性溃疡等并发症。

【康复护理措施】

（一）保持肢体的功能位

1. 头面部　大面积烧伤的休克期选取平卧位，待休克期过后，可将床头抬高，以帮助水肿消退。

2. 颈部　将肩部抬起，处于过伸位，应始终让创面保持清洁和干燥，避免皮肤皱褶处的积液感染创面导致创面加深，以减少瘢痕形成。而在深度创面愈合时，为对抗瘢痕挛缩，应做好拉伸运动训练。

3. 上肢　将患肢抬高高于右心房平面，处于手高于肘、肘高于肩的体位，借助重力的作用控制水肿，腋下深度烧伤者应将患肢外展90°，并前倾10°。

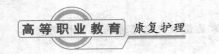
4. **手部**　以对抗挛缩、防止发生爪样畸形、促进水肿消退为目的。可将腕部背屈15°，掌指关节屈曲70°，指间关节应取伸直位，拇指应伸直并外展对掌。

5. **下肢（包括足部）**　患者取仰卧位时，膝关节应取微屈的伸直位。为防止足背下垂，可在足底先用敷料衬垫，然后用托脚板将踝关节顶撑成直角。患者取俯卧位时，应先在踝关节上方将小腿稍微垫高，足部悬空，足背不可平放在床褥上。

（二）运动治疗及物理治疗

1. **早期**　若患者伤后18小时病情稳定，便可开展运动治疗直至创伤愈合。可采取的方式有每天进行2～3次的胸腹深呼吸运动，以帮助肺功能的改善。没有烧伤的肢体关节每天也应活动2～3次，以防止关节粘连、异位钙化，并加快血液循环。外层敷料去除后，在小范围主动运动的基础上辅以较轻柔的被动运动。为降低疼痛，可在温水中进行活动，并可辅以轻柔的按摩，以增加疗效。注意活动应循序渐进，不可操之过急。如因敷料包扎无法做主动、被动运动，每天可进行数次静力性肌肉收缩运动。植皮术1周内应停止活动，1周后再进行运动。

2. **后期**　后期是指从创面愈合到瘢痕成熟。此期可采用运动疗法以减轻瘢痕挛缩，帮助关节功能的恢复和促进瘢痕成熟。可让患者进行水疗及运用各种器械（如热塑夹板、弹力绷带、压力衣等）帮助康复，在穿压力衣或是包扎弹力绷带后可适当进行牵拉运动。

（三）日常生活活动训练

进行日常生活活动训练有助于患者康复，尽可能地恢复正常生活。

1. **进食洗漱**　早期患者因关节活动度不足而无法握稳牙刷和调羹，可利用特制的器具帮助患者完成进食和洗漱的活动，如可将加长的牙刷柄及调羹固定在前臂以增加稳定度，逐渐锻炼直至可以自己进食洗漱。

2. **穿脱衣物**　患者需先达到平衡稳定的程度，能够坐稳及站立，选择稍宽松的衣物（以拉链为佳，不用纽扣），穿衣应先穿患侧再穿健侧，脱衣先脱健侧再脱患侧。裤子则以橡皮腰带为佳。

3. **如厕**　下肢深度烧伤并累及髋、膝及踝关节者，由于关节活动障碍影响坐或蹲。在训练患者如厕时可先用带扶手的高位开洞放置座椅，然后逐步降低高度，病房及家中卫生间也应安装扶手。

4. **行走**　大面积烧伤患者可从创面开始愈合起就练习坐。在下肢的创面愈合后使用压力套或弹力绷带时，可帮助患者站起（最开始可有头晕、下肢针刺感），站立时间逐渐变长，随后可借助步行器练习行走。一开始练习行走时，需有康复护理人员在旁陪护并绕床行走，行走强度以患者能够承受为度，随后逐步增加行走的距离和时间。

（四）心理康复指导

1. **耐心倾听**　烧伤患者由于担心身体及外貌的改变而对生活、工作及社交产生严重影响，其心理压力可能很大，故康复护理人员应当耐心倾听患者的倾诉，态度真诚和蔼，并安慰和劝导患者，建立良好的护患关系。

2. **耐心答疑**　向患者解释病情的变化和发展，解释进行手术的必要性，帮助其了解治疗过程，消除患者及家属的顾虑，积极配合治疗和康复。

3. **社会支持系统**　可邀请有相同经历的病友进行现身说法，并同患者的亲朋好友一起鼓励、支持患者，使其保持乐观、积极的情绪。鼓励患者参与社交活动或进行适当的工作，减轻其心理压力。

【健康教育】

向患者及家属讲解烧伤的康复护理知识，并提供防火、灭火及自救的相关知识。对肢体功能障碍、严重挛缩或是畸形的患者，可提醒患者和家属做好进行手术和功能重建术的心理准备，以帮助患者尽早恢复。定期了解患者的康复情况，鼓励患者尽量做自己力所能及的事，重建自信心。

复习思考

1. 烧伤的康复护理评估内容有哪些？
2. 头面部、颈部烧伤患者应保持何种功能位？

主要参考书目

1. 吴军．康复护理．北京：中国中医药出版社，2015.

2. 陈立典．康复护理学．北京：中国中医药出版社，2016.

3. 潘敏．康复护理学．北京：人民卫生出版社，2012.

4. 黄学英．康复护理．北京：人民卫生出版社，2014.

5. 谭工．康复护理学．北京：中国医药科技出版社，2013.